推拿 针灸 方药

郁证

古今研究与新安名医治验

主编 蒋涛 李佩芳

副主编 董昌武 吴远华 储浩然 黄学勇
杨永晖 朱俊琛 何前松 倪璐

编者（按姓氏笔画排序）

王坤 王敏 王聪 吴志东
何雨霞 张飞 陆健聪 陈飞
陈辉 林晶晶 周梦雨 郑玉蓉
孟德鸿 赵艳标 袁钰 桂美琳
殷文昊 郭光宇 郭庆军 陶龙
惠珊 樊书一 潘亚萍

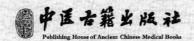

中医古籍出版社

Publishing House of Ancient Chinese Medical Books

图书在版编目（CIP）数据

郁证古今研究与新安名医治验 / 蒋涛，李佩芳主编 . – 北京：中医古籍出版社 , 2023.8

ISBN 978-7-5152-2742-9

Ⅰ . ①郁… Ⅱ . ①蒋…②李… Ⅲ . ①郁证 – 中医治疗法 Ⅳ . ① R256

中国国家版本馆 CIP 数据核字（2023）第 153027 号

郁证古今研究与新安名医治验

蒋 涛　李佩芳　主 编

责任编辑　刘　婷

封面设计　周晓冰

出版发行　中医古籍出版社

社　　址　北京市东城区东直门南小街 16 号（100700）

电　　话　010-64089446（总编室）　010-64002949（发行部）

网　　址　www.zhongyiguji.com.cn

印　　刷　廊坊市祥丰印刷有限公司

开　　本　787mm×1092mm 1/16

印　　张　19.25

字　　数　320 千字

版　　次　2023 年 8 月第 1 版　2023 年 8 月第 1 次印刷

书　　号　ISBN 978-7-5152-2742-9

定　　价　89.00 元

序一

推拿作为一种古老的中医学传统疗法，根植于深厚的中华传统文化之中，有着其完善的理论体系与丰富的实践经验。文以载道，上溯殷商甲骨首载之"拊"，下延后世浩如烟海之著作，推拿之道历久而弥新。《推拿代药赋》云："推拿揉捏，性与药同。用推即是用药，不明何可乱推。"《石室秘录》言："法当以人手为之按摩，则气血流通，疾病易愈。"又如《圣济总录》曰："大抵按摩法，每以开达抑遏为义。"推拿临证之法涵盖温、通、补、泻、汗、和、散、清，其功如疏经通络、行气活血、开达抑遏、散寒止痛、松肌发窍、正骨合缝等又可独当一面。再如与其他疗法结合，与药膏相配则为膏摩，"按止以手，摩或兼以药，曰按曰摩，适所用也"，与针刺相伍则有"是按摩诸法，实为未用金针前之先导，又为既用金针后之继援也。"

师于古而不拘泥于古，在当今中医学面临诸多机遇与挑战的背景下，融会贯通、充分发挥中医学各疗法的优势，守正创新，臻于至善，传承发扬中医学理论，开辟新的治疗领域，是当代中医人责任所在。蒋涛主任从事推拿、针灸临床工作30余年，始终以发扬徽派推拿为己任，以促进安徽省推拿学科建设为担当，在临床、教学、科研及自我提升方面精进不休，擅长中医正骨推拿、小儿推拿及相关内科疾病的推拿治疗，并借鉴国外整脊学理论，开辟新的推拿治疗领域和开展新的诊疗项目。

本书深入分析了郁证古今文献研究，尤对当代徽派名医验案进行了整理分析，总结了新安医家治疗郁证的特色，其中治法涵盖推拿、针灸、方药，按语从理、法、方、药或理、法、方、术的角度深入浅出，不仅弘扬新安医派的学术成就与特色，更有助于推动中医药学的学术进步，加强理论与临床经验的传承，给当代中医药工作者带来更多的启迪，产生出更多的新理论、新思维、新方法。

李艳青

2022 年 10 月

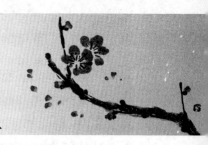

杏林耕耘三十余载，岁月如梭。在多年的针灸推拿临床工作中临证撷要，对脊柱、骨关节及相关内科疾病的诊治略有心得，有幸师承国医大师李业甫，研习传承李业甫教授学术思想，与诸同仁一道脚踏实地、砥砺前行，投身徽派推拿的发扬、促进推拿学科发展建设，不断探索开拓推拿疗法的适应证与治疗领域。推拿在坚持整体观念，辨证施术，标本同治，缓急兼顾，因时、因地、因人治宜的原则下，具有平衡阴阳、疏经通络、行气活血、理筋整复、调整脏腑、急救醒神等中医治疗作用；同时在现代医学的认识中还具有镇痛，调节运动系统、神经系统、循环系统的功能，调整增强呼吸系统的功能，加强消化，提高免疫力等方面的功效，在各种疾病的防治中占据重要地位，发挥着不可替代的作用。推动多学科融合发展，使中医的传统文化更好地满足当代社会发展的需求，充分发挥中医传统疗法的优势已是趋势所向。基于此，本书不仅将郁证的临床治疗经验进行了总结、剖析，而且结合针、推、药之优势，突出新安医家及安徽中医药大学第二附属医院等现代徽派名医的诊治经验，以期总结郁证诊治的徽派特色。

郁证是由于情志不舒、气机郁滞所致，以心情抑郁、情绪不宁、胸部满闷、胸胁胀痛，或易怒易哭，或咽中如有异物梗塞等为主要临床表现的一类病症。根据郁证的临床表现及其以情志内伤为致病原因的特点，西医学中的精神情感障碍类疾病，如抑郁症、焦虑症、癔病等均属于本病范畴。近年来，随着社会竞争日益激烈，生活节奏加快，生活环境改变，越来越多的人被郁证所困扰。据统计全球有 1.5 亿人患有郁证，来自世界卫生组织的最新预测，截至 2030 年，抑郁症即将成为第二大疾病负担。我国的临床研究显示，精神情感障碍疾病是目前自杀率最高的一种疾病。中国的郁证发病率大约为 4%，而且其发病率呈逐年上升的趋势，其治愈率低、复发率高，已严重危害国民的身心健康，给个人、家庭及社会造成了巨大的精神和经济负担。因此，提高人类的生存质量，促进身心健康的发展，解除郁证的困扰是迫在眉睫的问题。尽管目前的临床研究表明，有多种抗精神病药物可治疗精神情感障碍疾病，但总体而言仍未达到完全缓解症状的效果，仍存在服用药物的周期较长、效果较慢、不良反应大、价格高昂以及患者的依从性差等问题。

中医学在郁证的诊疗方面有着丰富的经验，在数千年的实践中，经过不断积累与创新，对本病逐渐形成了较为完整的理论认识和防治手段。春秋战国时期，即有"郁"之概念。成书于战国至秦汉时期的《黄帝内经》，其五郁论和情志致郁论述开启了中医学郁证理论的先河。汉代医家张仲景首创郁证辨证论治体系，完善了郁证的治疗方法，使方药具体化。晋、唐、宋医家开始重视情志因素对郁证的影响，如陈无择提出的七情病因理论，对情志致郁有了更深的认识。金元时期，各医家在继承和发扬《黄帝内经》郁证理论、仲景法的基础上，对郁证有了全新的认识，诸如刘完素怫热郁结论、张子和肝脾郁结论、李东垣气虚致郁论、朱丹溪六郁论、王履五郁治法新论的提出，促进了郁证学说的形成。延至明代，郁证开始由病机向疾病转化，《医学正传》中郁证首次作为独立病名出现，情志之郁也逐渐成为郁证的主要内涵。明清医家对郁证的病因病机阐述趋于成熟，真正形成了内涵丰富、体系完善的郁证学说。其中起源于古徽州，始于宋元，盛于明清的新安一派亦是浓墨重彩的一笔。新安医家上穷前贤理论，结合自身临床经验，对郁证理、法、方、药等方面有其独特见解，如吴澄提出"百病皆生于郁"、徐春甫完善情志致郁理论、叶天士提出久郁兼虚治宜补泄兼施、吴崑重视精神调摄、孙一奎提出五郁五脏相关论等，大量医案中均有对郁证治疗的记载，如江瓘的《名医类案》、汪机的《石山医案》、孙一奎的《孙文垣医案》、叶天士的《临证指南医案》、程杏轩的《程杏轩医案》，对后世郁证的临床治疗和理论研究具有重要指导意义。随着实践认识的不断深入，根植于新安医学沃土，受徽州文化滋养的近现代新安医者在继承前人的基础上，进一步发展了郁证的理论体系，其治疗手段亦更加丰富，包括单味药、复方、针灸、推拿等，为郁证的预防与治疗提供了坚实的理论与实践支持。

　　察远照迩，博采精究。中医药学包含着中华民族几千年的健康养生理念及其实践经验，是中华文明的一个瑰宝。传承精华，守正创新，充分发挥中医药防病治病的独特优势和作用，为建设健康中国、实现中华民族伟大复兴的中国梦贡献力量，是我辈中医学者理应承担的责任。中医学通过协调五脏以及气血津液的顺畅，达到阴平阳秘，精神乃治的良好状态，具有独特的优势和特色，在治疗的同时配合传统中医疗法越来越受人们的青睐。因此，笔者组织同仁编写该书，通过整理古今医家对郁证的认识与实践经验，较为系统地回顾古今郁证病名、病因病机、治则治法和现代诊断标准、证型分类及疗效评价等，尤其重点探究新安医家治疗郁证特色与新安名医郁证治验。希冀为进一步深入认识郁证，为临床预防与诊疗郁证提供参考。本书的编写得到了医院相关专家的指导和大力帮助，在此表示感谢。由于水平有限，书中不足之处，恳请广大读者批评指正。

　　此书的编写得到国医大师李业甫教授生前的大力支持与悉心指导，李业甫老先生虽已仙逝，但永远活在我们心中，谨以此书深刻缅怀李老！

蒋　涛

2023 年 5 月

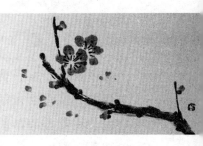

前言

　　郁证是由于情志不舒、气机郁滞所致，以心情抑郁、情绪不宁、胸部满闷、胸胁胀痛，或易怒易哭，或咽中如有异物梗塞等为主要临床表现的一类病证。根据郁证的临床表现及其以情志内伤为致病原因的特点，西医学中的精神情感障碍类疾病，如抑郁症、焦虑症、癔病等均属于本病范畴。抑郁症诸多临床表现和影响因素中，焦虑症状是主要的影响因素。在抑郁精神障碍患者中大约 90% 的患者都有不同程度的焦虑症状。来自世界卫生组织的最新预测，截至 2030 年，抑郁症即将成为除了艾滋病外的第二大疾病负担。经过我国的临床研究显示，精神情感障碍疾病是目前自杀率最高的一种疾病，该病患病率高，低治愈率、高复发率以及高致残率，现已被列为严重危害人类身心健康的精神类疾病，给个人、家庭及社会造成了巨大的精神和经济负担。尽管目前的临床研究表明，有多种抗抑郁药物可治疗抑郁症，但总体而言仍未达到完全缓解症状的效果，仍存在服用药物的周期较长、效果较慢、不良反应大、价格高昂以及患者的依从性差等问题。

　　而鉴于长期西医治疗引起的不良反应，中医学通过协调五脏以及气血津液的顺畅，达到阴平阳秘，精神乃治的良好状态，具有独特的优势和特色，在治疗的同时配合传统中医疗法越来越受人们的青睐。中医药在历史上对郁证的防治早有记录，并且后世医家也不断积累创新，对本病逐渐形成了较为完整的理论认识和防治手段。春秋战国时期，即有"郁"之概念。《黄帝内经》首先记载了五气之郁及情志致郁，论述了情志失调引起气机郁滞，导致郁证发生。《素问·六元正纪大论》云："木郁达之，火郁发之，土郁夺之，金郁泄之，水郁折之。"《素问·举痛论》云："思则心有所存，神有所归，正气留而不行，故气结矣。"《灵枢·本神》云："愁忧者，气闭塞而不行。"金元时期，各医家以明确将郁证作为一个独立的病证加以论述。延至明代，虞抟《医学正传·郁证》首先采用"郁证"这一病名。随着实践认识的不断深入，各医家对郁证的病因病机阐述也趋于成熟，呈现百家争鸣之态势，主要包括脏腑学说、气血学说以及经络学说。治则亦有从脏腑、气血、经络论治者，治疗手段纷繁多样，包括单味药、复方、针灸、推拿等。其中起源于古徽州，始于宋元，盛于明清的新安一派，上穷前贤理论，结合自身临床经验，对郁证有其独特见解，如完善情志致郁理论、明达发夺泄折之义、提出久郁兼虚治宜补泄兼施等亦是浓墨重彩的一笔。近现代医家在继承前人的基础上，进一步发展了郁证的理论体系，其诊断标准、证型分类以及疗效评价亦更加系统完善，其治疗手段亦更加丰富，融合中西医之优势，为郁证的预防与治疗提供了坚实的理论与实践支持。

　　察远照迩，博采精究。中医药学包含着中华民族几千年的健康养生理念及其实践经验，是中华文明的一个瑰宝。传承精华，守正创新，充分发挥中医药防病治病的独特优势和作用，为建设健康中国、实现中华民族伟大复兴的中国梦贡献力量，是我辈中医学者理应承担的责任与义务。针灸是中医药学的重要组成部分，是我国原创的以经络腧穴等理论为指导，运用针刺、艾灸和推拿等方法、技术防治疾病的一门独特的医学学科。针灸具有相对独立的理论体系、特色鲜明的治疗技术、极为广泛的临床运用、完善的知识体系，在郁证的防治中有着不可或缺的地位。因此，笔者组织同仁编写该书，通过整理古今医家对郁证的认识与实践经验，较为系统地回顾古今郁证病名、病因病机、治则治法和现代诊断标准、证型分类及疗效评价等，尤其突出针灸推拿疗法在郁证防治方面的适宜性、实用性和科学性。希冀为进一步深入认识郁证，为临床预防与诊疗郁证提供参考。本书的编写得到了医院相关专家的指导和大力帮助，在此表示感谢。由于水平有限，书中不足之处，恳请广大读者批评指正。

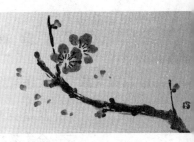

目录

第一章
郁证古代文献

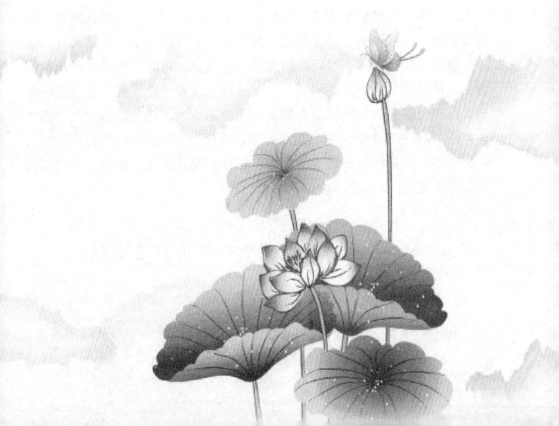

当代抑郁症通常是指一个人以心境低落，思维迟钝，语言行动减少为主要特征的综合征，归属于中医学"郁证""郁病"范畴。作者在通过查阅中医药古籍中"郁证"的相关内容，并加以甄别筛选，系统梳理了其起源及演进，将从三个方面认识中医古籍中郁证相关论述：首认其病名，次谈其病因病机，再辨其治法。

中医学"郁"的内涵，是指在气机升降出入失常的条件下，形成的以"结聚而不得发越""抑而不通"等为特点的一种状态。其病机特点为脏腑之郁，常在气机不调的基础上，兼见与该脏腑功能密切相关的病机特点。脏腑之间相互影响，五脏之郁偏于气机壅塞，六腑之郁多偏于饮食消化障碍。肝郁首先影响气机的运行，进而影响血液运行、津液敷布及饮食运化等。胆郁多见火热煎熬津液成痰。脾郁以脾气壅塞导致饮食、津液代谢紊乱为主，多见于气分。胃郁以食气互郁为基本病机，常见胃郁不降，或肠胃郁结不通，久则化为郁火。肺气壅郁而失于宣降，则水液输布排泄障碍，生痰或成饮，日久可影响心主血脉的功能。大肠传导无力而郁阻，多郁积成热化火潜毒。肾郁则气必不宣，主要影响气机运行和水液代谢。膀胱之郁以气郁为主，而易化热化火。心气郁则血行不利，神志不明。小肠之气郁结不通或小肠郁火，不能泌清别浊，则水谷不化，精微混杂而下。郁证的治疗原则是，调气为先、审因论治、移情易性。情志之郁当先调摄情志，继以药物调畅脏腑气血。杂病之郁当以药物治疗为主，辅以调畅情志。因邪气郁阻而成者，祛邪为主。脏腑之气虚弱而成者，调理脏腑为主。脏腑之郁初起多治以消散，郁久损伤元气，则攻补兼施，宜顺脏腑特性及其四时五行属性而治。心与小肠之郁宜发而越之，肝胆之郁宜从其性而升之，脾胃之郁宜复其健运之常，肺与大肠之郁宜肃其清降之常，肾与膀胱之郁宜决而折之。

一、关于中医古籍中郁证的病名认识

中医学对于"郁"的认识源远流长，文献记载始于春秋战国时期，历代医家关于对"郁""郁证""郁病"的认识及其相互关系多有论述。郁，古作"鬱"。《说文解字》解释为"木丛者"，清代段玉裁注引《诗·秦风·晨风》："鬱彼北林。毛曰：鬱，积也。"在中国古代文献中，并无"郁证"之名，但在《素问·至真要大论》载："诸气膹郁，皆属于肺。"是中医古籍中关于郁的最早记载，并在该书中有大量关于郁的相关描述。"郁证"作为一个独立的病名，首见于明代虞抟《医学正传·卷之二·郁证》载："夫所谓六郁者，气、湿、热、痰、血、食六者是也。或七情之抑遏，或寒热之交侵，故为九气怫郁之候。"《中医大辞典》释义郁证：病证名，其一泛指郁滞而不得发越所致的病症，其二指情志不舒、气机郁结引起的一些病证。《中医内科学》定义郁证：由于情志不舒，气机郁滞所引起的一类病症。主要表现为心情抑郁，情绪不宁，胁肋胀痛，或易怒善哭，以及咽中如有异物梗阻、失眠等各种复杂症状。可见郁证的含义有二：一为病机，指疾病过程中人体气血郁滞不畅的状态，为广义郁证；二为郁病，由情志不舒、气机郁滞所致的一类病证，为狭义郁证。金元之前，二者无明确之分，郁多指病机。汉代以后，张景岳首次提出"因郁致病"，明确了狭义郁证。二者从相互渗透到层次分明，狭义郁证最终被定义为"郁病"。

由此可见郁病的范畴广泛，包括多种情感性精神障碍，如焦虑症、抑郁症、神经衰弱、癔病、强迫症。而现当代的抑郁症并不等同，现今的抑郁症以显著而持久的情绪低落为主要特征的一种常见心境障碍，且具有高发病、高复发、高自杀、高医疗成本的特点。归属于中医学"郁证""郁病"范畴。

二、关于中医古籍中郁证的病因病机认识

在中医古籍中关于郁证的病因病机论述复杂多样。绝大多医家围绕从阴阳失衡、气血失和、五脏功能失调、元神失养、痰浊阻滞等方面认识。认为郁证的核心病位在肝，与脾、肾、心关系密切，涉及胆等脏腑。气郁、

气虚是该病的基本病因病机，与痰浊、阴虚、内火关系密切，并涉及血瘀、血虚等因素。

《素问·生气通天论》中记载："阴平阳秘，精神乃治。"阴阳学说认为，阳气主温煦、推动、兴奋；阴气主凉润、宁静、抑制，阴阳二气相互作用以维系着人体动态平衡。《济生方》论："一阴一阳之谓道，偏阴偏阳之谓疾。"阳气不足则出现精神不振，意志消沉，兴趣减退等表现。故有医家认为本病为阳虚所致，汉代张仲景"因郁致病""因病致郁"的理论影响较大，该观点的提出首见于《景岳全书》，在《金匮要略·百合狐惑阴阳毒病脉证并治第三》中从精神、饮食、睡眠、行为、语言、感觉失调等方面概括了百合病的主要症状，这与西医学中抑郁症的主要症状有极其相似之处，并且创立了百合地黄汤来治疗该病。又有"凡五气之郁则诸病皆有，此因病而郁也；至若情志之郁则总由乎心，此因郁而病也"。《素问·六元正纪大论》中提到"郁极乃发，待时而作"，并且提出了五运之气太过或不及可导致木郁、火郁、土郁、金郁、水郁的"五郁"概念，在治疗上提出"木郁达之，火郁发之，土郁夺之，金郁泄之，水郁折之"。《丹溪心法》明确提出了气郁、血郁、湿郁、痰郁、热郁、食郁之六郁病证，强调气郁是其他郁病之基础，指出"气血冲和，百病不生，一有怫郁，诸病生焉"。

另一方面，陈无择用内因、外因、不内外因三者来归纳疾病的病因，并根据"三因"不同而分别处方。"三因"证治，总的治疗原则是"先推其岁运以平其外，察基郁结以调其内，审其所伤以治不内外"，则不至妄投。其中内因与"郁"的关系最为密切，陈氏所言的内因主要是指喜、怒、忧、思、悲、恐、惊。七情乃"人之常性，动之则先自脏腑郁发，外形于肢体，为内所因"相比而下，外因乃淫邪自经络而及于脏，内因则"郁满于中，必应于经，亦须徇经说证"，此为"情意内郁，自脏腑出而应于经。"察脉应候于气口。五脏之气各有郁发，而皆禀气于胃，脏气不能自至手太阴，必因胃气而至。"以内气郁发，食气入胃，淫精于脉，自胃口出，故候于气口"。喜怒忧思悲恐惊七者不同，各随其所应脏腑而为病，但皆无越于气。《三因极一病证方论》中对七情致郁而为病有段精辟论述："七者虽不同，本乎一气。脏气不行，郁而生涎，随气积聚，坚大如块，在心腹中，或塞咽喉，如粉絮，吐不出，咽不下，时去时来，每发欲死，状如神灵所作，逆害饮食，皆七气所生所成。"病在咽嗌名噎，病在膻中之下名膈。外因致病亦与"郁"相关，如四气兼中而"郁"，书中载方"治冒暑遭雨，暑湿郁发，四肢不仁"等湿温类疾病，多用温阳利水之品。不内外因所致亦可与"郁"相关，如"因事有所大惊，或闻虚响，或见异相，登高涉险，梦寐不祥，惊忤心神，气与涎郁，遂使惊悸"，此病在心胆经，属不内外因。

　　清代这一时期诸医家继续阐发五郁之治，完善六郁学说，对"郁"从不同角度进行分类逐渐变得清晰明朗。医籍中收载的郁证医案多与情志之郁有关，从中可以看出医家对郁证的治疗方法逐渐多样化，并开始关注治疗郁证的用药细节。随着疫病的出现和医家对其认识的发展，从"郁"认识疫病发病规律及其治疗用药都得到了相应的发展。有的医家从"郁"探讨伤寒和温病的病机，对郁证的概念认识更加泛化，如林珮琴认为"凡病无不起于郁"；周学海言："凡病之气结、血凝、痰饮、附肿、臌胀、痉厥、癫狂、积聚、痞满、眩晕、呕吐、哕呃、咳嗽、哮喘、血痹、虚损，皆肝气之不能舒畅所致也。或肝虚而力不能舒，或肝郁而力不得舒。"凡治此类暴疾、痼疾必参以解郁开结。医家吴澄总结了"郁"的内涵的演变过程，其言："《内经》所论，只言五行胜复之理，故有五气之郁。朱丹溪推而广之，则有气、血、痰、火、湿、食之六郁。赵氏又推而广之，凡伤风、伤寒、温暑、时疫外感等症，皆作郁看。余又推而广之，凡七情五志，劳伤积食，各病皆属于郁。"这些都体现了这一时期医家对郁证认识的泛化。在病因病机方面，在笔者看来可以分为以下三种。

　　1. 思则气结，郁之病与情志相关

　　最早的文献资料是《黄帝内经》关于情志致郁的病机论述。《灵枢·本神》曰："忧愁者，气闭塞而不行。"如《素问·举痛论》有曰："思则心有所存，神有所归，正气留而不行，故气结矣。"《素问·本病论》云："人忧愁思虑即伤心。"《灵枢·口问》有曰："悲哀愁忧则心动，心动则五脏六腑皆摇。"《脾胃论》载有"因忧气结中脘，腹皮底微痛，心下痞满，不思饮食，虽食不散，常常有痞气"。《景岳全书·十九卷·郁证》载："凡五气之郁，则诸病皆有，此因病而郁也；至若情志之郁，则总由乎心，此因郁而病也。"《古今医统大全》明确指出郁病的病因在情志，郁病日久，可以引发多种临床症状，"郁为七情不舒，遂成郁结，既郁之久，变病多端"。《类证治裁·郁症》的论治中指出："思虑则伤神，忧愁不解则伤意……此论气血之损……所愿不得，皆情志之郁也。"宋珂旭认为郁证的基本病机是气机不畅，气郁为诸郁之始，不良情绪可导致气血运行失常，气血逆乱或不足，进而造成脏腑气机功能紊乱。涂晋文教授认为，抑郁症相当于中医学所谓"情志之郁"，属狭义郁证的范畴，情志内伤是病因，肝失调达、气血失和是发病关键，调畅气血为治疗原则，并重视心理疏导。

朱丹溪认为内伤杂病多生郁，或病久而生郁，或失治误治而成郁，故凡病必参郁治。朱丹溪认为"郁"主要与气机升降失常有关，并对"郁"进行了分类，提出气、血、痰、热、湿、食六郁，辟专篇论述六郁的脉症和治疗，对后世影响很大。气郁多见"胸胁痛，脉沉涩"；湿郁多见"周身走痛，或关节痛，遇阴寒则发，脉沉细"；痰郁"动则即喘，寸口脉沉滑"；热郁多见"瞀，小便赤，脉沉数"；血郁则"四肢无力，能食，便红，脉沉"；食郁多"嗳酸，腹饱不能食，人迎脉平和，气口脉紧盛"。六郁之中又以气郁为核心，"郁"虽分六类，但其病多在中焦，即脾胃。胃为水谷之海，法天地而生万物。人身之清气、荣气、运气、卫气、春升之气，都是胃气的别称。脾胃居中，心肺在上，肝肾在下。六淫、七情、劳役妄动，常导致脏气不和，而有虚实克胜之变。中气之病常先于四脏，一有不平，中气不和而先郁，再加上饮食失节停积、痰饮寒湿不通，积于脾心，所以中焦之郁多见。治疗方面以越鞠丸总解诸郁，其中香附开气郁，苍术除湿郁，川芎行血郁，山栀清火郁，神曲消食郁。

此外，情志之郁最能影响全身脏腑经络气血津液的运行，而继发气血津液之郁和脏腑经络之郁。情志之郁是郁证的重要内容，《黄帝内经》中就有记载，"怵惕思虑则伤神""愁忧不解则伤意""悲哀动中则伤魂""喜乐无极则伤魄""盛怒不止则伤志""恐惧不解则伤精"……尝贵后贱，尝富后贫而导致脱营失精，所愿不遂而致郁。处境"先顺后逆，虽不中邪，病从内生，令人饮食无味，神倦肌瘦，名曰脱营"。情志之郁临证表现多样，或郁结在脾，饮食减少，或烦闷作渴喜呕，或喜朝里卧，呆坐暗处，或见妇人经水极少，男子小便点滴而下，皆为忧思气郁所致。若其人有志于恢复名利，心火妄动，郁于胸中则为内热。

从发病人群上看，情志之郁在妇人尤多。有人认为"人之气血冲和，百病不生；一有凝聚，诸病生焉。在妇人尤有贪、恋、慈爱、妒忌、忧患，八者染一，则坚牢不破，无论畜贵贫贱，感此最多"。又有"妇人幽居多郁，常无所伸，阴性偏执，每不可解，加之贵贱异势，贫富异形，死丧疾亡，罔知义命，每多怨忧，固结于心"之识，气结则血亦结，故临证常见经水不时而下，或时来时断，或暴下不止而为崩漏。此外，寡妇尤多郁闷，"或慕夫不能顿忘，或门户不能支持，或望子孙昌盛，心火无时不起，加之饮食厚味，遂成痰火"等。总之，一切名利失意，恼怒思虑皆可致郁，而师尼寡妇婢妾尤甚。

2. 因虚致病，郁之病与气血阴阳亏虚相关

因虚致郁：阳气虚弱不足以推动气血运行，或阴血亏致脉道不利而郁者皆为因虚致郁。脏腑功能虚弱，导致脏腑气机不利，相应经络之气运行不畅，或导致痰饮水湿等实邪郁积，或影响机体的精神情志活动而郁者亦为因虚致郁。治疗不能徒用消散，阴阳虚损者应兼补阴阳，脏腑虚弱者应调补脏腑，经络不畅者应疏通经络，兼夹实邪者先祛其邪，情志不调者兼畅其情志，解郁之法才能获效。郁可致虚，虚又可致郁，二者常相互转化，最后形成愈虚愈郁，愈郁愈虚的局面。故治疗时应疏畅气机与扶助正气兼顾，才能解决因郁致虚，因虚增郁的矛盾。

医家认为本病为阳虚所致，傅沈康等认为阳虚是郁证核心病机，并强调在护阳的基础上，辨治郁证应当首重阳气，通过振奋阳气来治疗郁证。包晓祖等发现抑郁症发病的年龄特点和季节特点与阳气亏虚相关，抑郁症的核心症状与阳气亏虚关系密切，其他大部分症状亦与阳气亏虚有关，并提出肾脏阳气亏虚是抑郁症的发病基础，肝脏阳气亏虚、虚气郁滞是抑郁症的发病关键。何贵平等从动物模型的外观表征、生化机制等方面探讨抑郁症与阳虚证之间的关系，发现抑郁症与阳虚证之间存在诸多相似之处，许多补肝肾、壮阳气的药物具有良好的抗抑郁作用。全小林运用扶阳法论治老年抑郁症，认为老年抑郁症病位在顶焦，属于神系、髓系不足，辨证为阴证、柔证，提出"壮命火以消阴翳"的治疗大法，以

人参补元气而固本培元、淫羊藿专补肾而扶阳、附子壮命火以消阴翳为特点。

3. 外邪侵袭，郁之病与感染外邪相关

《刘涓子鬼遗方》中记载了"客热郁积在内"而成痈疖，治疗用黄芪汤，明确提出痈疖的病机与"郁"相关，发展了"郁"的病机理论。《褚氏遗书》中记载了痰积等物壅塞导致气郁气逆，进而继发血郁的疾病病机，其言"或痰聚上，或积留中，遏气之流，艰于流转，则上气逆上，下气郁下。脏腑失常，形骸受害。暨乎气本衰弱，运转艰迟，或有不周，血亦偏滞。风、湿、寒、暑，乘间袭之，所生痰疾，与痰积同"，可谓后世气血痰郁理论的先声。

《伤寒论》从寒热角度，阐述郁的发病病机，并载有"郁冒""郁郁""怫郁"等相关病症。如"寸口诸微亡阳，诸濡亡血，诸弱发热，诸紧为寒。诸乘寒者，则为厥，郁冒不仁，以胃无谷气，脾涩不通，口急不能言，战而栗也"；"下利，脉沉而迟，其人面少赤，身有微热，下利清谷者，必郁冒，汗出而解，病人必微厥。所以然者，其面戴阳，下虚故也。"

《医学正传卷之二·郁证》首次提出"郁证"的病名，虞抟在总结历代医家相关论述的基础上，提出"夫所谓六郁者……或七情之抑遏，或寒热之交侵……或雨湿之侵袭，或酒浆之积聚""气郁而湿滞，湿滞而成热，热郁而成痰，痰滞而血不行，血滞而食不消化"，指出六者皆相因而为病的发病机制。

《儒门事亲·卷三》论述五积证时认为："五积者，因受胜己之邪，而传于己之所胜，适当旺时，拒而不受，复还于胜己者，胜己者不肯受，因留结为积。"皆因抑郁不伸而受其邪也，治疗上主张"五积六聚治同郁断"。《儒门事亲·卷十》还描述了风木、暑火、湿土、燥金、寒水之郁病的相关症状，如风木郁之病具有"故民病胃脘当心而痛，四肢两胁，咽膈不通，饮食不下，甚则耳鸣眩转，目不识人，善僵仆，筋骨强直而不用，卒倒而无所知也"的临床表现。

《丹溪心法》卷三明确提出了"六郁"，包括气、湿、痰、热、血、食，并解释"郁者，结聚而不得发越也，当升者不得升，当降者不得降，当变化者不得变化也，此为传化失常，六郁之病见矣"，指出郁证发生因"气血冲和，万病不生，一有怫郁，诸病生焉。故人身诸病，多生于郁"。此书中亦记载了气郁、痰郁、热郁、血郁、食郁的临床症状及相应的脉象特点。朱丹溪除详细论述郁证的病因病机、临床表现及脉象外，治疗上主张"凡郁皆在中焦，以苍术、川芎开提其气以升之"，突出郁证的治疗应以顺气为先，并创制治郁名方六郁汤、越鞠丸等，开郁证论治专题研究的先河，得后世医家所推崇。

三、关于中医古籍中郁证的治法认识

中医学辨治郁证，应当首重阳气，通过振奋阳气来治疗郁证。郁证的治疗原则是，调气为先、审因论治、移情易性。情志之郁当先调摄情志，继以药物调畅脏腑气血；杂病之郁当以药物治疗为主，辅以调畅情志。《小品方》中记载了治疗热伏于心胸，"烦闷郁郁"的方法。王冰对《黄帝内经》"五郁之治"的具体治法做了明确阐发，认为木郁达之，"达，谓吐之，令其条达也"，火郁发之，"发之，谓汗之，令其疏散也"，土郁夺之，"夺，谓下之，令无壅碍也"，金郁泄之，"泄，谓渗泄之，解表利小便也"，水郁折之，"折，谓抑之，制其冲逆也，通是五法，乃气可平调，后乃观其虚盛而调理之也"，开创了后世医家理解和运用"五郁之治"的先河。

《景岳全书》指出"情志之郁，则总由乎心"，且首次提出从虚论治郁证，他指出心阳在精神、情志活动方面的重要作用，而肾阳为全身阳气之根本，一方面温煦五脏六腑，维持正常的生理活动，另一方面，肾阳为机体元阳，肾阳足则肾水充足，可滋水涵木，使肝气调达，情志顺畅，与精神心理活动密切相关。张景岳认为怒郁伤肝，思郁伤脾，悲忧惊恐皆可耗伤精气，气血亏虚而"因虚致郁"，应区别于五气之郁的因病而郁，治疗上不能"通作实邪论治"，主张"当各求其属，分微甚而开之，自无不愈"。张景岳进一步分析郁证病因后认为"若忧郁病者，则全属大虚，本无邪实。此多以衣食之累，利害之牵……盖悲则气消，忧则气沉，必伤脾肺；惊则气乱，恐则气下，必伤肝肾。此其戚戚悠悠，精气但有消索，神志不振，心脾日以耗伤"。他运用阴阳五行学说，打破了单一脏腑的局限，认为五志的变化与多个脏腑密切相关，治疗上主张"初郁不开，未至内伤而胸膈痞闷者，宜二陈汤、平胃散，或和胃煎，或调气平胃散……若忧思伤心脾，以致气血日消，饮食日减，肌肉日削，宜五福饮、七福饮，甚者大补元煎"。张景岳对郁证的治疗分先后虚实，从补益气血的角度论治郁证的思想，影响深远。

《临证指南医案》中论述情志之郁的治疗方法："盖郁症全在病者能移情易性。"《类证治裁·郁症》论治指出情志之郁："病发心脾，不得隐曲，思想无穷，所愿不得，皆情志之郁也。"治疗上主张"七情内起之郁，始而伤气，继必及血，终乃成劳，主治宜苦辛凉润宣通"，不同于"六气外来之郁，多伤经腑，如寒火湿热痰食，皆可以消散解"，因其病因为"思忧悲惊怒恐之郁伤气血，多损脏阴"，林珮琴认为郁证包括情志之郁和六郁，因其病因不同，治则有异。中医学治疗抑郁症历史悠久、方法繁多，各方医家均对抑郁症进行了总结归纳，总的治疗规律不外乎疏肝理气、开郁散结。中药和针灸是很多医者常选取的治疗手法，另外也有学者偏好穴位贴敷、耳穴埋籽等较为小众的方法。

明代以后有的医家将五郁、六郁杂合而论，如《医方考》郁门中载方六首，将朱丹溪越鞠丸与其余五首五郁之治名方并列；有的医家则试图将《黄帝内经》和《医方考》二者严格区分。此外，"郁"的概念范畴重心在这一时期发生转变，情志之郁已经逐渐成为明代以后医家所论郁证的主要内容，且"郁"的病机概念开始出现泛化倾向，如《医方考》中言诸病之所生皆与"郁"相关，徐春甫也认为，"大抵七情六淫，五脏六腑，气血痰湿，饮食寒热，无往而不郁也。治之宜各求其属而施之，则无不愈者"，张景岳言："古人皆以结、促为郁脉，使必待此而后为郁，则郁证不多见矣。凡诊郁证，但见气血不顺，而脉不平和者，皆郁也。"这些都成为现代中医学广义郁证的认识基础。

《证治汇补》曰："郁病虽多，皆因气不周流，法当顺气为先，升提为次。至于降火化痰消积，犹当分多少治之。"郁证病机特点为气机不畅，故治疗当以调理气机为先，即使是虚证夹郁，亦当调气与补虚并用，气机调畅后气血更易于恢复，否则虚不受补。"有素虚之人，一旦事不如意，头目眩晕，精神短少，筋痿气急，有似虚证，先当开郁顺气，其病自愈"。

归纳总结前贤观点，"因病致郁"一是指包含外感和内伤等各种因素引起的脏腑经络气血郁滞的病证，即广义郁证；二是指由脏腑经络气血郁滞不通，进而影响情志，导致郁病。《景岳全书·中兴论》又有"气为阳，阳主神也"的描述。若阳气温煦、推动功能减弱，则出现精神不振，意志消沉等。气机不畅为发病关键，《医方论·越鞠丸》有言："凡郁病必先气病，气得疏通，郁于何有？"《灵枢·寿夭刚柔》所云："忧恐忿怒伤气，气伤脏，乃病脏。"认为抑郁症的发病多为情志不畅，气机郁滞引起脏腑功能失调。

因此，抑郁症的病因病机可以概括为阳气亏虚为发病基础，气机不畅为发病关键，导致五脏功能失调而发。临证常见素有喘证、痹证、中风、虚劳等痼疾的患者，忧思抑郁不解，气机郁滞进而引发或伴发郁病。"因郁致病"一是指情志不遂类疾病，即郁病；二是指由情志不畅影响脏腑气血而导致的其他病证，诸如情志不畅、肝气犯胃可引发胃脘痛，思虑过度、耗伤心脾可出现不寐，惊恐不安可导致心悸胸痹等。正如戴思恭言："大抵诸病多有兼郁者，或郁久而生病，或病久而生郁，或药杂乱而成郁，故凡病必参郁治。"从西医学角度认识，原发性抑郁可归属"因郁致病"范畴，继发性抑郁可归属"因病致郁"范畴。笔者认为，抑郁症的发生是一个漫长的过程，故而对其治疗也应徐徐进行，若以针灸汤药为主，辅以长效但疗效缓慢的埋籽埋线法，以及便捷容易患者自主操作的五行音乐疗法将是很好的治疗思路。

第二章
郁证现代研究

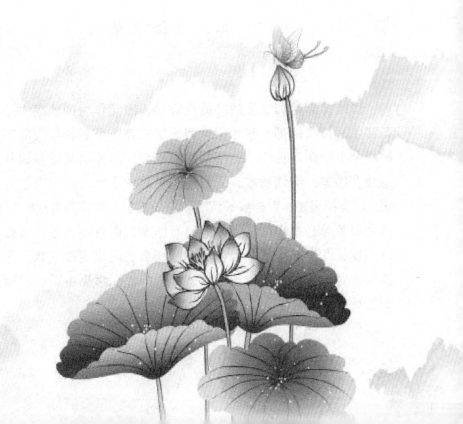

一、病　名

郁证是由于情志内伤、脏气易郁所致，以心情抑郁、情绪不宁、胸部满闷、胁肋胀痛，或易怒喜哭，或咽中如有异物梗塞等为症状表现的一类病证，西医学中的抑郁症、焦虑症、癔病等均属于本病范畴。根据世界卫生组织的数据，约有 3.5 亿人患病——而且这种疾病持续多年。按残疾和死亡综合排名，抑郁症排在心脏病、中风和艾滋病毒等多产杀手之后，排名第九。若要按主要病位的不同而区分为以下病种：心郁（心脏神经官能症）；卑谍（抑郁性神经症、恐怖症）；神郁（神经官能症、轻度的反应性精神障碍等），胃郁（胃神经官能症）；肠郁（肠道神经官能症、肠道易激惹综合征、肠道功能紊乱等）；脏躁（癔病性激性发作、更年期综合征等），百合病（大病后神经功能紊乱等）。

二、主证及兼证

情绪抑郁是抑郁症的特征性症状，因此作为抑郁症中医各证型的必备症状。情绪抑郁，悲观厌世和表情沮丧 3 个症状作为肝郁气滞、肝郁脾虚和肝郁痰阻证中"肝郁"的基础症。各证除基础症状外，肝郁脾虚证兼有纳差、形体消瘦、面色萎黄等脾虚症状，肝郁痰阻证兼有泛吐痰涎、咽有梗阻感、舌苔腻等痰浊阻滞的症状，心脾两虚证既有心悸、健忘、少寐多梦等心血虚的症状，同时有纳差、面色萎黄等脾气虚的症状，肝肾阴虚证既有五心烦热、盗汗、脉细数之阴虚定性症状，又具有两目干涩和腰膝酸软之肝肾定位症状。因而抑郁症常见中医证候标准既能体现病的特征，又能体现证的本质。

三、病因病机

1. 病因

抑郁症归属于中医学"郁证"范畴,《黄帝内经》中提到的"愁忧者,气闭塞,而不行",表达的是如若情绪忧郁,则易致身体气机不畅,"思则心有所存,神有所归,正气留而不行,故气结",提出了引起机体气机失调的重要原因是情志因素。

2. 病机

抑郁症致病因素主要包括七情过激、思虑劳倦、脏气素虚等方面,上述 3 种相关因素,既可能是单独、也可能是合力导致情志失调、气机不畅、气血失和,从而产生痰湿、痰火、瘀血等病理产物以致心、肝、脾、肾的气血阴阳失调而发病。阳气亏虚为发病基础,气机不畅为发病关键,导致五脏功能失调而发病。

四、证候分型

1. 肝气郁结

精神抑郁,情绪不宁,善太息,胸部满闷,胸胁胀痛,痛无定处,脘部胀气,不思饮食,大便失常,或见女子月经不调。舌苔薄腻,脉弦。

2. 气郁化火

性情急躁易怒,胸胁胀满,口苦而干,或头痛、目赤、耳鸣,或嘈杂吞酸,大便秘结。舌红、苔黄,脉弦数。

3. 痰气郁结

精神抑郁,胸部闷塞,胁肋胀痛,咽中如有物梗塞,吞之不下,吐之不出。苔白腻,脉弦滑。

4.心神失养

精神恍惚，心神不宁，多疑易惊，悲忧善哭，喜怒无常，或时时欠伸，或者手舞足蹈，骂詈喊叫等。舌淡、苔薄白，脉弦细。

5.心脾两虚

多思善疑，心悸胆怯，失眠健忘，头晕神疲，面色不华，食欲不振。舌淡、苔薄白，脉细弱。

6.心肾阴虚

情绪不宁，心悸，眩晕，健忘，失眠，多梦，心烦易怒，口燥咽干，或遗精盗汗，腰酸，妇女则月经不调。舌红少津，脉细数。

第三章
针灸推拿治疗郁证

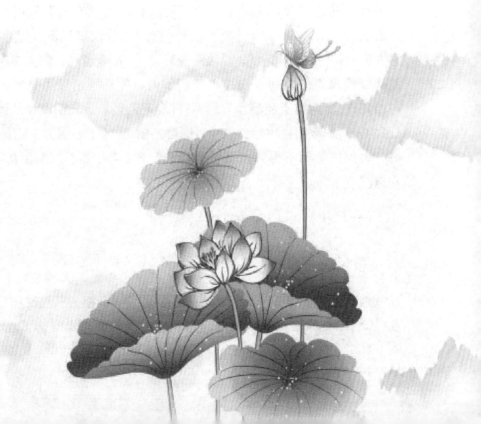

一、古代针灸治疗的文献记载

　　针刺治疗情志病，早在《素问》就有论及治疗情志病的经络，如："肝病者，两胁下痛引少腹，令人善怒；虚则目䀮䀮无所见，耳无所闻，善恐，如人将捕之，取其经厥阴与少阳。"皇甫谧的《针灸甲乙经》介绍了有关治疗精神病的穴位85个，如"心澹澹而善惊恐，内关主之""然谷阳陵泉，心中休惕，恐如人将捕之状"等孙思邈提出13鬼穴为治疗各种精神病之要穴，并有"曲泽大陵主心下澹澹喜惊"的记载。《针灸资生经》曰："阴都、间使、二间、厉兑治多惊。"又有："百会、神道、天井、液门、治惊悸，通谷、章门治善恐。"《针灸集书》曰："曲泽、灵道、下廉、鱼际、少冲、神门、郄门，以上穴治惊，悲恐。"《针灸大成》将治惊恐穴位归纳为曲泽、天井、灵道、神门、大陵、鱼际、二间、液门、少冲、百会、厉兑、通谷、巨网、章门。《备急千金要方》云："通里主卒痛烦心，心中懊，数欠频伸，心下悸而悲恐。"《铜人》载："大陵主喜悲泣，惊恐。"同时，古人亦善用灸法治疗情志病，如《针灸甲乙经》曰："伤忧涓思气积，中脘主之。"《圣惠方》云："忧噎，灸心俞。"《医说》言："五噎诸气，妇人多有此疾……此病缘忧思患怒，动气伤神，气积于内，气动则诸证悉见……灼艾膏肓与四花穴。"而在不寐治疗方面，《针灸甲乙经》载三阴交治"惊不得眠"。《医学入门》载胆俞主治"惊怕，睡卧不安"。《千金翼方》载："阴交、气海、大巨，主惊不得卧。"《针灸集成》曰："心热不寐解溪泻，涌泉补，立愈。"

（一）头针

　　头为诸阳之会，为阳脉之海，手足六阳经脉、手少阴和足厥阴皆上行于头部。《千金要方·灸法门》曰："头者，人神所注，气血精神三百六十五络上归头。头者，诸阳之会也。"《灵枢·邪气脏腑病形》篇记载："十二经脉三百六十五络，其气血皆上于面而走空窍。"同时通过经脉之间的相互交叉联系着奇经八脉（督脉、阳维脉、阳跷脉），加强了脏腑与头部的联系，通过头针的治疗，因此具有全身气血调节作用，使得"阴平阳秘，精神乃治"。人的精神活动均是由大脑细胞支配下来完成的。所以针刺治疗抑郁症多从脑部着手，根据心脾两虚的证型，则予以健脾养心、补益气血。

头为元神所居之处，头针可以起到宁心安神、调神通络的作用，现代医学认为，头皮部有人体多条经脉纵横交错，相互之间联系密切，头皮针可以增强经络之间的联系，开解抑郁、开窍醒脑、启迪神志，其中额区对应着额叶的前部，有广泛的联络纤维，与情绪、记忆、判断、抽象思维和冲动有关，还具有调节情绪的作用，头针的刺激可以增强额区的血液供应，改善抑郁状态。另有多种与情绪 相关的神经递质于脑部中缝核等位置存在，如去甲肾上腺素、5-羟色胺和多巴胺，头针能明显改善中缝核内5-羟色胺能神经元的活动，可以通过降低5-羟色胺的代谢协调去甲肾上腺素，治疗抑郁。

取穴：额中线、额旁1线、额旁2线、额旁3线。

操作方法：使用0.35mm×40mm毫针，常规消毒，头针：额中线（在额部正中发际内，自发际上5分处即神庭穴引一条长1寸的线）向下刺1寸；双侧额旁1线（在额部，位于额中线外侧，直对眼内角，自发际上5分处即眉冲穴起约1寸线）向下刺1寸；双侧额旁2线（在额部，位于额旁1线外侧，直对瞳孔，自发际上5分处即胆经头临泣穴引一直线，长1寸）向下刺1寸；双侧额旁3线（在额部，位于额旁2线外侧，直对眼外角，在胃经头维穴内侧0.75寸，发际上5分处向下引长1寸的一条线）向下刺1寸；针刺头针时针尖与头皮成15°夹角，快速进针，捻转频率为200次/分，捻转约1分钟，每次留针40分钟。

取穴：顶前区及顶区以百会为中心，取穴为百会前1寸，百会前1寸左右各旁开1寸，百会左右各旁开0.5寸，百会左右各旁开1.5寸，百会后1寸左右各旁开1寸，百会前1寸左右各旁开2寸，共刺12针。配穴：肝气郁结配期门；气郁化火配行间、侠溪；痰气郁结配丰隆；心神失养配通里、心俞；肝肾亏虚配肝俞、肾俞。

操作方法：常规消毒后头针用0.35mm×40mm的毫针配合患者呼吸

补泻，选用 30°左右斜向快速进针，使针身达帽状腱膜下 1 寸许，进针深度 15mm 左右，并迅速捻转，角度在 180°左右，频率 100 次 / 分，头穴每根针捻转 3 分钟，20 分钟后同样方法再次捻转针柄 3 分钟，捻转期间配合患者腹式呼吸，针刺捻转留针共 40 分钟。体针常规针刺，平补平泻，得气为度。每日 1 次，每周 6 次，休针 1 天为 1 个疗程，连续 6 个疗程。

（二）耳针

耳部为人体整体的缩影，人体的各种生理病理变化在耳部均有体现，而且，耳郭内存在大量的神经组织和神经感受器。耳针即用针对耳郭不同部位的刺激，通过神经 - 体液系统对全身进行调节，从而影响人体的神经、内分泌等功能，以达到防治疾病的作用。

耳穴选穴：心、肾。

操作方法：使用 0.2mm×1.5mm 揿针，常规消毒嘱患者取坐位或仰卧位，并全身放松。操作者的手部和受术者耳部相应穴位在严格消毒后，拆下揿针的密封纸，用拇指和示指夹紧其中一半剥离密封纸和胶布，并将它们一并从另一半剥离纸分开，从塑料容器中取出，将针直接刺入已消毒的皮肤上，按压粘牢。保持耳穴附近皮肤干燥，每 24 小时更换一次。若耳针出现破损、污浊，或在使用期间患者耳穴局部出现红肿、疼痛、皮肤破溃等，应及时更换新的耳针，严重者应停止使用。

（三）电针

电针疗法：电针与针刺的结合是对传统医学和现代神经解剖理论相互借鉴得出的一种疗法，电流通过电刺激增强大脑皮层兴奋性，恢复脑部兴奋与抑制的平衡，从而可以达到调整中枢神经系统功能平衡的作用，达到治疗抑郁症的目的。电针也可以使肌进行有规律的跳动，而肌的跳动可以加快动脉的血液流动，从而使脑部血液循环更加通畅，改善脑细胞的代谢，使脑干网状结构功能恢复正常，以达到治疗的目的。

取穴：百会、神门（双侧）、神庭、太冲（双）、内关（双）、公孙（双）。

操作方法：病人仰卧位，百会、神庭均以一次性 1 寸不锈钢针沿头皮成 15°～30°夹角向百会方向进针 0.5～0.8 寸，快速捻转 60 次 / 分，

1分钟后加电，波型：疏波，频率5Hz，百会与神庭一组、两侧神门一组加电，电针时间30分钟，5次/周。神门、内关以1寸针直刺约0.5寸，公孙1.5寸针向太白透刺1寸，太冲以1.5寸针直刺约1寸，得气后行导气法1分钟，留针30分钟，5次/周。

（四）体针

体针疗法在郁证的临床治疗中应用最广，研究最多。大多数医家认为郁证一方面由于人体气、血、津液等壅塞不通而产生的一类症状的病因病机总体概括，另一方面即为情志抑郁所引起的疾病，即情志之郁。从现在来看，多认为郁证的病因多属情志所伤，其发病与肝的关系最密切。其病主要在肝，病位在脑。故针刺取穴多以督脉和肝经为主。

取穴：百会、印堂、合谷（双）、太冲（双）。

方义：百会为手足三阳经与督脉及足厥阴肝经之会，位居头之巅顶，为百脉聚会之处，可调补中气、健脑宁神，是宁心调神之要穴《针灸大成》中百会"主心烦闷，惊悸健忘，忘前失后，心神恍惚"。脑为神志之所在，元神之府，印堂为督脉在前额所过之处，同样具有镇静安神之功。四关穴合谷、太冲能疏肝解郁，镇静安神，平肝潜阳。

操作方法：百会在后发际正中直上7寸，或当头部正中线与两耳尖连线的交点处。印堂在额部，当两眉头的中间。合谷在手背，第1、2掌骨间，当第2掌骨桡侧的中点处。太冲在足背，第1、2跖骨结合部之间的凹陷中。取仰卧位，用75%酒精常规消毒针刺部位，用0.36mm×25mm毫针，百会、印堂用平补平泻法，太冲、合谷用泻法。治疗每周3次，每次留针30分钟，共治疗1个月。

（五）腹针

人体五脏六腑多居于腹部，且有许多经脉分布于腹部，腹部成为全身输布气血、调节内脏的重要部位；其次，胎儿获取营养物质是通过与母亲相连的脐带获得，由此可见，可通过脐向全身输布营养物质。所以，腹针疗法形成一个独有的微针系统，是通过刺激腹部穴位，来调和气血、调节脏腑平衡，使心、肝、脾、肾达到相对稳定的状态，来治疗全身疾病，进而起到治疗郁证的效果。

取穴："引气归元方"中脘、下脘、气海、关元及双侧气穴、气旁。

方义：腹针中"引气归元"四穴具有理中焦、调升降及固本培元的作用。方中中脘为胃之募穴，合下脘可理中焦、调升降，气海、关元培肾固本，四穴合用以后天养先天之意。针刺此四穴能充分调动人体生理机能，回归机体的自然生命状态，气机自然畅通，脏腑阴阳自然平和。气穴为足少阴肾经经穴，而根据经脉循行，气旁也应位于肾经，肾为"先天之本"，主骨生髓，在志为恐，同情志有关，针刺气穴、气旁具有补益脑髓、益精填髓的作用。诸穴合用能调和脏腑，气血生化调节有度，上奉于心则心得所养；受藏于肝则肝体柔和；统摄于脾则生化不息，化而为精；内藏于肾，肾精上承于心，心气下交于肾，则神志安宁，焦虑症得愈。

操作方法：常规消毒后，采用 0.22mm × 30 ～ 40mm 毫针进行针刺，引气归元穴均深刺，气穴、气旁行中刺，留针 30 分钟。每周治疗 2 次，共治疗 8 周。

（六）眼针

眼针疗法是对眼眶周围的特定穴区域进行针刺以治疗多种疾病的微针疗法，具有取穴简、用针小、针刺浅、手法轻、操作简便的优点。眼针疗法来源于五轮八廓学说，眼眶周围汇聚了五脏六腑之精气，对眼部的良性刺激可作用于脏腑，从而改善整体的气血功能，而且通过眼部周围神经的刺激，可以激发脑部细胞的活动功能，同时可以降低患者血浆中皮质素的含量，改善神经功能，进而改善躯体抑郁及焦虑的状态。

取穴：选取肝穴、脾穴、心穴（均双侧）。

操作方法：患者取坐位或者是仰卧位，嘱患者自然闭目，选取穴区，用 75% 的酒精棉球行常规消毒后，选取 0.35mm × 13mm 华佗牌一次性毫针，在距眶内缘 2mm 处的相应穴区平刺，进针后不施用提插捻转等手法，如针后无得气感，可用拇指或食指轻刮针柄以使针刺穴位得气。

（七）温和灸

艾灸疗法主要是借助灸火的温和热力以及药物的作用，通过经络的传导，而达到温通气血、扶正祛邪、理气解郁等目的。现代研究显示，艾灸对于抑郁症情绪低落的核心症状具有直接针对性，传导热信息的纤维是无髓鞘的细纤维，属于 C 类纤维，C 类纤维传递神经冲动至边缘结构，并且产生愉悦情绪，激活的脑区含岛叶、眶额叶内与愉悦感觉区域临近的部位。

取穴：①主穴：百会，内关，太冲，合谷；②配穴：足三里，丰隆。

操作方法：将点燃的艾条垂直悬于穴位上方 1.5cm 处灸治，每穴灸 5 分钟，每日 1 次。共治疗 4 周。

二、雷龙鸣教授三部推拿法

三部推拿法（头部、背部、下肢部），以手法作用于头部经穴，刺激头面部，可起到调经络、通气血、益情志、安脑神等作用；以手法作用于背部督脉及膀胱经腧穴，则可通调一身之阳气，调畅气机、调节五脏六腑功能，达到平衡阴阳、交通心肾、养心安神的作用；以手法作用于足三阴经，即足厥阴肝经、足太阴脾经及足少阴肾经，则可调补肝脾肾，平衡脏腑之阴阳，以达益气补肾、疏肝健脾之功。头部、背部、下肢部三部推拿结合，相得益彰，使患者推拿后有一种全身轻松、舒适通达、心旷神怡的感觉，从而使人体气机调畅，阴阳平和，上下条达，心肾相通，安神宁志，则郁证可除。在调理全身气血阴阳平衡上，本套手法主要以通调脏腑及督脉为法。背为阳，督脉循行于背，"总督诸阳"，其脉气多与手足三阳经相交会，统率全身阳经脉气，以手法作用于督脉及其背俞穴，催发经气，提升阳气，使其全身阴阳平衡，调气养血。因督脉是全身经络、脏腑气血转输的枢纽，总督诸阳，"入络于脑""脑为元神之府"，又有支脉络肾贯心，循经联系心、脑、肾、目等诸多脏腑器官。通过对头部的刺激，平衡气血逆乱，调畅气机，通过推拿足三阴经，通调脏腑，标本兼治，从而调整一身之阳气，则郁证自除。

1. 背部推拿

又称背部循经推拿。受术者取俯卧位，先掌按揉、掌推背部督脉及两侧膀胱经；双手拇指分置于胸椎两侧的华佗夹脊穴，由上到下，逐个点按、弹拨，以局部酸胀为度；拇指按揉背部膀胱经第一侧背腧穴 3～5 遍，重点是心俞、肝俞、脾俞、胃俞、肾俞；双手空拳轻重交替叩击背部两侧膀胱经。（若在推拿过程中，在相应的俞穴或夹脊穴附近找到明显的压痛点或条索状结节，可用拇指桡侧偏峰在阳性点上行推拨法将其松解、疏通），操作时间 10～20 分钟。

2. 下肢部推拿

又称足三阴经推拿。患者俯卧位，先用拇指点压、弹拨患者一侧足厥阴肝经循行路线，力度以患者感到局部明显的酸胀痛为度，上下来回往返操作 3～5 遍。患者改为仰卧位，用双手叠掌的掌根按压法沿着足三阴经下肢的循行路线，上下来回往返操作 3～5 遍；用双手拇指相叠的拇指按压法沿同样的路线上下来回往返操作 3～5 遍。医者站在床尾，面朝患者头部，医生的左、右手分别置于患者的左右两侧小腿内侧，从脚踝开始循足三阴经在小腿部循行路线行拇指及掌根按压、按揉法，上下来回往返操作 3～5 遍。然后以双手拇指同时点按或按揉双侧的三阴交、太溪、公孙，太冲、涌泉等穴位，最后由上往下虚掌叩击大腿内侧、侧拳叩击小腿内侧，紧叩慢移，上下来回往返操作 3～5 遍。操作时间 10～15 分钟。

3. 头部推拿

患者继续仰卧位，施术者站于床前（即患者头部）。双手拇指交替按揉印堂至百会 3～5 遍，再分抹前额 3～5 遍至太阳穴；拇指按揉眼眶四周 3～5 遍后分抹眼眶至太阳穴；双手拇指按揉头部经穴，从前向后 3～6 遍；然后以小鱼际擦法对前额部、颞部进行施术；予双手示指至小指指腹按揉患者左右颞部的耳尖正上方（即角孙穴至率谷穴之间），若摸及条索状结节，可用四指指尖在阳性点上行推拨法将其松解、疏通，最后以五指拿顶、扫散五经、指腹轻轻叩击头部。操作时间 10～15 分钟。

4. 五行音乐疗法

黄琼荷用五行音乐疗法＋对照组疗法治疗肝气郁结型维持性血透患

者焦虑抑郁状态取得较好疗效。

原理：根据"五音对应五脏"以及"角调入肝"的理论，肝气郁结型患者选取角调式曲目进行治疗。选取中国音乐治疗协会推荐的《中国传统五行音乐（正调式）》角调式曲目进行治疗，曲目如下：《胡笳十八拍》《草木青青》《春风得意》《江南好》《江南丝竹乐》《霓裳曲》《红河的春天》《绿叶迎风》《春之声圆舞曲》《一粒下土万担收》《庄周梦蝶》《列子御风》《行街》等。

施乐方法：以耳机、MP3 为辅助设备，音量大小以患者舒适为宜，在午休前 30 分钟或者睡前 1 小时进行聆听（遇"血透"则在"血透"中进行），每天 1 次，每次 30 分钟（周日休息 1 天）。

施乐要求：环境光线柔和、整洁安静，尽量避免外界干扰；受试者选取舒适姿势，平静倾听，随着音乐的旋律展开联想，使身心沉浸于乐曲的意境之中；住院受试者或正在血透者采用耳机聆听以避免影响其他患者；按个体播放适宜的曲目，避免选取过于激烈的音乐刺激受试者情绪，以免其情绪波动过大而影响治疗结果。

第四章
常用中药的现代药理研究

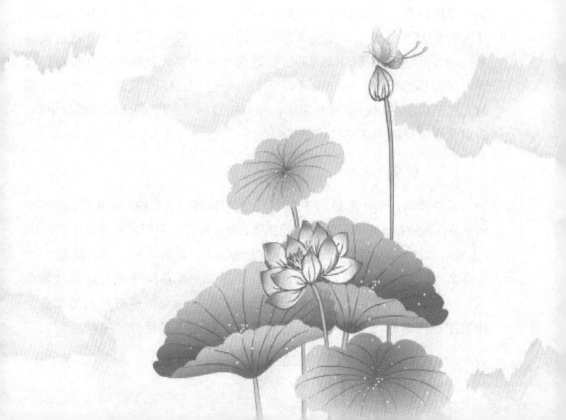

（一）柴胡

其性微寒，味苦辛，气香质轻，归肝胆经。其中，微寒而非大寒，在祛除肝火的同时又不损害脾胃之阳；味苦，则能发挥泻下、清火泄热功效；辛，发散行气、通畅祛瘀。善疏肝解郁、升阳举陷、宣畅气血、透表泄热。早在《神农本草经》就有记载，谓其："主心腹，去肠胃中结气，饮食积聚，寒热邪气，推陈致新，久服轻身明目益精。"

柴胡发挥抗抑郁作用的基础，其中柴胡皂苷类成分是柴胡发挥抗抑郁作用的基础。大量实验研究表明在单独应用或复方加用柴胡后能改善实验动物或临床患者的抑郁情绪及行为，一般药量增多时治疗效果提高，并且常能降低不良反应发生率。有研究制造 CUMS 大鼠模型，通过与空白对照，发现大鼠海马、皮质、下丘脑组织中的 NE、5-HT 明显减少，而给药柴胡提取液后的神经递质水平明显高于模型组。研究发现抑郁症大鼠海马中微管相关蛋白 2（MAP-2）磷酸化减少，从而磷酸化微管相关蛋白 2（pMAP-2）显著减少，应用柴胡疏肝散后可显著提高海马组织中 pMAP-2/MAP-2 的比值，同时通过行为学数据对比发现大鼠对糖水的偏好程度提高。也有研究发现柴胡应用后可以明显上调 CUMS 大鼠脑海马区的 BDNF 的水平而实现抗抑郁作用。研究发现柴胡皂苷 D 通过调节维持神经元功能的 PI3K/AKT 信号通路干预抑郁大鼠脑内炎性反应，缓解大鼠抑郁的行为。研究发现在用柴胡处理 CUMS 大鼠时，柴胡治疗组的大鼠脑组织中单胺类神经递质，如 NE、DA、5-IT 的含量均明显下降，确定此途径可能为柴胡抗抑郁机制之一。

（二）白芍

其性微寒，味甘苦酸，归肝脾经。其中微寒，主收敛；味酸苦，酸苦化阴。善养血敛阴、平抑肝阳、柔肝止痛。在《神农本草经》中列为中品，曰："主邪气腹痛，除血痹，破坚积，治寒热疝瘕，止痛，利小便，益气。"

其中，芍药苷、芍药内酯苷、β-谷甾醇、苯甲酸等成分能够缓解肝气郁结引起的抑郁症状。临床研究已经证实，白芍可通过提高抑郁症机体脑组织内 NE、5-HT 水平，抗氧化等机制发挥其活性。有学者对白芍提取物进行了治疗抑郁症的实验研究，利用利血平诱导急性抑郁症的实验研究，利用利血平诱导急性抑郁症模型大鼠，结果显示白芍提取物能显著缩短小鼠悬尾实验（TST）和小鼠强迫游泳实验（FST）的不动时间，证实了白芍提取物对小鼠具有明显的抗抑郁作用。应用白芍醇提液灌胃CUMS 模型大鼠后取腹主动脉血后摘取肝组织，利用 1H-NMR 代谢组学技术对其进行检测，证实白芍可以通过改善多条代谢通路引起的 CUMS大鼠的肝脏功能代谢紊乱而起到抗抑郁作用。有学者利用网络药理学的方法对白芍活性成分进行筛选，得到与抑郁症治疗有关的 8 个活性成分及 67 个潜在靶点，验证了白芍应用于抗抑郁的可行性。

（三）甘草

味甘性平，归心脾胃肺经，功能缓急安神、补养五脏。自古便有"国之药老"之称，"善治百邪"，作用诸多。《神农本草经百种录》提及甘草归上品，味甘浓正可补中，功治"五脏六腑之寒热邪气"，意有推动脏腑气化、调整寒热功效，《日华子本草》中又有言其可"安魂定魄……补惊悸、烦闷、健忘"，临证能灵活配用。

早前便有提示甘草主要活性物质甘草总黄酮能够增强 5-HT、DA 等单胺类递质神经功能、保护海马内神经细胞再生，可以增进神经增殖能力、发挥抗炎性细胞因子功用抑制 NO 激活等。而甘草苷则可以抑制脑内杏仁核凋亡细胞、调控凋亡因子蛋白表达水平从而起到稳定的抗抑郁效果。

（四）龙骨

为化石类药物，质重之品，性平，味甘涩，归心肝经，张锡纯描述龙骨有"禽收之力"，故均有镇惊安神功能，《本经逢原》《药性论》皆说其"入肝敛魂"，收浮越之气、能"安心神""安魂魄"，故虚而梦境纷纭用之寓意也在此。本病常并见不寐多梦、易惊、心情不宁，临证合并阳亢上扰导致的心悸神惊一类症状常会与牡蛎相互配伍。研究也提示龙骨与牡蛎均可有效缓解抑郁症状药理作用。

（五）牡蛎

牡蛎与龙骨皆同属重镇潜阳之品，质类金石镇安之力强。味咸，性微寒，能入肾肝经，可重镇安神、潜热补阴。古籍中记载能够"敛神而止惊""治虚热上浮"，功用达到安神止悸、潜镇的效果，因阳虚不固出现汗多征象，可辨证适当改用煅牡蛎主以收涩。牡蛎气平且无毒，临床药理研究发现其也具有能够推动新陈代谢、加强身体免疫力、减轻精神负担，能够用来治疗失眠、记忆力减退、易惊等诸症。

（六）茯神

属菌科植物的菌核，习性"出大松下、附根而生"，内有松树根贯穿。本品性味甘平，归心经，"神抱心以生"，医籍有记录其可安魂定魄、开心益智。在《药品化义》中也有对茯神相关的详细论述："若心气虚怯，神不守舍，惊悸怔忡，魂魄恍惚，劳怯善忘，均宜温养心神。"目前也有研究结论支持茯神确有安眠、补虚、镇静等药理学成效。因本病可由内伤七情因素致使脏腑失和，气机运行失衡亦见阳气郁滞不行，阳气不通被郁而致阳为主导的阴阳平衡被打破，常伴目不暝、心魂不宁等症，茯神尤善补心气，可使心神安宁、开心解郁，多合并有心悸不宁、需延长睡眠时长者配合使用疗效甚。

（七）桂枝

太阳经之药，参照《本草新编》记载善"除烦"《名医别录》提及"温筋通脉止烦"之功，明确桂枝味甘辛、性温，既可温阳通血脉，又能止烦以安神。

现代研究亦说其有神经保护、抗炎安神、促进血液循环功效，在中枢神经系统、循环系统中扮演重要作用。若阳郁不畅、阳气亏虚，则阳气机能降低致人体内在驱动力不足，出现精神躯体动力低下、抑制状态，用药功用宜宣畅，使阳气强盛运动通畅，善使用桂枝尖，认为其轻扬升散，更通达四肢末梢，助阳透达、百脉畅调，以此支持升发阳气，回归阳气健运状态。

（八）川芎

川芎是一味气味辛香发散、作用广泛药物，性温阳，主走肝经，可治"一切气""一切血"，常见有活血行气止痛功效。诸多医籍记载有解郁行气之功，在《本草纲目》有描述其味辛善行善散，故气郁者可用：朱丹溪有言川芎、苍术可除诸郁，是以大凡郁在中焦都可随证使用以开郁行气。可取其辛散性阳之意，配伍合用以辛散活血行气开郁结，且能通达内外阳气、疏利气机。

有药理学研究也发现川芎挥发油可以上调脑内 DA、NE 水平改善抑郁症状，而川芎嗪还可以逆转性降低 ACTH、CRH、GC 浓度的释放，拮抗 HPA 轴功能兴奋，防治海马神经元异常受损达成抗抑郁活性目的。

（九）党参

本善补益，性味是甘平，功可健脾补气、生津益气，又能并补气血，多用作代替人参灵活配伍治疗气虚诸症，医籍《本草从新》《本草纲目拾遗》等均言其有"补气""除烦渴"功效。

有动物实验结果指出党参可以提高机体免疫力、促进神经元发育，可兴奋神经系统，还有抗疲劳、改善记忆力、镇静安眠等作用。中土脾胃乃后天之本，运化机能，如常能使脏腑平和，阳气可得滋生充盛，阴阳体用调和，反之则动力不足精力衰退，故应侧重阳气生长充实强盛之功，乃取该药健脾补益扶正之效亦可间接扶养阳气。

（十）附子

主要是取侧根部分入药，味辛，气温辛热，有大毒，性善走一身内外上下，乃"通行十二经纯阳之要药""补火助阳之要药"，用之正当可充分发挥其养元神、助阳气功用。阳虚致郁也是重要病证机制。现今持久不节制的生活方式会严重耗损体内阳气，出现内里阳气虚衰，动力不足，身体机能减退呈一派阴象，灵活辨证使用附子温里药来使内阳振作，温阳助阳恢复生机动力。

当代也有实验研究提示中药成分附子多糖能够促使边缘系统海马的

神经元细胞再生，激活新生神经元活性。

（十一）半夏

气味温辛，含小毒，入脾和胃经，类属燥湿化痰药，功擅燥湿化痰散结、脾胃得之则健，合《本草衍义》所述"化痰益脾"之意。

现代有实验研究提示半夏对神经系统有明显缓解抑郁、镇静作用，与理气药厚朴联用更会发挥抗抑郁协同效果，此取治痰以调气为先之意。临证部分抑郁患者常因，如痰浊、痰热等致病因素侵犯三阳使阳郁不达周身，致阳气不宣、神机失常发作此病，精神和利是阳气功能体现，郁而不能行，故治疗抑郁状态过程中常辨证配伍化痰药以辅助通阳，恢复通路健运无阻状态。

第五章
常用方剂的现代药理研究

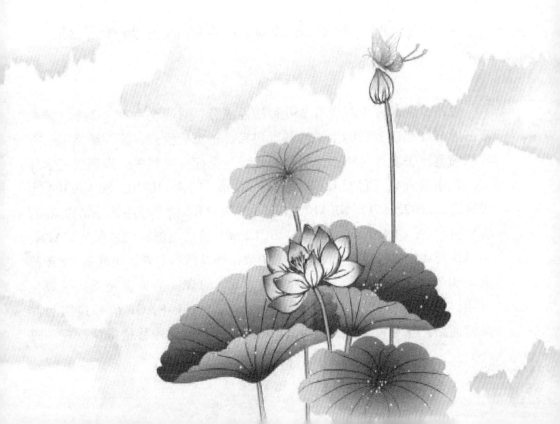

肝郁证是中医最常见的证候之一，柴胡疏肝散是中医治疗肝郁证的代表性方剂，柴胡疏肝散，是中医疏肝解郁的经典方剂之一，该方出自明代医家叶文龄所著的《医学统旨》（录自《证治准绳·类方》卷四），由柴胡、白芍、香附、川芎、陈皮、枳壳、炙甘草组成，具有疏肝解郁、行气止痛的功效，主治肝气郁滞证。柴胡疏肝散作为治疗肝郁证的代表方，在临床上被广泛运用，围绕该方的临床和实验也开展了大量的研究。目前对肝郁证的现代内涵和柴胡疏肝散的药理作用已开展了大量的研究并取得一定成果。李文飞研究显示，柴胡疏肝散具有多方面的药理作用，主要包括抗炎、抗肿瘤、抗抑郁、糖脂代谢调节、神经—内分泌—免疫网络调节等，涉及多个系统和整体—器官—组织—细胞不同层面，并有其一定的分子生物学基础。另有研究采用 Meta 分析系统评价了柴胡疏肝散联合抗抑郁药治疗抑郁症的有效性和安全性。目前有关该方防治肝郁证的现代作用机制的探查还很少，基于系统生物学有关该方整体作用的网络调节机制尚完全不清楚，特别是尚未见有基于中医辨治经验背景的该方与其治证关联的生物学内涵探讨，均有待研究。

一、柴胡疏肝散与肝郁证关联的生物学基础

柴胡疏肝散方中共含有 256 种活性成分，对应靶点有 242 个；柴胡疏肝散与肝郁证关联的生物学基础包括：①炎症反应，涉及细胞因子介导的细胞因子受体的相互作用，尤其是与炎症反应相关的病理生理学环节，其中白介素（包括 IL-6、IL-2、EL-ip、IL-4、IL-10）和 VEGFA 为关键因子，涉及 IL-17、NF-kB、VEGF、PI3K-AKT 信号通路等通路的调控。②细胞凋亡，涉及 AKT1、TP53、BCL2 等介导的细胞凋亡过程及 MAPK、NF-kB 及凋亡信号通路。③内分泌调节，涉及前列腺素、泌乳素、AR 等激素和受体的合成与释放，PTGS2、AR、PTGS1 为关键靶点。④氧化应激，涉及对 NOS2、HSP90AA1 的调节，AGEs-RAGE 信号通路为其关键通路。⑤免疫调节，涉及 Th14 细胞分化、异体移植排斥反应等过

程，以 IL-17 信号通路为关键通路。⑥对神经系统的调节，涉及神经元凋亡、5-HT 合成等过程，BNDF 信号通路为关键通路。⑦肿瘤发生及其耐药性机制，涉及癌症中的蛋白多糖作用、癌症中的转录错误调控、帕类药物耐药性等生物学过程，STAT3、JUN、FOS、MYC、TP53 等癌症基因，癌症中的通路、MAPK、NF-kB、VEGF 信号通路可能为关键通路。

二、柴胡疏肝散与肝郁证相关的物质基础

来自柴胡、香附、甘草 3 味中药的 22 种关键成分可能是柴胡疏肝散与肝郁证相关的物质基础，最为关键的活性成分是槲皮素、木犀草苷、葛根素、氯化矮牵牛素 4 种；涉及关键作用靶点 8 个，依次为 PTGS2、AR、NOS2、GSK3B、PPARG、HSP9OAA1、MAPK14、PTGS1。分子对接结果表明，4 种关键成分与其各自对应的关键作用靶点间结合活性较好，所对接的靶点及其通路与方、证关联的生物学内涵的主体相符，提示其作为成分配方的表征意义。

三、柴胡疏肝散的现代药理研究

复方具有成分杂、靶点多、效用广等特点。众多学者为探索柴胡疏肝散的现代效用成分及药理作用开展了大量的研究工作。围绕疏肝解郁治法的内涵与肝郁证的现代生物学基础进行深入的探究。

1. 调节糖脂代谢

研究证实，柴胡疏肝散能有效降低代谢综合征大鼠血脂水平。张喆等研究发现，柴胡疏肝散具有抗氧化作用，其机制可能与抑制脂质过氧化、缓解氧化应激损伤、提高抗氧化酶活性及抗自由基损伤等相关。张

鹏翔等运用平衡针结合柴胡疏肝散治疗糖尿病痛性周围神经病变发现，治疗 4 周后患者空腹血糖、餐后 2 小时血糖、糖化血红蛋白水平显著低于对照组，说明针刺联合柴胡疏肝散具有良好的降糖作用。柴胡疏肝散在调节机体血糖与血脂的过程中具有重要意义。从方证相应角度看，糖脂代谢异常可能是肝郁证的现代生物学基础之一。

2. 调节炎症反应

研究发现，柴胡疏肝散能够降低肝纤维化大鼠模型肝脏中的白细胞介素 -1 （interleukin-1，IL-1）、白细胞介素 -6 （interleukin-6，IL-6）与肿瘤坏死因子 -α （tumor necrosis factor α，TNF-α）等炎症因子的表达水平，对于调节酒精性脂肪肝与改善肝纤维化具有重要意义。严亨秀等发现，柴胡疏肝散可增加免疫抑制大鼠脾脏及胸腺的重量，不同程度升高脏器指数，进而改善肝郁证大鼠的免疫机能。炎症因子与免疫器官可能是柴胡疏肝散调节炎症反应的靶点与靶器官。柴胡疏肝散通过减少炎症因子释放，增强免疫器官功能，维系机体正常的免疫功能。

3. 调节肝功能异常

王琦等观察柴胡疏肝散对免疫损伤性肝纤维化的作用发现，治疗后的大鼠血清中丙谷氨酸转氨酶 （alanineaminotransferase，ALT）、谷草转氨酶 （Aspartateaminotransferase，AST）、γ- 谷氨酰转肽酶 （γ-glutamyl transpeptidase，γ-GT）、碱性磷酸酶 （alkaline phosphatase，ALP）的表达显著降低，并且肝组织中羟脯氨酸 （hydroxyproline，HYP）的含量显著降低，柴胡疏肝散具有调节肝功能，改善纤维化的作用。雒明池等研究发现，柴胡疏肝散能够改善非酒精性脂肪性肝炎患者临床症状及肝功能、脂肪度等，在保护肝脏方面具有显著的临床疗效。西医学的肝脏与中医的肝脏有本质的差别，然中医强调肝主疏泄、藏血功能的正常发挥，需要依赖于肝脏结构的正常。柴胡疏肝散的疏肝解郁功效，既能恢复功能，还能改善结构，体现出中医的整体观念。

4. 调节神经递质

单胺类神经递质主要是甲肾上腺素 （norepinephrine，NE）、多巴胺 （dopamine，DA）、肾上腺素 （epinephrine，EPI）、5- 羟色胺 （5-hydroxy tryptamine，5-HT）。李浩铮等研究发现，柴胡疏肝散能够提高肝郁大鼠血清一氧化氮（nitric oxide，NO）水平，进而增加大脑 5-HT 的表达。众多学者认为，抑郁症与脑内兴奋性神经递质功能低下相关。王永志等通过建立抑郁大鼠模型，发现大鼠海马区域 NE、DA 的含量均有不同程度降低，经治疗后，NE、DA 水平显著升高，说明柴胡疏肝散具有纠正神经递质表达异常的作用。当然，柴胡疏肝散不仅在于调节神经递质的紊乱，对于神经内分泌、神经可塑等方面均有促进意义。

四、药理作用对抑郁症的影响

郁病即抑郁状态，其的病理机制极其复杂，从分子层面到行为活动，以及遗传学、社会环境和个人认知，囊括生理和病理等各个层面，其中主要是多巴胺（DA）、去甲肾上腺素（NE）、五羟色胺（5-HT）等单胺类神经递质有关，因为其具有广泛生物学活性，参与了中枢神经系统控制的情绪反应，精神活动，体温调节，睡眠等生理反应，抑郁通常是这些单胺类神经递质的异常所致。有研究认为郁病的发病机制较为复杂，目前主要与遗传因素、5- 羟色胺（5-HT）假说、去甲肾上腺素（norepinephrine，NE）假说、多巴胺（Dopamine，DA）学说、乙酰胆碱（acetylcholine，Ach）假说、神经内分泌假说、细胞因子学说、心理社会因素等相关，其中研究发现，抑郁状态患者大脑相关功能区的形态结构，如前额叶皮质体积和细胞数量减少，海马结构等发生改变，功能受到影响，因此考虑抑郁状态发生与神经可塑性紧密相关。

1. 神经递质

神经递质水平异常是抑郁症发病的重要机制，通常认为抑郁症与脑内单胺类神经递质，如 5- 羟色胺（se-rotonin，5-HT）、多巴胺（dopamine，DA）、去甲肾上腺素（nor epinephrine，NE）的含量密切相关。研究表明柴胡疏肝散能够显著增加抑郁症大鼠海马 5-HT、5-HT1A 受体、DA 和 NE 的含量。此外，柴胡疏肝散精简方可通过增加抑郁症大鼠脑区色氨酸羟化酶 2（tryptophan hydroxylase 2，TPH2）的含量，降低吲哚胺 2，

3 双加氧酶（indoleamine 2，3 dioxygenase，IDO）的含量，进而使中缝核内 5-HT 含量增加，从而达到改善大鼠抑郁样行为的效果。另一项研究结果发现柴胡疏肝散能够升高肝气郁结证模型大鼠海马及下丘脑中 5-HT、5- 羟吲哚乙酸（5-hydroxyindole acetic acid，5-HIAA）、DA 的含量，降低 NE 含量，从而显著改善大鼠抑郁样行为。

一氧化氮（nitric oxide，NO）作为神经系统中重要的信使分子与神经递质，既可促进单胺类神经递质释放，又可激活下丘脑—垂体—肾上腺轴（hypothalamic-pituitary-adrenal axis，HPA），使得糖皮质激素分泌增加，损伤脑组织而诱发抑郁症。李浩铮等认为柴胡疏肝散升高肝郁大鼠血清 NO 水平和降低脑中 5-HT 的含量是其抗抑郁作用的机理之一。

2. 神经营养因子

神经营养因子能够影响神经元的存活、发育和凋亡，保护神经元，促进其修复和再生，是神经细胞生长和发育必不可少的一类蛋白质。众多研究表明抑郁症状的产生与脑内脑源性营养因子（brain-derived neurotrophic factor，BDNF）的减少或者其功能的紊乱有关。

柴胡疏肝散能明显增加抑郁模型大鼠海马、额叶、杏仁核区 BDNF 及其受体酪氨酸激酶受体 B（tyrosine kinase receptor B，TrkB）的表达，从而调节神经元的可塑性。采用透射电镜扫描大鼠海马神经组织，发现柴胡疏肝散干预组海马神经元的突触数量增加，磷酸化环磷腺苷效应元件结合蛋白（phos-phorylatedcAMP -response element binding protein，p-CREB）表达升高，这表明柴胡疏肝散可能通过影响海马神经元的重塑性及相关因子的表达而起到抗抑郁的作用。张付民等证明柴胡疏肝散抗抑郁的作用机制可能与其上调前额叶皮层中 cAMP/CREB/BDNF 信号通路有关。另一项研究表明柴胡疏肝散与氟西汀合用的抗抑郁样作用依赖于海马和额叶皮质的 BDNF-ERK-CREB 信号通路。

3. 神经内分泌

抑郁症的发生与神经内分泌的联系密切，尤其是 HPA 轴。下丘脑分泌促肾上腺皮质激素释放激素（corticotropin releasing hormone，CRH），促进垂体释放 ACTH（adrenocorticotropic hormone，促肾上腺皮质激素），从而使糖皮质激素分泌并与其受体结合，负反馈调节 HPA 轴抑制 CRH

的释放。抑郁症患者 HPA 轴功能亢进，致使皮质激素过度分泌，损伤海马神经元，导致认知能力下降，产生抑郁情绪。

柴胡疏肝散能够显著降低抑郁模型大鼠下丘脑 CRH 蛋白表达及血液中 ACTH 和皮质醇（cortisol，CORT）的含量，从而抑制 HPA 轴功能的亢进。杨振博认为柴胡疏肝散能够改善老年抑郁症模型大鼠下丘脑、垂体及肾上腺皮质等组织形态学的病理变化，并降低血清 CRH、ACTH 和 CORT 的含量，从而有效缓解亢进的 HPA 轴功能，达到治疗老年抑郁症的目的。

4. 炎性细胞因子

炎性因子与抑郁症存在密切的联系。抑郁症发病时炎症应答系统激活，释放大量的前炎性细胞因子，细胞因子可经血—脑屏障等多种途径入脑，不仅可直接作用于脑区相应受体，且可刺激大脑中小胶质细胞与巨噬细胞产生致炎因子，进而降低海马区神经再生等，从多个角度参与抑郁症的发病。柴胡疏肝散能够降低抑郁大鼠血清肿瘤坏死因 -α（tumor necrosis factor-α，TNF-α）及白细胞介素 -6（interleukin-6，IL-6）的含量，同时可以有效地抑制海马 p38 丝裂原活化蛋白激酶（p38-mitogen-activated protein Kinases，p38MAPK）、激活细胞外信号调节激酶 5（extracellular signal-regulated kinase 5，ERK5）信号通路达到抗抑郁作用。杨冬花等发现柴胡疏肝散能够下调干扰素 Y（interferon-Y，IFN-Y）mRNA 的表达，纠正肝气郁结证模型大鼠 Th1/Th2 细胞因子的失衡状态从而达到抗抑郁的效果。

抑郁症的发病与大脑前额叶皮层（prefrontal cortex，PFC）中的神经炎症有关，同时研究也发现柴胡疏肝散能抑制 PFC 中相关炎性因子 TNF-α、IL-1β 的表达。此外，SIRT1/NF-KB 信号通路是脑内重要的炎性通路，柴胡疏肝散能够通过调节大鼠前额叶皮层中该信号通路而抑制脑内神经炎症，从而起到抗抑郁的作用。另一项研究证明柴胡疏肝散能够降低卒中后抑郁模型大鼠血清 TNF-α 水平和海马 NF-KB 的表达，显示出其具有抑制神经炎症的潜力。

5. 肠道菌群

近年来肠道菌群与精神疾病之间的关系逐渐受到重视，肠道菌群对中枢神经系统功能存在重要的影响。在微生物—肠—脑(microbe-gut-brain,

MGB）轴中，肠道中的微生物群通过免疫调节途径、神经内分泌通路、迷走神经通路等3条途径影响大脑功能。研究表明抑郁症患者肠道菌群与健康对照存在显著差异。CHEUNG SG 等对6项抑郁症患者与健康人群的肠道菌群对比有关的研究进行荟萃分析发现，两组人群在拟杆菌门、厚壁菌门、放线菌门、梭杆菌门和原细菌门都存在显著差异。此外，也有研究对精神科住院抑郁症患者进行艾司西酞普兰治疗，对治疗前后菌群变化做分析，发现粪便菌群α多样性增加。柴胡疏肝散能够显著回调抑郁模型大鼠厚壁菌门肠道细菌的门水平丰度降低，抑制拟杆菌门和变形菌门肠道细菌的门水平丰度异常升高，通过调控肠道菌群来改变与肠道菌群相关的粪便代谢产物而发挥抗抑郁作用。吴晓玲认为柴胡疏肝散可通过调控肠道益生菌与有害菌群的丰度发挥抗抑郁作用，而西药帕罗西汀对抑郁模型大鼠肠道菌群微生态、肝脏组织均有一定的破坏作用。

总之，柴胡疏肝散显示出明显的多靶点效应，因此是从多环节、多部位发挥作用的，但目前各药理机制之间的相互影响、相互作用尚未明确。后续研究应从多系统、多层次、多靶点着手，尽量揭示各作用机制间可能存在的关联性，从而有利于甄别关键机制，为更精简、高效的中药复方制剂研发提供基础。

第六章
当代医家经验

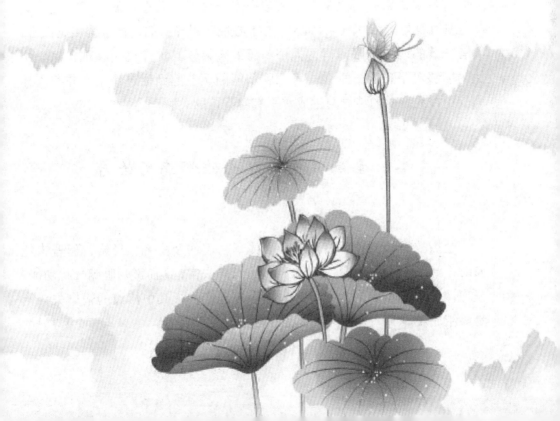

一、焦富英教授治疗郁证的主要治疗经验

焦富英教授认为，郁证多是由于肝气郁结、气血失衡、血不养心，导致的心烦不宁、紧张害怕、焦虑不安等以精神神志异常为主要症状的一类病证，并通过多年临床经验发现，肝气郁结、心胆气虚型是郁证较常见的证型，辨证采用疏肝解气、镇静安神的治疗法则，选用自拟方柴桂虑安汤进行治疗，疗效显著。组方如下：柴胡、半夏、黄芩、党参、生姜、大枣、大黄、桂枝、茯苓、生龙牡、琥珀粉、酸枣仁、远志、贯叶金丝桃、甘草等17味中药。柴桂虑安汤是由柴胡加龙骨牡蛎汤为基础方化裁而来，诸药合用，起到和解少阳、畅利三焦、清泄阳明、重镇安神之功。柴桂虑安汤遵循中医学的整体观念，通过辨证论治从根本上治疗肝气郁结、心胆气虚型焦虑症，安全有效，为郁证（广泛性焦虑状态）提供可供借鉴的思路及处方。

从多年临床应用上来看，柴桂虑安汤对于改善患者的焦虑情绪、失眠等具有良好的治疗效果，此外，对于心境障碍导致的精神系统疾病而言，具有显著的缓解睡眠障碍、抑郁障碍的效果，其治疗机制在现代医学中认为能够对下丘脑—垂体—肾上腺功能的调节起到促进作用，并与人体大脑中神经递质的传导与生成水平有着直接的关联。

二、金杰教授从痰论治郁病的治疗

金杰教授认为外感六淫侵袭人体，初起伤及皮毛、经络，但若未能及时诊治，留而不祛，可致使人体气机升降失常，从而影响脏腑气化功能，气血津液生成布散失常，可产生诸多病理产物，其中津液的输布失常则易凝结成痰。

因痰致郁所致郁病主要脉证表现为：情绪低落，沉默少语，思维迟滞，头晕昏沉、头目不清，身困倦怠，胆怯易惊，心悸，食欲欠佳，脘腹痞满，恶心欲吐，失眠或嗜睡，怪梦，舌淡红、苔白厚腻，脉弦滑等。治疗当以健脾燥湿，理气化痰为法，拟基本方：陈皮15g，半夏10g，白术15g，茯苓20g，枳实20g，生姜10g，甘草6g。

（一）调气、健脾是治痰的关键

金杰教师认为临证之际应注重调气化痰之法，而郁病又以气机郁滞为先，故当以调气之法化痰、消痰，此与治疗郁病的基本原则理气开郁、调畅气机可谓不谋而合；而"脾为生痰之源"，因此又当以健脾之法，以助其运化，阻断生痰之源头。

1. 痰与湿、食郁夹杂证

痰、湿、食三者来源相同，均因脾失健运所起，三者又可互为因果，既因痰致病，或由气机郁滞或由脾失健运，又或二者皆有，则食滞不消、生痰为必然趋势。治以燥湿化痰，健脾消食。方以基本方选加藿香、佩兰、泽泻、苍术、香附、砂仁、炒麦芽、炒神曲、焦山楂、炒莱菔子等。

2. 痰火互结证

本证多因郁久化火化热，或因机体本有内生痰湿之邪，复加外来火热之邪，临床表现可伴见心烦，急躁易怒，大便干结，多梦，舌红、苔黄厚腻，脉滑数等特征。治宜清热化痰。方药：黄连温胆汤择加黄芩、牡丹皮、栀子、淡豆豉、瓜蒌、莲子心、竹茹、胆南星等。

3. 兼见阴虚证

痰郁日久可化火热，火郁伤阴，心神失养，日久耗伤肾阴，呈现出阴虚火旺或心肾阴虚之征象。兼阴虚者，临床表现可有心绪不宁，五心烦热，记忆力减退，失眠，或稍寐则盗汗，咽干口燥，舌红少津，脉细数等特征。治宜燥湿化痰，养阴清火。方药：以基本方合百合地黄汤，或酌加怀山药、山茱萸、麦冬、五味子、天冬、知母、玄参、丹参、远志、酸枣仁等药物。

4. 痰瘀互结证

痰瘀同为气血津液运行失常的病理性产物。痰因气机郁滞而成，未能及时治疗祛除，痰蕴日久，气滞更甚，气病及血，而生瘀血，二者可留滞脏腑经络，而成痰瘀互结，共同致病。治宜燥湿化痰，活血止痛。方药以基本方加丹参、川芎、赤芍、郁金、桃仁、红花、姜黄等。

5. 兼见气血两虚证

痰既是疾病过程当中产生的病理产物，又能作用于人体，干扰其正常功能运行，不但能加剧病理变化，还可引发新的病变。痰生之关键缘于脾之运化失权，脾既伤则又易致气血生化不足，痰郁兼气血两虚，转化为虚实夹杂相兼为病。治宜健脾化痰、补益气血。方药可以基本方为主，再选加黄芪、党参、苍术、当归、木香、龙眼肉等药物。

三、王新志教授诊治郁证治疗经验

1. 王新志教授应用小柴胡合甘麦大枣汤治疗郁证

根据症、证、法、方挖掘，王教授治疗郁证最常出现的证型是肝气郁结证，治法常用疏肝解郁。气是在物质基础上功能体现，而郁证本有情志为致病之因，情志非寒非热、非虫非毒，却能导致机体发病。因此王教授在治疗郁证时，最常用的治法也是疏肝解郁法，在应用方药上王教授却并不拘泥于常规疏肝解郁之方，如柴胡疏肝散、四逆散等，而是常用小柴胡合甘麦大枣汤。王教授认为此方应用的关键在于抓住病机，在于辨清肝郁脾虚，柴胡乃是和解少阳治法，少阳为一阳，秉升发之性，此方有畅达上中下焦的功能，适用于肝气郁滞型郁证。另外在小麦应用上，王教授通过自己临床观察发现，浮小麦能够敛汗，多在汗出多时用，小麦能够益气，主要在气虚时应用，故而总结出应用小麦经验为，有汗用浮小麦，无汗用小麦，并且由次方也能发现王教授喜从脾胃论治郁证，王教授常说胃肠为"第二大脑"，调理胃肠能够调理大脑，而情志之郁，也会影响到胃肠产生胃肠症状。

2. 王教授提出五脏六腑均为郁证靶器官

王教授认为五脏六腑均为郁证靶器官，五脏六腑表现于外的症状特点，都可为郁证表现于外的见症，而同为患郁证，强调从本论治，患者自身的脏腑偏实偏虚论治郁证，不可拘泥于一方一证。病机上有肝郁、胆虚、心火、脾虚等病机，根据总体用药规律来看，王教授治疗郁证既有柴胡、枳壳、白芍等疏肝，又有茯苓、白术、党参等健脾，还有百合、栀子、菖蒲等清心，还有淫羊藿、巴戟天等温肾。

3. 王教授辨治郁证，以肝为轴

王教授灵活运用五行相生相克理论，采用补脾，泻心之法治疗郁证，不管是从常见症状上的口干、乏力、胸闷、口苦，还是从临床证型中肝气郁滞、肝火上炎、肝胆湿热、肝郁脾虚，还是从常用药物柴胡、郁金、栀子等，可看出王教授不管从辨证还是处方用药方面，喜从肝论治，在郁证早期多起于气滞，此时疏肝，能起到防微杜渐的作用，防止病情的迁延。在临床治疗中发现，肝郁易化火，更易扰心，还能克脾，故在治疗郁证，可用实则泻其子的治法，用柴胡、枳壳等疏肝解郁药，合上左金丸，亦可用抑木扶土之法，在疏肝的基础上合用茯苓、白术等健脾药，肝脾同调。

4. 王教授结合临床，阴虚型郁证治疗上善用养阴之法

女子以血为用，男子以气为用，王教授认为此阶段女性体内阴血偏虚，导致阳热有余，王教授在用养阴清热法治疗郁证时，善于选用柴胡、郁金、栀子、黄芩此类，凉而不遏，清而不寒的特点，此种组合可以发挥，清轻之效，守方慢服，可避免过于凉，影响肝之升发，脾之转运，肾之温煦等。

5. 王新志教授关于郁证并不肝郁辨

王教授在临床的诊疗中发现，郁证并不都是太息、胁肋胀满等肝郁见症，还有一部分人表现为低落、乏力、懒动、做事主动性差的特点，在此种类型的治疗上王教授采用温补肾阳之法，常用药物有淫羊藿、巴戟天等，可谓在郁证辨证中又另一面的启发。

6. 王新志教授用药轻清平和

从王教授总体用药规律看，柴胡、郁金、小麦、百合、茯苓、白术、生姜、大枣，这些平和的药物为多，可见王教授治疗郁证用药特点是贵轻清平和，在患者有热象，王教授采用清热之法时，没有用苦寒清热，

而是采取疏导散热，用柴胡、郁金、百合等清轻之品，用药轻灵，并且在清中也会有养的作用，非单纯清法，符合临床郁证多久，多虚实兼有的情况。在患者气虚时，王教授用补气之法，也没有用人参、黄芪等峻补之法，而是用茯苓、白术等健脾补气之法，甚至在温阳时也没有用附子、干姜等辛热之药，而是用淫羊藿、巴戟天等缓补之药。

四、胡国俊教授诊治郁证的临床经验

1. 胡国俊教授诊治郁证

"郁证调气，必先疏肝""郁证实多虚少""治疗以理气为主，顾护阴液"的学术思想。郁证调气，必先疏肝。胡国俊教授认为肝为木脏主疏泄，性喜畅达，最恶抑郁。木郁则生机委顿，肝郁则失于疏泄，凡情志不遂，肝者最易郁滞，则疏泄不及，气逆厥阴经络。此外，肝气具有直接调畅情志的作用，气机条畅，气血和调则心情开朗。

郁证实多虚少，郁证病机是随着病程的发展而不断变化的，以实证多见。气机郁滞为郁证早期的主要机因；气机疏解不利，则进一步导致气滞痰结，气滞血郁，气郁化火。此阶段主要病理因素为"气""火""痰""血"；病程后期多表现为虚证，如阴虚血亏、心脾两虚。治疗以理气为主，顾护阴液。胡国俊教授认为，顾护阴液的思想应贯穿于郁证治疗的全过程。郁证早期，以气机郁滞为主，此阶段宜采用疏理气机，行气解郁之品，但不宜长久运用，以免耗津伤液，以变他病。针对气郁化火、痰结之候，在清热泻火，化痰散结的同时，应适当佐以养阴生津之品，以顾护阴液。火热之邪进一步加剧，灼津耗液，加之治疗郁证病程中多有运用芳香理气、燥烈之品，郁证病程后期无不具有阴液暗耗之候，此时期应以养阴生津治其本虚为当务之急，忌用理气解郁等芳香燥烈之品。

2. 围绝经期抑郁治疗经验

围绝经期抑郁是指首次发病于围绝经期，以情绪忧郁、焦虑紧张为主要症状的症候群，属于情感性精神障碍。胡国俊教授认为，围绝经期抑郁的临床表现形式多样，症状繁多，但通常可以归纳为两大类。一类是以情绪焦躁为主，如烦躁不安，紧张焦虑，易生气激惹，甚或"撞客"发作；另外类以情绪压抑为主，如情绪不宁，心境低落，暗自神伤落泪，默默不语，甚或呆若木鸡。病程中多伴有睡眠不安，梦多心烦，甚或脘腹胀满，心悸，胸膺不舒，自觉气上窜胸等症状。通过长期的临床探索，胡国俊教授认为围绝经期抑郁发病的主要机因是气机不畅，与肝、肺二脏关系最为密切。肝气郁结，肝郁化火在临床上主要表现为情绪焦躁，心烦不安，易激惹生气；肺气不宣则有悲伤落泪，情绪抑郁，亦或兼有胸膺闷满不舒的表现。临床上运用疏肝理气解郁，宣肃肺金、开降肺气等方法治疗本病，疗效颇为满意。

（1）疏肝理气解郁法拟方：柴胡10g，枳壳10g，川楝子8g，茯苓10g，薏苡仁20g，香附10g，郁金10g，远志15g，黄芩8g，淡竹叶10g，泽泻10g。

多年的临床经验证实，围绝经期抑郁在治疗上应以调气为主要方法，尤其是围绝经期抑郁的早期和中期。肝气郁滞甚或生热化火在围绝经期抑郁中的主要表现为情绪烦躁易怒，心烦意乱，或兼有脘腹胀满，胸胁不舒，临床上可运用逍遥散，柴胡疏肝散之类的疏肝理气之经典方剂，佐以清热之品，但是在治疗的过程中应注意顾护阴液，因郁证日久阴液必亏，且芳香理气之燥烈之品长久运用也有耗津伤液之弊，临证时加用养阴生津之品，一则是补亏损的阴液，二则是防止阴液过度亏耗以生他变。

（2）宣肃肺金、开降肺气法拟方：枇杷叶10g，黄芩10g，桑叶15g，菊花10g，麦冬10g，玄参10g，南沙参30g，百合15g，知母10g，川贝母10g，生地黄10g。

3. 从肺治郁而不寐

气机不畅为郁证之病机关键。《素问·藏气法时论》云："诸气者皆属于肺。"另有"肺居高源，主一身之气，朝百脉"之说，可见肺在维持人体正常的气机条达方面有着重要作用。《素问·至真要大论》云："诸气膹郁皆属于肺。"《医术·郁》引楚季重云："所谓郁者，清气不升，浊气不降也。然清浊升降皆出入肺。使太阴失治节之令，不唯生气不升，收气也不降，上下不交而郁成矣。"道出太阴致郁之病机。人体气机之"清浊升降皆出于肺"，故疏肝理气，宁心安神不效时，转而从肺金着手，肃降肺气，不仅可以驯横逆之肝气，而且可冲和中土，助清气升，浊气降，上下交泰而郁证除。

郁证本身是一种情志疾病，同时也是引起失眠的一个病因。从肺治郁而失眠，郁解而寐安，是治病求本的体现，也是对失眠辨证论治方法的一种补充。拟方益气健脾，佐以安神之品治之。处方：黄芪 20g，白术 15g，茯神 20g，酸枣仁 10g，太子参 10g，黄芩 8g，知母 10g，首乌藤 15g，甘草 6g，柴胡 10g，肉桂 8g，天花粉 10g。胡师先以益气健脾佐以安神之品罔效，后转而从郁治之，甚效。在诊治过程中没有运用疏肝解郁等常用方法，而是运用了宣降肺气之品，意在从肺治之。

五、袁海波教授辨治郁证经验

袁教授强调：郁证的治疗应以养心解郁为主，佐以运脾疏肝。养心注重调和气血、阴阳。脾主运化，为气血生化之源，升降为用。肝主疏泄，条达为常，为气之枢纽。袁老指出郁证的治疗要把握3个环节：一是补养心肝阴血，心血得养则心神得安，肝血得养，以柔制刚；二是疏达心肝之气，心气疏达则怫郁消散，肝气疏达则气机调畅；三是活血清热，血活则瘀化，血脉通利，燥热得清，可避免伤阴耗津，以保五脏润泽。此外，还要注意健脾运脾，健脾以生化气血，运脾使气机升降有常。

郁证心气郁滞、瘀热内阻。治宜养心解郁，清心安神，行气活血。给予自拟中药汤剂。处方：太子参 15g，黄精 20g，茯苓 20g，白术 20g，当归 15g，柴胡 12g，炒酸枣仁 20g，合欢皮 20g，龙眼肉 20g，白芍 20g，郁金 12g，香附 20g，黄连 12g，炒枳壳 15g，生龙骨、生牡蛎各 15g，炙甘草 6g。

六、张丁芳治疗郁证临床经验

张丁芳主任医师认为，肝气郁结是郁证的关键病机。肝可调畅全身气机，具有推动血液和津液正常运行的功能，从而保证情志的正常活动。若肝失疏泄，气机条畅受阻，则气机郁滞，肝气不舒。

1. 解郁重在疏肝理气畅中

对于肝气郁结型郁证，张丁芳主任医师治以疏肝解郁、理气畅中，临床遣方多用柴胡疏肝散合越鞠丸加减。气有余则化火，肝气有余，则化肝火，此为肝气郁结的常见病理变化。对于肝郁化火者，在疏肝解郁的同时，辅以清肝泻火，常予以丹栀逍遥散加减。

2. 行气开郁不忘化痰祛瘀

肝气横逆犯脾，脾则失于健运，痰浊内生，痰浊上蒙于清窍，则发为神志方面的疾病。

痰瘀互结型郁证，常予以半夏厚朴汤合桃红四物汤加减，可行气开郁，化痰散结，活血祛瘀。

3. 郁证久则调理心脾郁证之初是以气滞为主，继而合并痰浊、血瘀、火郁等证，久则由实转虚，由气转血，最终导致心神失养、心脾两虚等虚证。对于心神失养型郁证，张丁芳主任医师治以健脾养心，补益气血，予以甘麦大枣汤或百合地黄汤加减。对于心脾两虚型郁证，治以健脾养心，补益气血，予以归脾汤加减。张丁芳主任医师根据多年的临床经验，研发了中药制剂——柴胡解郁胶囊。处方组成：柴胡30g，白芍22g，当归20g，茯苓20g，白术20g，青皮15g，远志25g，合欢皮25g，炒酸枣仁45g，首乌藤30g，玫瑰花15g，柏子仁25g等。柴胡解郁胶囊气血并治，肝脾同调，防止疾病发生发展，具有疏肝解郁、健脾养心安神之效。

七、杨东东运用化痰解郁方治疗
痰热上扰型抑郁症经验

杨东东教授从肝郁、痰火入手，自拟化痰解郁方治疗抑郁症，临床疗效显著。杨教授认为郁证以情志所伤、气机郁滞为病因，病位主要在肝，与其他脏腑密不可分。肝主疏泄，调畅全身气机以保证情志活动正常进行。

化痰解郁方为杨教授经验方，由黄连温胆汤加减而来。杨教授化痰解郁方药物组成为：黄连（酒炙）2g，陈皮9g，茯苓9g，甘草3g，枳实（麸炒）9g，竹茹（姜汁炙）9g，首乌藤15g，柏子仁10g，酸枣仁（炒）12g，川芎（酒炙）9g，石菖蒲9g。全方共具清热化痰、行气安神之功。肝失疏泄，则木郁克土，即"见肝之病，知肝传脾"，脾失运化，则体内津液代谢失调，痰浊内生，郁而化热，循经上犯心神，亦可发为"郁证"，而痰热越郁结，越影响气机调畅。故杨教授在此基础上，结合长期治疗痰热上扰型郁证患者的经验，创立化痰解郁方，随症加减，标本同治，临床上常常取得满意疗效，为中医辨治抑郁症提供了新的临床思路和实践指导。

八、针药并治疗法治疗郁证经验总结

（一）中药治疗

1. 肝气郁结

治以疏肝解郁，理气和中。药用柴胡、香附、陈皮、半夏、枳实、白芍、甘草。食欲不振者加焦三仙消食健脾和胃；腹泻者加芡实、诃子补脾涩肠止泻；月经不调者加桃仁、红花，活血调经。

2. 气郁化火

治以疏肝解郁，清肝泻火。药用柴胡、黄芩、栀子、白芍、牡丹皮、当归、茯苓、陈皮。失眠者加合欢花、首乌藤解郁安神；嘈杂吞酸、呕吐者加黄连、吴茱萸降逆止呕，清肝火；舌红、少苔，脉数者加麦冬、石斛、生地黄清热养阴。

3. 心脾两虚

治以解郁安神，补益心脾。药用柴胡、白芍、党参、黄芪、白术、茯苓、当归、陈皮、甘草、炒酸枣仁、合欢皮、首乌藤。胸部憋闷者加郁金、香附、桃仁理气开郁，活血化瘀；心神不宁、多疑易惊、失眠重者加煅龙骨、煅牡蛎重镇安神；头昏沉、健忘者加石菖蒲、远志化痰开窍，醒神益智。

4. 心肾阴虚

治以滋阴补肾，养血安神。药用女贞子、山茱萸、麦冬、生地黄、玄参、党参、茯苓、甘草、柴胡、黄芩、远志、石菖蒲。盗汗多者加浮小麦固表止汗；遗精者加金樱子、覆盆子益肾固精。

（二）针灸治疗

针灸治疗以理气解郁、调理脑神为主。主穴为百会、四神聪、神门、印堂、内关、合谷、太冲、期门、三阴交。肝气郁结者加行间、侠溪疏肝解郁；气郁化火者加行间、支沟清泻肝火；心脾两虚者加心俞、脾俞、中脘、足三里健脾益气、养心安神；心肾阴虚者加心俞、肾俞、太溪滋阴降火补肾；咽中如有物阻者加天突、照海清利咽喉；盗汗者加复溜、合谷止汗。肝气郁结者、气郁化火者用泻法，心脾两虚者用补法，心肾阴虚者平补平泻。

西医目前使用的抗焦虑、抗抑郁药疗效不十分显著，不良反应较多，而且需终身服药。而中医的针药并治疗法，加上心理疏导，疗效显著，不良反应小，可在临床中大力推广应用。

九、陈新宇教授论治郁证经验

对于郁证的治疗，历代医家大抵从肝入手，而陈教授多从调和阴阳切入，其临证尤其重视阴阳平衡。

1. 扶阳散结以畅情志

陈教授临床重视阳气，其临床更是活用桂枝、附子、干姜等温阳之品，古有"附子无姜不热"之说；而桂枝可温经通脉以散结。痰气互结见喉中不爽、腹胀等症，可配以法半夏、厚朴同用下气消痰，散结除满；为四肢冰凉、郁而不舒等阳郁厥逆之症，加以四逆散通阳以救逆。使阳得扶，结得散，气机得畅，郁证得除。

2. 滋阴和血以养心神

陈教授临床善用百合地黄汤、甘麦大枣汤治疗郁证，或独拟一方，或二方合用。心肺阴虚患者，多以百合地黄汤为主方加减。心脾受损，脏阴不足者，则以大剂甘麦大枣汤养心液，益气血，尤其对于围绝经期妇女表现为情绪低落，郁郁寡欢者疗效甚佳。阴血不足较甚者，则二方合用，使滋阴养血、调心安神之功益著，可合四物汤等养血和血之方，使阴得复，血得和，神得养，郁得消。

3. 调和阴阳以平心境

陈教授临床多以小柴胡汤、桂枝汤、柴胡桂枝汤等经方为基础方调和阴阳。对于郁证，若兼见躁狂，寝寐难安，则辅以龙骨、牡蛎或以柴胡加龙骨牡蛎汤加减重镇安神，甚者可用羚羊角镇惊。

十、王兴臣教授从肺论治郁证经验探析

王兴臣教授认为凡郁病必先气病，肺作为气之大主，其生理病理等特点决定了治郁先理肺，肺气畅达，一身气机畅达则郁结可解治疗原则为理肺开郁，调畅气机，怡情易性。

1. 肺气素虚、气失宣降的治疗

王兴臣教授常选用补肺汤加减治疗该病。气虚无力推动气血运行，从而造成气机郁滞，气机升降失常，此时若用疏肝理气等香燥之药，则反伤清和之气，无所生矣，遂专补肺气，恢复气机正常运行，郁证自解。治以补肺益气、止咳平喘功效，全方由人参、黄芪、北五味子、紫菀各七分半、桑白皮、熟地黄各一钱半组成。观其主治，举天下之虚证几尽囊括，王兴臣教授认为桑白皮尤善疗因悲伤恼怒、气机郁遏导致的气郁化热，肺气耗伤而见周身乏力、形体虚羸等症。另常在补肺汤基础上加入巴戟天、冬瓜子等用于改善心境的药物。

2. 肺气郁闭、瘀热阻滞的治疗

（1）肺气郁闭、瘀热阻滞者，选用上焦宣痹汤合麻黄连翘赤小豆汤加减，宣发肺气，清热祛瘀。上焦宣痹汤组成：枇杷叶、郁金、射干、白通草、香豆豉。全方轻宣肺痹、行气解郁、止咳降逆，适用于情志怫郁初期，及肺气郁闭较轻、病机单纯，还未出现气郁化火、痰瘀阻滞之象者。

（2）情志怫郁日久则气郁化火，郁热灼津、津亏血停、久则成瘀。瘀热抟结之时加用麻黄连翘赤小豆汤。全方为："麻黄、连翘、杏仁、赤小豆、生梓白皮（现用桑白皮代之）、生姜、大枣、甘草。"

两方合用可宣肺理气、清热祛瘀，虽古籍无该方郁证治验经验可鉴，但两方合用宣达华盖、启越玄府之力佳。郁闭之气火借此宣散，胸膈顿觉清快，咽喉亦感舒适，神情随之明朗愉悦，郁证自除。

3. 气郁日久、肺气阴耗伤的治疗

郁证日久不解，瘀热抟结，煎熬阴津，导致肺气耗伤，肺阴失养，甚则母病及子累及肾阴，终致肺肾阴亏，此阶段常选用百合固金汤，全方养阴润肺、益肾降火。

十一、栗锦迁治疗郁证经验

栗老师治疗郁证的基本原则是理气开郁、调畅气机、怡情易性，强调应当以中医辨证为主，辅以西医辨病，辨证与辨病相结合。主张按照病情分清郁证之气、血、痰、火、食、湿郁以何种郁为主，再根据主要病机论治。对于郁证的治疗需首辨虚实。

越鞠丸是栗老师治疗郁证的常用基础方。栗老师认为本方虽为通治六郁之剂，但因郁证始发于气，且气郁贯穿始终，故当以疏肝行气解郁为重点贯穿治疗始终，再配伍活血、燥湿、清热、消食之品，以达到气行则血行，气畅则痰、火、湿、食郁一并消除的目的。对于越鞠丸的君药，栗老师认为越鞠丸五药相须为用，五药中并无固定的君药，主治何种郁即以何药为君，抓住主要病因病机，并适当加减。

十二、刘玲论治郁证失眠经验

1. 从心论治

从心论治郁证失眠，主要病机为心神失养。治法上当养心安神，主方为天王补心丹。方中重用生地黄，上养心血，下滋肾水，是为君药；玄参、天冬、滋阴清热，虚火无以扰神；酸枣仁、柏子仁、远志、五味子均为安神之品；当归、丹参补心血以养心神；人参、茯苓补心安神；朱砂镇心安神；桔梗载药上行。诸药合用，共达养心安神、滋阴清火之效，再随证加减，收效甚佳。

2. 从肝论治

（1）从肝论治郁证失眠，主要病机为肝郁气滞与肝血不足。治当疏肝解郁，调气安神，主方为柴胡疏肝散。方中柴胡条达肝气而疏郁结；

香附专入肝经，长于疏肝理气；川芎疏肝解郁，行气活血；枳壳、陈皮理气行滞；白芍、甘草柔肝止痛。诸药合用，共达疏肝解郁、行气止痛之效。

（2）肝血不足，则魂不守舍，抑郁不安，夜不得寐，治法以养血安神为要，主方为酸枣仁汤。方中重用酸枣仁，入心肝之经，养血补肝，宁心安神；茯苓宁心安神；知母滋阴清热；川芎调畅气机；甘草调和诸药，和中缓急。五药合用，共奏养血安神之功。

3. 从脾论治

从脾论治郁证失眠，主要病机为脾失健运，久虑伤脾，导致脾气郁结，运化失司。治疗原则以健脾和胃，调理气机为宜，主方为归脾汤。若思虑太过则可加合欢花以调畅情志。诸药合用，共达健脾和胃，益气补血之功。在临床辨证论治时，刘老师统筹兼顾，秉持整体观念，标本同治，选方多以复方为主。对于不寐尤甚者，善用煅龙骨、煅牡蛎等重镇安神之品以促睡眠。

十三、张彪论治郁证经验

张彪主任提出"从肝论治，兼顾心脾"思想。

1. 以肝论治，治郁之本

张彪主任治疗郁证强调"木郁达之"，以治肝为主，临床可用柴胡疏肝散为基础方以调畅气机、疏肝解郁。该方中柴胡用量当随证加减，若患者郁证初起，柴胡用量当以 10～15g 为宜，且宜醋制；若气滞日久，化火伤及肝血，以致筋脉拘挛，则柴胡用量宜加大，并加白芍、当归等柔肝补血。张彪主任用药轻巧，善用绿萼梅、菊花，梅花疏肝，菊花可清肝火，两者共用可疏肝解郁、行气清火，对郁证初期治疗有良效。

2. 安神养心

张彪主任认为，郁证患者若有心伤，上不能滋养脑髓，下不能运血于肝，治疗当以安神助眠为主，药用煅牡蛎、煅龙骨等，重者加首乌藤、酸枣仁等。安神助眠不可一味用重镇降逆类药物，应辨证查因，以防遏制阳气。郁证患者若瘀血较甚，可加桃仁、红花通利血脉。郁证日久，耗伤营血，出现阴分之热，与肝之实火共存，治疗以清实热、退虚热为主。张彪主任认为，郁证瘀血证虽有火象，但不可擅用苦寒败胃之品，以免损伤脾胃，内闭气机，使火郁更甚，可用丹栀逍遥散清散郁热，养血和营，酌情加鳖甲等药物清营养阴。

3. 兼顾肺脾

张彪主任认为，肝脾气滞贯穿郁证全病程，伤及他脏后，痰、火、湿产生且相互影响，临床可见该类患者躯体症状多于精神症状，常以胃脘不适就诊。郁证病位在肝脾或心肝脾，治疗上从郁证入手，兼顾肺脾同治。脾气虚者，用黄芪、白术补肺脾之气，培土生金，助运脾胃肝郁气滞明显者，用预知子疏肝理气，解郁除烦；精神恍惚、多惊梦者，用远志、茯神补心肝脾之气，镇静安神。

4. 当分阴阳

用药时，张彪主任注重调整阴阳。针对"阳"证明显的患者，常用生半夏、黄连清热化痰，郁金、佛手行气；针对"阴"证患者，除了给予常用的桂枝、茯苓、熟地黄等温补药外，可轻投附片 1～3g 以生火气，平补肾阳；对脾阳不足者，加巴戟天 10g 以温阳脾胃，化生阳气。

张彪主任认为，郁证的治疗难点在于该病临床表现多样，多脏腑病变，病程长短不一，主诉时郁证表现常混杂在其他病证中，难以分辨。该病与抑郁、焦虑状态的病机相似但有所不同，临床需在整体思维指导下抓主症治疗，精准提炼，快速定位，巧妙用药。

十四、蔡定芳以"病证辨治"治疗抑郁症经验

蔡定芳教授认为抑郁症主要责之于肝，与心、肾关系密切，肝郁气

滞是其基本病机，运用"病证辨治"的诊疗方法，将西医抑郁症三期治疗原则与中医辨证论治紧密结合，急性期从肝论治，巩固期主张补肾，维持期从心论治。蔡定芳教授提出了"病证辨治"的诊疗体系。"病"指西方医学之病名，"证"指中医学之证候，"辨"指辨识诊断西方医学之病名和中医学之证候，"治"指根据"辨"给出中西医结合的综合治疗方案。

1. 肝与抑郁症（抑郁障碍急性期——肝郁气滞证）

蔡教授认为，大多数抑郁症患者在发病前有情感不畅，导致肝失疏泄，气机郁滞，故肝郁气滞是其基本病机。若肝郁气滞进一步发展，肝木克土，横逆犯脾，脾气不升，胃气不降，则出现肝郁脾虚之证。肝气郁结，气郁生热化火，则可出现肝郁化火之证。

蔡教授认为肝郁气滞是抑郁症发病的始动环节，亦是其核心病机。临证灵活运用各种治肝之法，如疏肝常用柴胡、香附、郁金、青皮；柔肝常用白芍、当归、生地黄；清肝常用牡丹皮、栀子、黄芩；镇肝常用生龙骨、生牡蛎、灵磁石、代赭石；补肝多用山茱萸、熟地黄；敛肝多用酸枣仁、五味子、乌梅等。

2. 心与抑郁症（抑郁障碍维持期——心脾两虚证）

抑郁症患者大多心境低落，但部分患者会有明显的焦虑和运动性激越，严重者可出现幻觉、妄想等精神病性症状，蔡教授认为此类患者除了肝火旺盛外，心火扰神亦为其病机之一。多疑多虑、惊惕不安、精神恍惚、心神不宁等表现，此由心神失养所致。因此，抑郁症与心关系密切。

蔡教授认为维持期应从心论治。在治疗上善用栀子、牡丹皮、百合、淡竹叶清心安神，龙骨、牡蛎、代赭石镇心安神，龟甲补血养心，合欢皮宁心安神。

3. 肾与抑郁症（抑郁障碍巩固期——肾虚肝郁证）

蔡教授认为，抑郁症的核心症状，如心境低落、兴趣丧失、精神迟滞、睡眠减少、性欲减退等皆是阳气不足之表现。肾阳是人体一切阳气的根本，因此，抑郁症与肾阳不足密不可分。

蔡教授主张巩固期治疗应重视补肾。郁病日久，肝血耗伤，不能滋养肾精，肾阳不足。对于阳气不足之表现，蔡定芳教授常加用温肾助阳之品，如熟附片、巴戟天、肉苁蓉等。

十五、陈新宇教授谨守阴阳以平为期论治郁证并发睡眠障碍经验采撷

　　陈新宇教授常言："疾病不是单一静止不变的，而是一个随时间推移而变化的动态演变过程，其整个周期遵循四时变化规律。"故在治疗郁证并发睡眠障碍时，强调整体观念，注重谨守阴阳、以平为期、顺应疾病之四时变化、随证加减、调和阴阳。陈教授认为人体的情绪与睡眠的平衡与紊乱是天人相应的产物、脏腑功能失调、气机郁滞是郁证的基本病机，而"阳不入阴、阴阳失交"是郁证与睡眠障碍共同的病机本质。睡眠障碍可归属于中医学"不寐"范畴，不寐是一类不能经常获得正常睡眠质量状态的疾病，机体各种病理变化扰动心神而引起的睡眠深度或睡眠时间不足与匮乏是导致阳盛阴衰、阴阳失交之不寐的根本原因。人—自然（环境）—社会（心理）是中医学注重整体观念医学模式的体现，具体表现在：人是一个有机的整体、人与自然环境的统一性、人与社会环境的统一性。陈教授认为人体的情绪与睡眠的平衡与紊乱是天人相应的产物、脏腑功能失调、气机郁滞是郁证的基本病机，而"阳不入阴、阴阳失交"是郁证与睡眠障碍共同的病机本质，治病必求于本，"平人者，不病也""气血正平，常有天命""谨察阴阳所在而调之，以平为期"。陈教授在临床上常以《黄帝内经》"凡阴阳之要、阳密乃固"为指导思想，故以温补阳气为主线，辅以潜阳养阴之法来顺应疾病之四时达到阴阳调和的状态，构建了以四时调阳理念为核心的治未病防治新体系。

　　万物之生长收藏变化以阳为要，人与天地相参，疾病的变化趋势亦遵守生长收藏，故陈教授根据十二辟卦将疾病动态化而分为人之四时和病之四时，即顺应人、病之四时重视阳气调护，同时兼顾阴液，而达到"阳和"的状态，以态命名实为重视阴阳的动态及盛衰程度变化，随四时周期变化调整治疗之法。四时调阳体系之九态（阳虚态、阳亢态、阳郁

态、气虚态、阴虚态、血虚态、痰湿态、血瘀态、湿热态），其中包括评测阳气状态变化之一的阳郁态，阳郁态以扶阳散邪、通阳化滞为治疗大法。陈教授常用柴胡加龙骨牡蛎汤合百合地黄汤加减治疗郁证。

柴胡加龙骨牡蛎汤加减，此方由小柴胡汤加煅龙骨、煅牡蛎而成，陈教授认为郁证患者因情志不舒而致阳气郁滞，归属于上文提及的陈教授"四时调阳"治未病防治体系之阳郁证。故陈教授常以温补阳气为主，辅以养阴潜阳之法使机体趋于阴阳平衡之态。病入少阳实为脾胃不振、血气已虚，气机不畅为横逆失常，而少阳在表里之间，故方中巧用柴胡疏肝解郁、升举阳气，佐以黄芩除热止烦，半夏、生姜驱邪止呕，复以人参、甘草、大枣补益脾胃以滋气血，全方共奏和解少阳、枢利气机之功。对于兼有睡眠障碍的患者，陈教授常加以酸枣仁汤养血安神、清热除烦，煅龙骨、煅牡蛎重镇安神，合欢皮、柏子仁解郁宁心、养心安神。在结合舌脉及理法方药的基础上灵活加减化裁以达到切实的临床疗效的目的，而夯实基础，活学灵用于临床是陈教授之心悟。

十六、陈雪功调神解郁治疗抑郁性焦虑症经验

陈雪功教授认为，抑郁性焦虑症为长期抑郁情绪导致焦虑，与多脏腑功能失调相关中医药治疗重在调治心肝，理气化痰、祛瘀通络；方药多以"平补镇心丹""温胆汤""驯龙汤""真珠丸""血府逐瘀汤"等辨证化裁，另外对半夏、桃仁的使用独有心得，同时注重予患者病情分析，使其明理解忧。陈教授指出该病还与失眠、脏躁、虚烦、奔豚等相关。

1. 宁心柔肝，安神定魂

陈雪功教授认为抑郁性焦虑症治疗要重视心神肝魂的调治。当患者既有神情恍惚、意志不定、失眠多梦，胸闷心慌、惊悸等心神不宁的表现，又有少气懒言、疲倦乏力、面白少华、舌淡脉细等心气心血不足的症状，

当以《太平惠民和剂局方》中"平补镇心丹"加减治疗。以人参、麦冬、五味子、肉桂、熟地黄、当归等平补心气心血，以酸枣仁、远志、茯苓、茯神养心安神，再以龙齿或龙骨牡蛎、磁石、琥珀，取其重以能镇、重以退怯，来重镇安神。方中养心安神之酸枣仁、远志与重镇安神之琥珀、龙齿常须并用，可增强疗效。

对于肝血不足，魂不守舍的病症，如患者头晕目眩、疲惫少神、面淡少华、舌淡脉细，同时伴有噩梦纷纭、或通宵不寐的表现，有甚者出现惊悸震颤、坐卧不安、肌肉瞤动、肢麻手抖等肝阳妄动的症状，陈雪功教授治疗常仿许叔微《普济本事方》的"真珠丸"，与费伯雄《医醇剩义》"驯龙汤"加减运用。以人参、熟地黄、当归、白芍益心气养肝血，以酸枣仁、柏子仁、茯神、远志宁心安神，再以羚羊角粉、珍珠母、钩藤、龙齿、牡蛎、琥珀平肝镇肝，安神定魄。

2.化痰通瘀，解郁除烦

陈师治疗虚烦不眠、烦闷无奈、惊悸惶恐、心神不宁，同时伴舌红苔黄腻、脉滑数等痰火病性者，常用王孟英《温热经纬》中的"黄连温胆汤"加减。方中以半夏、茯苓、陈皮、甘草、枳壳，即"温胆汤"去姜枣化痰行气，加黄连、竹茹、栀子清心除烦，再以珍珠母、龙骨、牡蛎、磁石、琥珀镇心安神。此方化痰理气，除烦安神并用，治疗痰热扰神证常取良效。如遇患者无故烦闷忧愁或急躁易怒，无故头痛而忽发忽止，自觉胸痛走窜或胸闷感觉异常、需深呼吸或重力按压方舒，或顽固性失眠、起卧不安、夜无宁刻，或自觉背腹一片皮肤如烧如灼，欲得冷敷方舒，或无故心慌心悸，气冲胸咽，有濒临死亡之感，而现代检查无其他疾病，陈师常以血府逐瘀汤合黄连温胆汤加减治疗。以柴胡、枳壳、赤芍、甘草、桔梗疏肝理气解郁，又以生地黄、当归、川芎、桃仁、红花活血化瘀调神，再以陈皮、法半夏、茯苓、竹茹、黄连化痰清心除烦，更加珍珠母、龙齿或龙骨、牡蛎、琥珀重镇安神定志。

陈雪功教授衷中参西、灵活变通治疗抑郁性焦虑症，重在宁心柔肝、安神定魂，化痰通瘀，解郁除烦；善用"平补镇心丹""温胆汤""驯龙汤""真珠丸""血府逐瘀汤"等方药辨证化裁、辅以心理疏导；并对半夏、桃仁两药运用颇有心得。

十七、赖新生教授从"神—元气"论治郁证经验

元气为一身之本，元气足，则生命旺，神者，生命之主宰，元神位于脑，识神位于心，心脑为体用关系。赖新生教授指出通元治神为治病之首要，推崇俞募配穴。治疗郁证从"脑神—五脏神—心—肝"入手，自创"五脏安和中药方""解郁调神针刺方"，并结合俞募配穴通元治神，同时指出，郁证治疗注重脉诊以及辨"六郁"主次，针灸取穴及中药处方需依脉象而灵活加减，方能力专效宏。

赖教授临床数十年，首创"通元疗法"，是以阴阳立论的辨证论治治法和广义的针法。临床运用以督脉贯脑为通调元神，任脉连肾引元气之归。而其核心立论之一就是其所提出的"神元学说"，从"神—元气"立论治疗郁效果颇佳。

赖教授在其"通元"疗法体系中最推崇"俞募配穴"，募穴，是五脏六腑之气结聚于胸腹部的腧穴，"阳病治阴"，针刺募穴可治疗六腑疾患，五脏背俞穴，为五脏神气汇集之处，"阴病治阳"，针刺五脏背俞穴可调节五脏神气，故俞募配穴，即是赖教授从"神—元气"理论，从人体元阴元阳入手，调节五脏神气，通元治神治病求本的方法。

治法精髓——"脑神—五脏神—心—肝"

赖教授指出，郁证的病机是情志失调，神失所养，肝气郁结，进而导致脏腑阴阳气血失调。临床主要表现为心情抑郁、情绪不宁、胁肋胀痛、腹部胀痛、或易怒哭以及咽中如有异物梗阻、失眠等。而脑为元神，心为识神，五脏背俞穴藏有五脏之神气，又肝主一身之气机，若全身气机条达，则"精化气，气生神"，心脑得养，五脏得安；若气机失畅，肝气郁结，神不得养，久之脏腑阴阳气血失调。故赖教授指出，治疗郁证从"脑神—五脏神—心—肝"入手，是神元学说的具体应用。并自创"五脏安和中药方""解郁调神针刺方"结合俞募配穴通元治神，同时指出，郁证

治疗注重脉诊以及辨"六郁"主次，针灸取穴及中药处方需依脉象而灵活加减。

1. 解郁调神针刺方注重调节心脑之神气

解郁调神方是以百会、印堂为主穴，辨证取穴，加内关、神门、太冲，赖教授认为百会、印堂合用，具有极强的通督脉作用，可最大限度地调动督脉阳气，以达醒神、调神、安神的作用。配穴上选取内关、神门，内关为心包络穴，亦为八脉交会穴之一。神门是心经原穴，是心经的动力之源。而心不受邪，心包代心受邪，故赖教授针刺神门、内关穴对，可补益心气、安神降火。太冲穴为肝经原穴，为肝经动力之源，针刺太冲可条达一身之气机，故解郁调神方在同调"心脑"之神气具有卓效。

2. 俞募配穴重在通元治神，调节五脏之神气，郁证重在心肝两脏

募穴，是五脏六腑之气结聚于胸腹部的腧穴，"阳病治阴"，针刺募穴可治疗六腑疾患，五脏背俞穴为五脏神气汇集之处，"阴病治阳"，针刺五脏背俞穴可调节五脏神气，故俞募配穴，即是赖教授从"神—元气"理论，从人体元阴元阳入手，调节五脏神气，通元治神治病求本的方法。心为五脏六腑之大主、主神明，肝主一身之气机，治疗郁证以"心—肝"入手，以肝为进退，故取心俞、巨阙、肝俞、期门为主穴，通元治神。肝克脾土，则加脾俞、章门，水不生木，则加肾俞、京门；木火刑金，则加肺俞、中府。

3. 重视脉诊，善用五输穴及引气归元针法调节五脏失衡

赖教授认为，郁证之根在于五脏阴阳失调，而五脏阴阳又是相互制约、互根互用的，一旦一脏虚损或邪实，必将引起他脏偏胜或偏衰。治疗郁证时，在通元治神、疏肝解郁基础上，需重视脉诊，善用五输穴及任脉加减调节五脏失衡。赖教授指出，整体脉象而言，最典型的郁脉是结脉、代脉、促脉，但临床上病情复杂，以涩脉、弦紧脉、迟细、短数脉多见。临证时，又需分部诊脉，辨别分部脉象中的"独处藏奸"。若见右寸脉弦涩或稍数，则为火木刑金，"见金之病，知金传木，当先实木""母能令子实，子能令母虚"，补肝经木穴（大敦）或水穴（曲泉），补脾经土穴（太白穴）；若右关脉弦滑涩等，可补肾经水穴（阴谷）或金穴（复溜），心包经火穴（劳宫）；尺脉弦滑涩，或者沉涩，则补心包经火穴（劳

宫）或木穴（中冲），肝经木穴（大敦），左关脉弦涩、弦滑等，可补脾经土穴（太白）或火穴（大都）；左寸脉弦涩等，则补肺脉金穴（经渠）或土穴（太渊）；久病或肝肾亏虚严重的患者，赖教授常加用其创立的引气归元针法主穴（天枢、归来、气海、关元）。

4.辨"六郁"主次

赖教授很推崇朱丹溪的"六郁学说"，他认为，如果在治疗郁证过程中，能分清六郁主次而采取相应的方法治疗，能更迅速地调节全身气机达到事半功倍的疗效。朱丹溪曰："气郁者，胸胁疼痛，脉沉而涩；湿郁者，周身走通，或关节疼痛，遇阴而发，脉沉而细；热郁者，懊闷烦心，尿赤，脉沉而数；血郁者，四肢无力，能食便血，脉沉而芤；食郁者，嗳酸腹饱，不喜饮食。"气郁者，膻中为气会，加膻中、气海；湿郁化痰则加阴陵泉、丰隆，寒湿则加灸法；火郁根据辨证在相应的背俞穴上点刺放血泻热；血郁选取心俞、膈俞予点刺放血，膈俞为血会，而膈俞、心俞是赖教授通元疗法中新的"四花穴"，具有很强的活血化瘀功效；食郁则选取上脘、中脘、下脘穴等腹部穴位。

综上，赖教授治疗郁证的针刺主穴为百会、印堂、神门、内关、太冲、心俞、肝俞、期门、巨阙，配穴据脉象，辨六郁主次，四诊合参加减而成。

十八、高敏名中医基于浊毒理论以通论治抑郁症经验

高敏教授通过多年临床观察发现，郁证并不局限于情志致病，有形之浊毒、无形之浊气作用于有形之机体均可导致情志异常，临床表现为郁证兼夹其他病症，不仔细辨别则容易南辕北辙，达不到治疗效果。有形之浊毒、无形之浊气需要以通论治，只有排出体外，才能恢复人体正常的升降出入，郁证得解，人体得安。浊毒无形，流窜周身，蒙蔽清阳，清阳不升，气机失调，浊毒蓄积，因而致郁，高敏教授在治疗抑郁症方

面有丰富的临床经验，基于"浊毒"理论，以发汗、利水，通大便等通利的方法，驱散体内浊毒，使清阳得其所处，气机调和，病邪自除，在抑郁症诊疗中可收良效。

高敏教授认为，现代医学命名的抑郁症即是"郁"狭义和广义二者的结合，浊毒为抑郁症产生的主要致病因素。气机失常在人体明显的感觉就是情绪的变化，机体内浊毒蓄积，因病致郁，抑郁症虽病发于心，但与其他脏腑密切相关。故治疗首先要排出体内浊毒，协调恢复各脏腑功能，使气机升降正常，气血运行有序，患者自觉身心畅快。

以浊毒为病因病机论治抑郁症，与传统的中医郁证辨证论治明显不同。高敏教授基于患者的临床表现将其分为三类，第一类以失眠症状为主要临床表现；第二类以心烦易怒、咽喉部异物感及胸胁部位不适为主要临床表现；第三类为情绪异常紧张或忧虑兼见二便不利为主要临床表现。患者不同的临床表现决定了其治法各异，治疗先后顺序、缓急程度不同，以失眠症状为主的抑郁症，因不寐致郁，往往以调整脏腑功能治疗失眠为先，寐安则体健。以心烦易怒、咽喉异物感、胸胁部不适为主症的抑郁症，治疗首当根据脏腑辨证找到导致病变的脏腑，而后加减用药。以情绪异常为主症的抑郁症，往往体内浊毒程度较重，急需以通为主。

1. 宣通肺气以发汗排浊毒治郁

高敏教授多年来临床观察发现，抑郁症患者常为肝气郁结不舒，见胸胁胀满，胸胁两侧亦为肺脏所居。肝、肺两脏虽功能不同，但都在调畅情志方面均发挥重要的作用。肺气宣发肃降失常，清气不入，浊气不出，大气下陷，肝气不升，肝郁化火则情志暗伤，表现为情绪时而高涨欢呼，时而低落欲哭，胸部满闷，脘闷不适。治疗当宣肺疏肝，理郁开通。处方：桂枝、白芍、大枣、生姜、紫苏叶、杏仁、桔梗、柴胡、枳实、赤芍、栀子、茵陈、炙甘草各10g。7剂，水煎服，每日1剂。

2. 淡渗利湿利水排浊毒治郁

郁证作为临床上常见的病症，并非指一个单独的病或单独的症状，而常发生在多种疾病过程中，伴随疾病的发生发展而不断加重患者病情，观其主症中疼痛症状最容易被其他疾病掩盖而忽略对郁证的治疗。"凡气血一有不调而致病者，皆得谓之郁"，因病致郁与因郁致病往往错杂难分。

"郁极乃发，遇时乃作"，这种郁浊之气未达到一定程度时蕴蓄于体内不得发越，迟而不发。浊气结聚，有形而不实，或无形而有质，散漫不定，不似表证显现于外，也不同于里证的痼疾积聚。治疗以外调形体、内排浊气，则诸症得愈。高敏教授观察到患者情绪异常，单纯的药物外治形体不能排出体内浊气，而患者小便不利症状明显，可通过通利小便的方式使体内浊气能排出体外。处方以五苓散为基础方加减，取其淡渗利湿，温阳化气之效。治法：淡渗利湿，祛浊通络。处方：泽泻、桂枝、络石藤各20g，茯苓、猪苓、白术、大腹皮、车前子^(包煎)各10g，炙甘草6g。7剂，水煎服，每日1剂。

3.通利肠腑排大便排浊毒治郁

本案为本虚标实，主证为不寐。虽为本虚，火郁于内，津耗液亏，患者在外表现为一派热象；内热扰乱心神，则见入睡困难，情绪异常。这种因郁致不寐的病症，现代学者研究其为郁证性不寐，寐佳则无郁，无郁则寐佳。为火郁，迁延数日，影响心神，患者焦虑不已，睡眠困难，大便难出，首当通利肠腑，祛浊安眠，浊毒出则身心安定，故以大承气汤加减荡涤肠内浊毒余邪，配合酸枣仁、柏子仁养心安神，润肠通便。治法：通利肠腑，祛浊安眠。处方：厚朴、枳实、麻子仁、郁李仁、柏子仁、酸枣仁各10g，大黄、芒硝各5g^(冲服)，炙甘草6g。7剂，水煎服，每日1剂。

十九、高宇飞从体质学说论治郁证临床经验

体质是个体在自身复杂性适应系统的基础上，基于先天而形成，受后天因素影响而变化的人类个体在形态、生理和心理等多个方面综合的、相对稳定的基本特性，这种特性不单代表着个体在生理结构、代谢状态、心理承受力等方面的相对稳定性，还意味着个体对一些特定疾病具有发病倾向性，甚至在疾病的传变及预后中也存在某种特殊倾向性。故体质

是疾病发生的重要基础。

高宇飞根据自身多年临床经验，提出在9种基本体质类型中，气郁质、气虚质人群具有郁证发病倾向。在郁证的防治方面，高宇飞根据体质可调论，提出对郁证高危人群采用未病先防理念，提前调理其偏颇体质，防患于未然。气郁质和气虚质人群为郁证易感人群。气郁质人群因长期情志不畅，肝失条达，肝气郁滞而发生郁证，因此此类人群应当保持心境平和，进行适度娱乐，适量增加运动；同时应注重食疗药膳养生，可以选择玫瑰花、陈皮、佛手、香橼等。除此之外，针对此类人群，在运用中药汤剂调理体质时，应当以逍遥散、柴胡疏肝散、越鞠丸等方剂为主方。气虚质人群因元气不足，气的推动作用减弱，气血运行失常，脏腑功能活动减退而出现郁证，故此类人群应适当重视运动，如气功养身，并劳逸结合，在饮食上可以适量摄入益气养血之品，如山药、薏苡仁、大枣、当归等；在运用中药汤剂调理体质时，应以四君子汤、补中益气汤、玉屏风散等方剂为主方。针对郁证患者，高宇飞提出应当运用辨体—辨病—辨证的诊疗模式对其进行诊治，选用适宜的综合治疗方案，在重视中医治疗的同时，亦不可忽视患者的自我调节，予患者精神疏导，从而达到了身心并治的目的。

二十、郝建军治疗郁证思路及用药经验介绍

郝建军主任认为，郁证发病病因病机主要有：枢机不利是直接因素，心肝阴不足是基础。在治疗上，以柴胡加龙骨牡蛎汤、百合地黄汤为基础，创拟柴胡百合汤专治郁证，临床疗效良好。

郝建军主任经临床观察总结，发现郁证患者绝大多数存在心、肝阴不足。心、肝阴不足是郁证患者发病的体质基础。在此基础上受情志刺激、产后耗气出血或者感受外邪，发生枢机不利而出现郁证表现。郁证患者病位主要在肝、心以及少阳经。心、肝阴不足是基础，枢机不利是

致病的直接因素。病程日久会出现痰、湿、瘀等病理产物。治宜宁心养肝、疏利少阳，兼以化痰、化湿、化瘀。郝主任在对郁证病因病机认识的基础上，结合临床实践创拟治郁基础方，经逐步优化，命名为柴胡百合汤。处方：柴胡、法半夏各15g，黄芩、党参、甘草各10g，生龙骨^{（先煎）}、生牡蛎^{（先煎）}各50g，大枣5枚，生姜3片，百合、生地黄、莲子各30g。该方由柴胡加龙骨牡蛎汤合百合地黄汤加减而成。

二十一、贺支支运用甘麦大枣汤加味论治情志病经验

情志病主要以七情内伤为发病因素，进而影响脏腑气机，损伤脏腑功能，使心主神志、肝主疏泄、脾主运化的功能受损，最终导致脏腑气血功能失调而发病。甘麦大枣汤加味由甘麦大枣汤加麦冬、白芍而成，具有养心神、缓肝急、补脾气的功效。贺教授认为，甘麦大枣汤加味可调理脏腑气血功能，从而发挥治疗情志类疾病的作用。贺教授以辨病、辨因、辨体、辨证为诊疗思路，临床多运用甘麦大枣汤加味作为治疗情志病的基础方。

贺教授指出，突然、强烈或长期的情绪刺激，若超过机体自身调节及耐受范围则可导致情志病的发生。贺教授临床观察发现，气郁质和阳虚质的人群因气血阴阳失调、性情内向更易发为情志病，而平和质人群阴阳调和、五脏匀平、性情外向，患情志病者相对较少。此外，社会环境与情志病的发生、发展也有关。贺教授指出，家庭、学校、工作环境对个体的影响巨大。处于家庭不和睦，学习及工作环境氛围不好的人群更易患情志病。自然环境因素也参与情志病的发生、发展。长期处于情绪低落的状态时，机体则易受自然环境因素的影响，引起情志类疾病的发生。总之，情志病之病因病机在于情志因素损伤心、肝、脾，使心神失养、肝失疏泄、脾失运化，脏腑气血功能失常。故贺教授治疗情志病多以调和脏腑气血为原则，以养心神、缓肝急、补脾气为主，辅以行气、

祛瘀、化痰之法。

贺教授提出，甘麦大枣汤加味可调理脏腑气血功能，与情志病的病机相契合，临床上如癫狂、百合病、郁证、不寐、绝经前后诸证等情志病皆可用此方治疗。甘麦大枣汤加味由甘麦大枣汤加麦冬、白芍而组成，具体药物：炙甘草10g，淮小麦30g，大枣5枚，麦冬10g，白芍15g。贺教授临证常以此作为基础方，并随证加减。贺教授临证应用甘麦大枣汤加味时，气血两虚证者，可合用人参养荣汤或八珍汤加减，并根据气虚与血虚的偏重而相应变化为四君四物各半汤、四君二四物一汤、四君一四物二汤等。心胆气虚证者，则常在甘麦大枣汤加味的基础上合用安神定志丸，而后又根据气滞、瘀血、痰浊的有无及轻重，加用柴胡疏肝散或血府逐瘀汤或二陈汤或越鞠丸等。贺教授强调，体质因素可引起情志病的发生，情志病的发生、发展也可导致人体体质发生变化，故诊疗过程中应注重体质的影响。机体因受到生活环境的变化及长期情绪刺激，致气机紊乱，精气血津液代谢失常，脏腑气血功能失调，进而损伤人体阴阳，阴阳虚损，导致人体体质发生改变。贺教授提出，情志病患者应根据体质的不同酌情加入具有理气、活血、化痰、补气、补阳、养阴等功效的方药。气郁质者，常合用柴胡疏肝散、四逆散等理气健脾之品；痰湿质者，常合用二陈汤、温胆汤等健脾行气化痰之品；气虚质者，常合用四君子汤等补气之品。临床上还可见体质相兼的情况，若阳虚兼痰湿质者，则可合用金匮肾气丸并加入茯苓、白术、陈皮等健脾化痰之品；若气郁质兼痰湿、瘀血者，则可合用越鞠丸等理气、化痰、祛瘀之品。

若病因以情志失常为主，属气郁体质，伴见心烦、胸闷脘痞、舌红、苔黄腻等症，则可辨为胆郁痰扰证，除选用甘麦大枣汤加味外，还应加用黄连温胆汤并酌情加入柴胡、白芍等疏肝理气之品；若因劳逸失调所致，属气虚质者，伴见心烦心悸、失眠多梦、腰膝酸软、潮热盗汗、舌红苔少等症，属心肾不交证，加用自拟方五味安神汤（丹参、百合、生地黄、知母、五味子），并酌情加入白术、黄芪、人参等益气健脾之品。

贺教授从临床实用角度出发，将甘麦大枣汤加味灵活用于治疗不寐、绝经前后诸证、郁证等情志病，取得了良好的疗效，对其临证经验的总结，可为情志病的治疗提供借鉴思路，而其理论结合临床、推陈出新的思想，以及重视辨病、辨因、辨体、辨证的诊疗思路更值得后辈学习。

二十二、胡玉英运用小柴胡汤加减治疗郁证经验

胡玉英教授认为改善郁证患者的临床症状及生活质量，应在规范的西医治疗基础上，根据中医药的整体观念及辨证论治的优势，采用具有减毒增效的小柴胡汤加减治疗抑郁症，在机体的多个层面上发挥其优势互补作用。胡玉英教授认为，郁证病因病机虽多，但主要病机的基本核心在于气机阻滞。

胡玉英教授认为情志不遂，气机郁滞等为郁证发生的最重要病机，少阳的枢机运动失常、脏腑生理功能失调、气血运行不畅等可导致郁证的产生，出现各种临床症状，故以和解少阳之枢机，疏肝利胆、通达表里及调畅气血等为治疗大法，以小柴胡汤加减为首选方剂。胡玉英导师通过对多年对《伤寒论》的潜心研究，再结合多年治疗郁证临床经验，认为小柴胡汤禀少阳生发之气，治疗郁证，可和解少阳枢机，疏肝利胆、通达表里，调畅气血。

柴胡辛平入肝、胆、三焦经，既具可和解少阳之枢机不利，又可疏泄肝胆所致的机体气机升降出入失调，从而为治疗气机郁滞之主药，临床剂量可用至 15～20g；黄芩之苦寒，可谓是由里达外，不仅善清气血运行不畅所致脏腑郁热，还兼调畅机体内外气机运行失常，无论机体何脏腑之气郁而作热者，皆能宣通，常可用至 10～15g；与柴胡配伍使用，乃可利少阳之枢机不利及肝胆气郁。半夏为辛温而苦燥之品，皆因取其开结之力来通达表里上下之气机，与柴胡相配，可使脏腑气机升降转输通畅，胡玉英教授认为临床应用剂量不宜过小，常需用至 10～15g。生姜辛，微温，功善通达表里；人参味甘，大补脏腑之元气，调畅气血；大枣甘、平，具有补中益气之功效，可缓解方中其他药物升散之性引起

的耗气动血。生姜、人参、大枣三药配伍使用，既可协助少阳转枢，又能通达表里使机体气血运行通畅。综观全方用药配伍的特点，可谓是兼顾寒热并用与攻补兼施之特点，和解少阳枢机不利的同时，又兼顾调畅脏腑。

二十三、基于中医传承计算平台的田麒治疗郁证组方用药规律研究

通过中医传承计算平台，对田麒教授门诊收治的109例郁证患者进行统计分析后发现，从药物的四气、五味分布来看，处方以寒性药物为主，温性药次之。寒凉药物可以清热泻火、清心开窍、凉肝息风、滋阴除蒸，而温性药物可暖肝散结、养心安神。药味以甘味药为主，苦味药次之。甘能补益和中、缓急止痛、调和药性，可治疗肝郁横克脾土，脾虚而致气血生化不足的心脾两虚或心神失养等虚证。苦能清热泻火、降泄气逆、燥湿坚阴，可用于治疗肝郁化火等实证。从归经来看，心、肺、肝、脾、肾经用药次数较多。因郁证多为情志所伤，病位主要在肝，与心、脾、肾关系密切。功效统计结果显示，用药以补虚类为主。因郁证病程较长，日久由实转虚，肝木乘脾土，易致心脾两虚或心神失养；甚或肝火旺盛，母病及子，致心火亢盛，心失所养，肾阴被耗，最终导致阴虚火旺、心肾不交，故多用补虚药治之。对田麒教授治疗郁证用药模式研究后发现，其常用药物有白芍、北柴胡、茯苓、炙甘草、五味子、当归、生地黄、黄芩、麦冬、浮小麦等，这些药物具有疏肝解郁、清热泻火、健脾养心、滋养心肾功效，具有理气而不耗气、清热而不伤胃、补益而不滋腻的特点。常用的药物组合有白芍—北柴胡，白芍—茯苓，北柴胡—茯苓，白芍—北柴胡—茯苓，白芍—当归，白芍—炙甘草，白芍—五味子，北柴胡—炙甘草，白芍—生地黄，茯苓—炙甘草，郁证的基本病因病机为情志所伤、肝气郁结，因此疏肝理气是郁证总的治疗原则。芍与甘草配伍，可缓急止痛，茯苓、甘草配伍，益气健脾，白芍与当归配伍养血和血，白

芍五味子配伍，可增强益阴之功，白芍配伍生地黄，滋阴养血敛阴。这些药物组合多从肝经入手，疏肝与柔肝并用，是田麒教授在临床上治疗郁证的主要用药组合。对药物组合的关联规则分析发现，关联规则为逍遥散加减。逍遥散是临床上治疗郁证的常用方剂，这也再次证明郁证以疏肝解郁为治疗大法。

二十四、蒋健诊治郁证性畏寒学术经验

蒋健教授以解郁为主诊治郁证性畏寒的学术经验。认为郁证性畏寒是披着畏寒病证外衣的隐性郁证，具有情志致病的特点，畏寒症状夸张怪异，可伴随自主神经功能紊乱的症状，从郁论治有效。畏寒是临床常见病症，常责之于寒邪致机体阳虚阴盛。蒋健教授认为畏寒除寒邪所伤外，至少尚有九种病因病机存在：郁火遏阳，痰饮阻隔，劳倦卫虚，宿食积滞，伤酒郁热，寒凝血脉，气血不和，气郁畏寒，郁证畏寒。"郁"是畏寒的重要病机之一。郁证畏寒与气郁畏寒均为气机郁滞所致，但郁证畏寒的病脉症治更符合郁证的特征。蒋健教授指出，郁证性畏寒实则为披着畏寒病证外衣的隐性郁证，需从郁论治。

郁证性畏寒的本质为郁证，故应从郁论治。蒋健教授治疗郁证以疏肝理气解郁、养心安神定志的方药为主，常用四逆散、逍遥散、柴胡加龙骨牡蛎汤、甘麦大枣汤、安神定志丸、酸枣仁汤等方，尤以甘麦大枣汤为主。调畅气机常选用郁金、合欢花、厚朴、佛手、枳实、枳壳等疏肝理气之品；养心安神常用茯神、酸枣仁、淮小麦、首乌藤、五味子、麦冬等药。同时，还重视配合心理疏导等非药物疗法。郁证性畏寒是有畏寒病证的隐性郁证，其病脉症治具有郁证的特点，从郁论治有效。蒋健教授指出，临床诊断郁证性畏寒并非易事，此由于长期以来受教条之影响。一方面，只知狭义的显性郁证，不察隐性郁证之形态，难以洞察郁证可有以畏寒为主的临床表现；另一方面，总易将畏寒之证动辄归咎于寒邪致病、卫阳不固、营卫失调、机体阳虚阴盛之属病机，从

而习惯性地运用温阳散寒、温补肾阳、益气固表、调和营卫的方药进行治疗。

二十五、雷龙鸣教授运用推拿治疗郁证临床经验

雷龙鸣教授应用推拿治疗郁证的方法可以概括为三部推拿法。三部分别对应人体的头部、背部、下肢部。在操作顺序上，习惯以背部为先，继而下肢部，最后头部。结合郁证的临床特点，雷教授认为本病主要与阳气不足有关，阳气不足，脏腑功能减退，则易致郁。

采用"三部推拿"治疗郁证，旨在"调畅一身之阳气以解郁"。三部（头部、背部、下肢部）推拿，以手法作用于头部经穴，刺激头面部，可起到调经络、通气血、益情志、安脑神等作用；以手法作用于背部督脉及膀胱经腧穴，则可通调一身之阳气，调畅气机、调节五脏六腑功能，达到平衡阴阳、交通心肾、养心安神的作用；以手法作用于足三阴经，即足厥阴肝经、足太阴脾经及足少阴肾经，则可调补肝脾肾，平衡脏腑之阴阳，以达益气补肾、疏肝健脾之功。头部、背部、下肢部三部推拿结合，相得益彰，使患者推拿后有一种全身轻松、舒适通达、心旷神怡的感觉，从而使人体气机调畅，阴阳平和，上下条达，心肾相通，安神宁志，则郁证可除。在调理全身气血阴阳平衡上，本套手法主要以通调脏腑及督脉为法。背为阳，督脉循行于背，"总督诸阳"，其脉气多与手足三阳经相交会，统率全身阳经脉气，以手法作用于督脉及其背俞穴，催发经气，提升阳气，使其全身阴阳平衡，调气养血。因督脉是全身经络、脏腑气血转输的枢纽，总督诸阳，"入络于脑""脑为元神之府"，又有支脉络肾贯心，循经联系心、脑、肾、目等诸多脏腑器官。通过对头部的刺激，平衡气血逆乱，调畅气机，通过推拿足三阴经，通调脏腑，标本兼治，从而调整一身之阳气，则郁证自除。

在运用三部推拿法治疗郁证时，能在多数患者背部相应背俞穴，如

心俞、肝俞或其附近找到明显的压痛点或条索状结节，以第 5 至第 7 胸椎附近居多。同时发现，若患者有头痛、失眠症状时，往往能在颞部即角孙、率谷穴附近可触及条索状结节及压痛，且症状越重，条索状结节越明显，压痛也越明显，若以手法点按及弹拨后，头晕、失眠等症状可明显改善。

二十六、李佩文教授从"肝郁肾虚"论治乳腺癌相关郁证经验

李佩文教授认为在疾病早期，肝郁气滞是基础；术后化疗及内分泌治疗阶段，肾气不足是关键；疾病晚期是久病及肾，肾精亏损是根本。在治疗方面，李佩文教授主张分期论治和"疏肝为基础，补肾为根本"的辨治思路。

作为女性生命健康的头号杀手，乳腺癌的发生同样也会为患者带来不同程度的心理负担，使其产生不同程度的焦虑、抑郁，严重者甚至会出现自杀倾向。

李佩文教授对乳腺癌相关郁证的诊治更是具有独特见解，主张分期辨治，从肝郁肾虚着手，临床疗效显著。郁证的病位主要在肝，可涉及心、脾、肾。乳腺癌的发生、发展也与肝密切相关，李佩文教授认为，乳腺癌患者常素体气郁，发病多缘于肝气不舒，又因病进一步加重气郁，故在疾病初期发生郁证的患者，多以肝郁气滞为主。李佩文教授认为乳腺癌患者本就肾气亏虚，复加手术及化疗、内分泌治疗等影响，致肾气愈虚，水不涵木，木郁而不发，而加重焦虑、抑郁情绪。乳腺癌相关郁证的发病基础为肝气不舒，病机关键则为肾气不足。

1. 疾病早期，疏肝解郁，随症加减

在乳腺癌相关郁证的治疗方面，李佩文教授主张分期论治，疏肝益肾，随症加减。由于乳腺癌早期产生的郁证多为情志不遂，肝郁气滞所致，患者多表现为情绪抑郁、胁肋胀痛、不思饮食、喜叹息等，故在此阶段

李佩文教授多采用疏肝解郁、解毒散结之法，临床以逍遥散、柴胡舒肝散等加减，同时配合合欢皮、合欢花、玫瑰花、凌霄花、郁金等疏肝解郁，条畅情志。若伴咽中异物感、大便溏等脾虚痰湿证，则加半夏、厚朴、麸炒白术等健脾化痰；若气郁化火，表现为心烦易怒、口干口苦、尿黄便秘等，则加牡丹皮、焦栀子、知母、黄柏等清热泻火；若出现胸胁刺痛、四肢麻木、舌质瘀点瘀斑等血瘀之象，则加鸡血藤、丹参、红花等活血化瘀。

2. 化疗及内分泌治疗期间，补肾填髓，兼顾他脏

李佩文教授认为此阶段因重在健脾益肾补虚，临床多以自拟"健脾益肾"方加减：黄芪、白术、党参、山药、炙甘草、淫羊藿、巴戟天、狗脊、当归、熟地黄、仙鹤草等。如出现化疗后骨髓抑制，表现为白细胞减低，气虚乏力等症状，则可加大黄芪用量，同时李佩文教授还善用阿胶、龟甲胶、鹿角胶等血肉有情之品，补充激活人体正气，达到调整阴阳的效果，正所谓："飞者升，走者降，血无凝着，气可宣通。"如出现潮热、汗出、心烦、失眠等类更年期综合征，李佩文教授常以滋补肝肾，调理冲任为主，方用二仙二至丸及甘麦大枣汤加减以寒热并用，阴阳平调，补肾同时兼顾养心柔肝。

3. 疾病晚期，温阳补肾，活血散结

李佩文教授认为对晚期乳腺癌患者一方面要补肾固本，扶助正气，另一方面则应针对转移部位进行辨病治疗。如乳腺癌骨转移，李佩文教授常以补骨脂、透骨草、狗脊、骨碎补等补肾壮骨，同时还会配合桃仁、红花、地龙等活血化瘀，使补而不滞，动静结合。若伴有乳腺癌脑转移，李佩文教授常在自拟药方"加味慈桃丸"的基础上加僵蚕、川芎等风药引经报使，直达病所。

4. 全程管理，形神合一，身心并治

李佩文教授临床主张"形神兼养、医养结合"的整体观念，认为乳腺癌相关郁证的治疗心理护理甚至比药物治疗更为重要，乳腺癌的发生发展多与负面情绪密切相关，因此李佩文教授在诊治过程中特别注重同患者进行"话疗"，还经常手绘一些养生趣味漫画，配上打油诗，编成小册子发送给患者，教患者按压一些缓解压力的小穴位及八段锦、太极拳、

郭林气功等传统运动方法，充分调动患者的主观能动性，从而实现对乳腺癌患者全方位、全周期的"两全"管理模式。

二十七、李燕梅教授治疗帕金森病抑郁经验介绍

李燕梅教授认为，帕金森病抑郁的病机是脾肾阳虚、肝气郁滞，脾肾阳虚是发病的内在基础，肝气郁滞是本病的外在表现，温肾补脾、疏肝理气是本病的基本治法，治疗本病多采用地黄饮子合柴胡疏肝散加减，能有效地改善患者的临床症状，提高患者的生活质量，同时也延缓患者病情的进展，临床中取得较好的疗效。中医诊断：颤证，郁证；证型：脾肾亏虚，肝气郁结；治法：温肾补脾，疏肝解郁。方药：地黄饮子合柴胡疏肝散加减。药物：生地黄20g，酒萸肉20g，石菖蒲15g，茯苓15g，桂枝15g，薏苡仁30g，葛根40g，伸筋草30g，羌活18g，独活15g，川牛膝25g，北柴胡12g，麸炒枳壳15g，陈皮10g，炒火麻仁30g，白芍30g，炒麦芽10g，炙甘草3g。水煎服，早、晚饭后1小时分服，每次150mL。

二十八、司国民基于肝肾同源理论治疗郁证经验

司国民教授为"山东伤寒流派"主要传承人、山东省名中医药专家，基于肝肾同源理论治疗郁证颇有效验。肝肾同源是"乙癸同源，肾肝同治"的简称，该理论发轫于《黄帝内经》，由李中梓在《医宗必读·乙癸同源论》中首次提出。其内涵为肝肾虽在结构与功能上有较大差异，但起源相同，且生理和病理上紧密联系。司国民教授以肝肾同源理论为基础

治疗郁证是以该理论与情志的密切关系为前提的，古籍和现代研究均有所见。

郁证致病首伤气分，久及精血，司国民教授针对这一病机特点强调治疗首调情志气机，常采用脏腑经络辨证，提出肝、肾是郁证发病过程中脏腑经络相互联系的重要一环，认为李中梓提出的"补肾即所以补肝……泻肝即所以泻肾"的肝肾互治理论对于指导郁证治疗具有重要意义。根据辨证不同分别采取"肝病治肾""肾病治肝""肝肾同治"法则论治郁证，其中肝病治肾强调重补兼疏，肾病治肝强调重疏兼补，肝肾同治最常用滋水涵木法。

1. 肝病治肾——重补兼疏

"百病皆生于郁……郁而不舒，则皆肝木之病矣"。郁证的五脏论治以肝为最多，司国民教授在临床诊疗中发现，许多慢性疾病如肝硬化、高血压病、眩晕等病程中常伴郁证表现，非必从肝着手施治，而应溯本求源，强调避免肝无实证而妄加泻实之法，而应以补肾为主辅以疏肝，此时则采取肝病治肾法则而重补兼疏。补法分而论之，对于肾阴精不足、脑海虚损，表现心情抑郁、烦躁不安伴失眠多梦、腰膝酸软及五心烦热者，其常根据思虑伤肾精的程度选方以《医方集解》二至丸、《景岳全书》大补元煎，用药常选墨旱莲、女贞子、熟地黄、天冬等；对于肾阳气不振出现情绪低落、悲伤失望兼少腹冷痛、精冷不育等症，常以妇科名方二仙汤、《医学心悟》十补丸为基础组方，选用淫羊藿、锁阳、肉桂、附子组方，扶阳以消郁病阴霾，此外常配用枸杞子、制何首乌以阴中求阳、阴阳相助。辅助疏法常自拟山药、炒酸枣仁泡水食疗。

2. 肾病治肝——重疏兼补

司国民教授治疗郁证伴发阳痿、遗精等男科疾病，或伴发慢性肾炎、肾病综合征等肾病，行补肾治疗效果不佳时常考虑为肝实久郁成子盗母气之象此时应以肾病治肝为法则而重疏兼补，即疏泄肝之子实兼补肾之母气。李中梓云："东方之木，无虚不可补，补肾即所以补肝。"对此司国民教授强调郁证治疗切勿滥用补法而过补肝肾，致使"肝实"之象愈发严重。对于"肝实"病机，以疏肝理气为总治法，常选方小柴胡汤、越鞠丸加减，并自拟理气安神的太子参、麦冬、佛手、旋覆花代茶饮方予患者日常服用。疏法可兼用平肝或柔肝之法，如恼怒气郁化火而伤肝之阴血，房劳伤肾、年老肾亏等导致肝阳亢扰于上而见头晕急躁、面红心烦等表现者，治当和肝之体用以平肝，常以钩藤、石决明、煅牡蛎、磁石等平肝潜阳之品制过升之肝阳；如久病失养而生化不足，思虑伤阴致肝阴血不足，常有情志淡漠、失落无欲、两目干涩、爪甲不荣以及眠差、肢麻见症，治当养肝脏阴血以柔肝，选用杭白芍、生地黄、当归、鸡血藤等滋养肝血之优品。

3. 肝肾同治——滋水涵木

滋水涵木即通过滋养肾之精气以涵养肝体，寓补肝于补肾之中，从而和肝之体用以利于气机舒畅而达到治疗郁证的目的。司国民教授运用此法时常以滋水清肝饮加减处方，该方为清代名医高鼓峰的补肾治肝名方，由六味地黄丸合丹栀逍遥散加减而成。实验研究显示，滋水清肝饮能够调节大鼠下丘脑中雌激素受体 -α mRNA 的表达，从而升脑内 5- 羟色胺含量，使抑郁症的发生率降低。且滋水清肝饮取丹栀逍遥散之组成，丹栀逍遥散可通过调节苯丙氨酸代谢、卟啉代谢等途径提高机体兴奋性发挥抗抑郁作用。除主症治疗外，对于兼有胁肋痛、胸闷不舒者常予香附、川芎、郁金各 15 ～ 20g 理气止痛；兼烦躁、睡眠不安者以炒酸枣仁 15 ～ 20g，浮小麦 20 ～ 30g 除烦安神；兼胃脘不适者常加砂仁 6 ～ 8g，沉香曲 9g 以助运化；兼盗汗潮热时多取青蒿、鳖甲各 10g 以透邪外出。

二十九、司国民运用越鞠丸合百合知母汤治疗郁证经验

医家朱丹溪首次提出"气、血、火、食、湿、痰"六郁之说，并首创越鞠丸、六郁汤等名方，丰富后世对郁证之认识。司教授精通仲景之学，擅长以经方治疗诸多疑难杂症及慢性病，经验颇丰。司教授临床治疗郁证，

擅长以百合知母汤等经方作为基础方，同时选用越鞠丸等时方加减进行治疗，经多年实践，临床疗效佳、复发率低。

中医学认为调畅气机的脏腑主要为肝、脾二脏，因此肝郁脾虚病理基础之关键多为情志不舒、气机郁滞引起的脏腑气机失调，主要表现具体为气郁，临床应以疏肝理气为首要治则。此外，患者体质也是诱发郁证的重要因素之一。

司国民教授指出，郁证主要由情志因素引起，病位主在肝，涉及心、脾，肝郁日久易化火伤阴，治疗上应在疏肝理气基础上兼顾养阴益气、补养心脾，用药上以香附、郁金等疏肝理气之品为主以调畅情志，兼用麦冬、百合、知母等益气养阴之品滋阴降火、解郁除烦以养心安神，同时加用太子参等清补之品以健脾益气、补血生津。郁证具有"久郁则蒸热，郁久必生火"的特点，因气郁日久，亦郁而化火，即"气有余便为火"，此为丹溪重要理论之一。故六郁之中，又以气郁、热郁为重点，越鞠丸即是治疗该证的主方。司教授临床善用滋阴益气清热之药，如百合、知母、太子参、丹参、麦冬等清补之品，与丹溪滋阴及治疗热郁的思想相吻合。此外，司教授临床上治疗肝气郁滞患者，擅长使用朱丹溪首创方越鞠丸加减来治疗，临床效果较好，能有效缓解患者抑郁情绪。

1. 百合知母汤——阴虚内热证

方由百合、知母两味药组成，主治百合病之心肺阴虚内热证，有养阴清热、润燥除烦的功效。临床可见心烦不安、神志恍惚、沉默少言、失眠多梦、潮热盗汗、口苦尿赤等诸多症状。司教授指出其病因病机多为伤寒热病之后，余热伤阴，或情志不遂、郁而化火，致心肺阴虚内热，百脉失养。"百合病者，百脉一宗，悉致其病也"，百合病之病位主在心肺。因心主血脉，肺朝百脉，所以心肺为百脉之源，心主神志，肺主魄，心肺功能失常，则易导致百合病的发生。百合病与失眠及郁证的联系十分密切，百合知母汤临床常用以治疗阴虚内热所致之失眠，其次可解除心烦用以治疗郁证。百合知母汤中包含百合与知母两味药，现代药理研究表明，方中百合具有抗疲劳、抗焦虑，以及免疫调节的作用，而知母则具有抗抑郁、改善记忆力等药理作用。司教授临床治疗郁证擅长以百合知母汤为基础方加减使用，使用频次较高。司教授使用百合知母汤清养心肺之阴，以安定心神、清热除烦，多用于治疗伴有失眠、心烦、焦虑的抑郁患者。司教授临床多用百合和知母两味药配伍酸枣仁、首乌藤、合欢皮、远志、琥珀等养心安神之药治疗失眠，患者服后眠差缓解明显，情绪状态也明显好转，临床疗效显著。

2.越鞠丸——六郁证

方由苍术、香附、川芎、神曲、栀子五药组成，主治气、血、痰、火、湿、食六郁。本方所治之郁较为普遍，对于肝气郁滞、心脾两虚、痰气互结、阴血不足、气郁化火等不同证型的郁证皆有较好的疗效，临床应用范围较广。越鞠丸证的病机关键在于"郁"，虽主治六郁，但以气郁为本，热郁、血郁、痰郁、湿郁、食郁为标。司教授指出郁证发生的病理基础为气血阴阳的失衡，肝气不舒、气机失调则为本病发生之根本病机。气机失调，则血行不畅、气血瘀滞，则百病始生。朱丹溪提出"凡郁皆在中焦"之理论，并指出"中气不得其和"是郁证发生的重要原因，中焦脾胃运化失司，则气机升降失常，气血不畅则引发郁证。而越鞠丸立方思想以"调气机升降以治本，祛诸郁实邪以治标"为本，符合丹溪调和中气之理念。此外，该方的作用范围主要在于肝、胆、肠、胃，其方药的功用主要作用于阳明、少阳、厥阴三经。司教授指出越鞠丸临床上常用来治疗郁病日久的患者，方中以香附为君药，甘寒辛散，为血中之气药，"下气最速"，行气解郁之力较强，为"气病之总司"，主治气郁；苍术味苦，性温燥，其"可升可降，走而不守"，燥湿运脾、行气和胃之功较强，主治湿郁；川芎性温味辛，为血中之气药，活血祛瘀之功强，主治血瘀；栀子性寒味苦，泻心肺之郁热，解三焦之郁火，主治火郁；神曲性温味甘，有健脾开胃、消食导滞之功，主治食郁。其中川芎、香附为血中气药，涉及血分，其余诸药皆在气分，所以越鞠丸主要还是以行气郁为主。

3.越鞠丸与百合知母汤临床应用

越鞠丸及百合知母汤临床治疗郁证疗效较为显著。司教授临床上常用越鞠丸与百合知母汤合方治疗郁证，可加强疏肝解郁之力，同时补养心阴、安定神志，对于郁证日久，且伴有失眠、心烦症状的患者疗效突出，能有效缓解患者的抑郁情绪及睡眠状态，临床疗效显著，值得借鉴推广。郁证则是由情志怫郁、气机郁滞而引发。司教授治疗郁证，以疏肝理气为根本，应用越鞠丸合百合知母汤的化裁方，行气解郁、调畅气血、养心安神，以此"总解诸郁"。临床中司教授重视辨证论治，抓住郁证根本病机，灵活运用经方，同时合用对证的时方，并进行相应加减，临床疗效佳，患者预后良好。

三十、仝小林运用制香附、佛手、香橼理气开郁治疗郁证经验

中医治疗郁证有着独特的优势，仝小林院士临床常以制香附、佛手、香橼三味药物组方开郁。三药各有侧重，又相互兼顾，相互配伍，协同发挥开郁理气之功效。仝小林院士"慢病十态"理论认为，"郁态"主要是由气机不畅、情志不舒所导致，以情绪抑郁、心中烦闷、胸胁胀满、咽中如有梗物、善怒易哭为主要特征。郁态有郁、躁程度的不同。气郁、躁动是气机运行不畅发生和发展的两个阶段，情绪是判断气机郁滞程度的重要依据。

1.三味小方，协同增效

对于气郁之态，仝院士多以制香附、佛手、香橼三味药组方。其中制香附疏肝解郁，理气宽中，调经止痛，性味浓烈，功效偏侧重于肝。佛手疏肝理气，和胃止痛，燥湿化痰，药性平和，功效偏侧重于胃。因香附性味更加浓烈，《本草汇言》曰："独用、多用、久用，耗气损血。"佛手相较之更为安全有效。对于气阴亏虚者，更宜用后者。香橼疏肝解郁，理气宽中，燥湿化痰，与佛手一样有谦谦君子之风。相较香附，佛手理肝胃之气而止痛之力略强，香橼理脾肺之气而化痰止咳之力略胜。三药各有侧重，又相辅相成，临床合用可取得良好效果。香附味辛、微苦、微甘，平。归肝、脾、三焦经。《本草纲目》载："香附之气平而不寒，香而能窜，其味多辛能散，微苦能降，微甘能和。"本品辛香行散，味苦疏泄，主入肝经，善理肝气之郁结并止痛，为疏肝解郁之要药。味辛能行，入脾经，尚有行气宽中之功，也常用于治疗脾胃气滞证。醋制能够增强

其疏肝止痛之作用。现代药理学研究发现，香附所含挥发油有雌激素样作用，其水煎剂可明显增加胆汁流量、促进胆汁分泌，并对肝细胞有保护作用，抑制肠管收缩，且能够镇痛、安定。佛手是香橼的变种，其味辛、苦、酸、温。归肝、脾、胃、肺经。《本草再新》言其："治气舒肝，和胃化痰，破积，治噎膈反胃，消癥瘕瘰疬。"本品辛香行散，味苦疏泄，善于疏肝解郁，行气止痛。用于治疗肝胃气滞，胸胁胀痛。

2. 辨机施量，量效合参

《中国药典》2020 版记载，香附的临床用量范围为 6 ～ 10g，佛手为 3 ～ 10g，香橼为 3 ～ 10g。郁证多无急症，长期的忧思郁闷，是造成气机郁滞进而发病的基础。因此治疗时小剂量难以起效。全院士在倡导精准辨证下"重剂起沉疴"。对于本三味小方，全院士临床常用量均为 9 ～ 15g。全院士用此三味小方在郁证的基础上，根据疾病背景差异进行适当加减。如此三味适用于糖尿病性胃轻瘫之肝郁气滞，肝胃不和证。糖尿病性胃轻瘫的基本病机是气机郁滞，以肝主气机，故当重视疏肝理气。但痞满以胃为中心，所以必用香橼、佛手调理中气、消痞除满。此外，与柴胡、郁金等同用可治肝郁胸胁胀痛；与木香、香附、砂仁等同用可治脾胃气滞之脘腹胀痛、呕恶食少等；与丝瓜络、瓜蒌皮、陈皮等配伍还可治疗咳嗽日久痰多，胸膺作痛，肿瘤结节等。再如，全院士认为女性结节、肿块、增生、囊肿等疾病的发生均与精神情志因素相关，即肝气不舒，长期的忧思郁闷是发病的基础。而全院士治疗三联征时多会用莪术、三七、浙贝母，活血化瘀以消癥瘕同时也起到未雨绸缪的作用，抑制肿块或结节的生长或恶变。

三十一、王新志分期论治郁证经验

随着现代社会生活节奏的加快，人们生活压力随之提升，神经内科应诊患者多伴有不同程度的抑郁、焦虑等，其症状错综复杂，属于中医学"郁证"范畴，郁证包含焦虑、抑郁、躯体化障碍、失眠、更年期综合征等相关疾病。根据多年临床经验，王新志教授对郁证的临床表现、病因病机有着独特的体会，并形成了从肝、脾、心、肾不同脏腑分期论治的诊治规律。

王新志根据临床经验，将郁证的常见临床表现总结归纳为"六化、九的、十二状"。"六化"即躯体化、隐匿化、领袖化、高端化、微笑化、决不认可化；"九的"即医学难以解释的、五花八门的、千奇百怪的、千变万化的、痛苦万状的、莫可名状的、变化莫测的、诸医无法的、诸药无效的；"十二状"为昏晕懵痛响、紧胀沉热凉、空麻疙扎慌、衬衣重、裤头顶、咳喘、皮肤发响、捏肤打嗝、压头舒服、舌疼、脱发、不会咳，实则包含了25种不同的症状表现，充分表明郁证临床症状的多样性与错综复杂性，并可以表现在全身各个部位、不同脏器。

王新志认为"五脏皆可致郁"，郁证基本病机为情志不遂导致的肝郁气滞，因肝素有调达之性，情志不遂可导致肝疏泄失常，气机紊乱，肝气郁结。王新志以脏腑辨证为基础，将郁证总结为肝期、肝脾期、心肝期、肝肾期共四期六型，并总结出相对应的治法及常用有效方药，其中甘麦大枣汤及百合的使用贯穿始终以养心安神，甘草、小麦多用 30 ～ 40g，大枣 6 ～ 10 枚，百合用量在 40 ～ 60g，甘草还能疗诸虚、和解诸药。而《本草再新》中记载小麦："养心，益肾，和血，健脾。"适用于本病 4 个不同阶段，百合清心安神基础上还可养素体之阴，防治阴血暗耗，分期用药具体如下。

1. 肝期：肝郁气滞治以疏肝行气

疾病早期多以情志不遂起病，包括大怒、失志、所思不得等导致肝郁气滞，表现为腹部走窜不适、烦躁、易怒等，治以疏肝行气，以柴胡疏肝散加减，常加入小剂量桔梗、牛膝，一升一降使气机上下通调，加入枳实使气下出于后阴。

2. 肝脾期：肝郁乘脾、脾胃虚弱治以疏肝行气、理脾建中

①肝郁气滞传于脾土，以脾土受侮于肝木症状为主。治以疏肝理脾，以逍遥散或四逆散为主，有腹痛作泻、泻后痛减者合用痛泻要方。②"思伤脾"，所思久而不得，脾脏损伤，以脾脏虚弱为主。以四逆散合小建中汤加减，多加入石菖蒲、远志，以小建中汤培护中焦，以石菖蒲、

远志防脾虚生痰而导致病变进一步发展。

3.心肝期：心肝火旺、心血不足治以清肝泻火、滋养心血

一为肝气久郁化热，母病及子，触及心火，导致心肝火旺，表现为急躁易怒、腹部灼热、口苦、失眠等，即"脏躁"，多用龙胆泻肝汤，有失眠者酌情合用朱砂安神丸；其二以肝克于脾，脾脏损伤，清气不升，营血失养，致心血不足，而易惊、惕惕不能止、失眠等，多以小柴胡汤加酸枣仁汤治疗，配合朱砂、龙齿等镇静安神。

4.肝肾期：肝肾阴虚治以补阴助阳兼以疏肝

肝气久郁更甚，可耗伤肝血，肝肾同源导致肾亦亏损；思虑日久，久耗阴血，脾心等脏俱虚，最终均可导致肾阴耗伤；此处多以肝肾阴虚症状为主（少腹按压隐痛、右上腹隐痛等），此期治疗非独疏肝治标，同时应补肝肾以治本。多以小柴胡汤或四逆散疏解肝经，配合使用六味地黄汤、二至丸等补肝肾之阴，使用六味地黄汤时多去泽泻、山茱萸，以除温燥之性，加上肉苁蓉、五加皮、楮实子等增强补肝肾之阴的功能。并常加入温肾阳之药，如巴戟天、淫羊藿起到鼓舞肾气，进而以肾阳激化全身脏腑之阳气，以达散各种郁滞的目的。

三十二、王亚丽从肝心论治抑郁症经验

王亚丽教授认为，郁者，未有不伤肝者。肝与情志，通常双向调节。一则七情之郁，自内而生。除肝气郁结外，心神失调也是郁证的重要病机。王亚丽教授认为肝心为母子脏腑。一则肝心各司神魂，相互协同，共调情志；二则肝主藏血，心主血脉，心肝协同，共助血行，气血调达，则情志舒畅。七情之郁，自肝而起，日久波及五脏，主要涉及于心，因五脏皆通于心，一有不平，心即应之。王亚丽教授强调治郁以疏肝理气为要的同时，应兼顾调养心神，以防"母病及子"之患产生。王亚丽教授在郁证的辨证中强调分清虚实主次，认为肝气郁结为始发因素并贯穿抑郁症始终。气、火、痰、瘀相互交结皆因肝郁而致，心神受扰常为发病之标，常为病进之征，常见情绪不宁、急躁易怒、胸胁满闷等症，故治疗时应注重宁心安神。若肝郁日久，母病及子，气血亏虚，神失所养，常见神志恍惚、闷闷不乐、悲忧善哭、神疲乏力等症，则治疗时需注重养血安神。王亚丽教授临证擅长运用经方合用治疗抑郁症，强调"三定一合"的配伍观，即定主症、定主病、定主方、用合方。经方合用，诸法同施，灵活加减，可达速效。

1. 常用主方

若抑郁症患者以忧郁不畅、情绪低落为主症，则病机为肝气郁结，病位在肝。王亚丽教授常选用柴胡加龙骨牡蛎汤为主方。柴胡为升肝之要药，升肝之力甚大，易将下降之胃气提之上逆，而龙骨、牡蛎等重镇降逆，既可以防止柴胡升肝太过，又可平息心神，且龙骨、牡蛎为收敛之品，敛正气而不敛邪气。见肝之病，知肝传脾，应先实脾，故以半夏、生姜和胃降逆，茯苓健脾宁心。七情之郁，损耗心神，人参、大枣养血安神。人参用于升散药中，正既无伤，而郁又易解之。气郁常化火，故选用大黄清泻里热。诸药合用，使气机升降有度，心神得以调养。

2. 常用合方

若兼见肝郁火热，热扰心神，症见急躁易怒，心中烦闷，辗转难眠，王亚丽教授常合用栀子豉汤。《本草经疏》曰："清少阴之热，则五内邪气自去，胃中热气亦除。"栀子既能入心胸清透郁热而除烦，又可导火下行而除热；淡豆豉既能宣泄胸中郁热而除烦，又能开壅散结而合胃。两药合用，共奏走表透热除烦之效。若兼见气郁痰阻，痰阻于咽，症见精神抑郁，胸脘痞闷，咽中如有炙脔，王亚丽教授常合用半夏厚朴汤。若兼见胆郁痰扰，症见胆怯易惊，心烦不眠，夜多异梦，王亚丽教授常合用温胆汤。半夏与竹茹，一温一凉，共奏燥湿化痰、清热除烦之功；陈皮与枳实，亦一温一凉，共增理气化痰之效；茯苓杜生痰之源；大枣、生姜、甘草调和脾胃。若兼见痰浊上扰，症见情绪低沉，默默不语，记忆力下降，王亚丽教授常合用开心散。若兼见病久耗伤气血，虚热内扰，症见心惊胆怯，虚烦失眠，心悸不安等，王亚丽教授常合用酸枣仁汤。方中酸枣仁养血补肝，宁心安神，为君药；知母苦寒，清热润燥，茯苓宁心安神，两药助酸枣仁行安神除烦之功；川芎行气活血，与酸枣仁相合，共行养血调肝之效。若兼见火热耗伤营阴，症见心悸怔忡，气短，心惊胆怯等，王亚丽教授常合用自拟四参养心汤。方中太子参、丹参、玄参、苦参同用，清热透营，益气养阴，活血凉血，宁心安神。若兼气血亏虚、心神失养者，症见精神恍惚，多疑易惊，悲忧善哭等，王亚丽教授常合用甘麦大枣汤。方中小麦养肝气以止燥，甘草、大枣缓气之苦急。

3. 药对

王亚丽教授引经据典，在以病机为本的基础上，常选用相契合的药对，既增强药效，又可降低偏性。此外，王亚丽教授根据气、血、食、湿、火、痰六郁致病分郁辨治。

气郁者，王亚丽教授常用郁金—枳壳、青皮—枳壳、佛手—香橼等药对。郁金配枳壳，气血同调。郁金既入血分，又入气分，善疏肝理血；枳壳入气分，重在理气宽中。两药共奏气血同调之效。青皮配枳壳，肝脾同调。青皮偏行肝胆之气，枳壳善疏脾胃之气。两药同用，肝脾同调，共疏全身气机之升降。佛手配香橼，功效相近，相须为用，增强疏肝理气之效。

血郁者，王亚丽教授常用当归—川芎、赤芍—白芍、玄参—丹参等药对。当归配川芎，补疏相宜。川芎重在行气活血，当归偏于补血活血。两药合用，共奏行气活血、养血调肝之效。赤芍配白芍，收散相济。白芍味酸收敛，敛阴柔肝；赤芍凉血活血。两药并用，共增"体阴"之效。玄参配丹参，苦寒相使，共奏祛瘀生新、清热除烦、凉血活血之功。

食郁者，王亚丽教授常用生麦芽—炒麦芽、陈皮—青皮、山楂—木香等药对。生麦芽配炒麦芽，肝胃同治。生麦芽既疏肝行气，又健脾消食，与炒麦芽同用，轻升少阳之气而不伤正，健脾消食以化食积。陈皮配青皮，相须为用，共奏行气除胀、消积化滞之效。山楂配木香，行散相济，两药均可消食行气，共增消积除满之效。

湿郁者，王亚丽教授常用防风—赤小豆、苍术—白术、茯苓—砂仁等药对。防风配赤小豆，内外通治，祛外湿兼利内湿。苍术配白术，补燥并兼，祛邪而不伤正。茯苓配砂仁，温补并施，补益脾胃兼以温化湿邪，标本兼顾。

火郁者，王亚丽教授常用栀子—牡丹皮、连翘—灯心草、黄连—生地黄等药对。栀子配牡丹皮，营卫同清。牡丹皮透营转气，栀子清气分之热。两药合用，共奏清热除烦、凉血活血之功。连翘配灯心草，相须为用，共奏清心除热之功。黄连配生地黄，润燥并济。两药合用，使黄连清热燥湿而不伤阴，生地黄养阴凉血而不滋腻。

痰郁者，王亚丽教授常用陈皮—竹茹、半夏—石菖蒲等药对。陈皮配竹茹，温清相兼，两药相配，以消寒热错杂之痰。半夏配石菖蒲，豁痰开窍，相使为用，半夏助石菖蒲化痰之功。

4.喜用花药

花类药大多质轻芳香，轻清宣畅，善走上焦，且令人心神愉悦，故能解郁。王亚丽教授常用合欢花、百合花、玫瑰花等药。依"合欢蠲怒，萱草忘忧"。合欢能安五脏、和心志、悦颜色。《医宗金鉴》曰："百合花叶皆四向，故能通达上下四旁。"百合花味甘性寒，善于清心安神而解郁。玫瑰花，气味甘平，香而不散，可理气解郁。

5.善用升药

王亚丽教授认为，升散之药大多为风药，而风气通于肝，与肝同气相求，可助肝之升长、升发之性。王亚丽教授常用柴胡、升麻、川芎、白芷、防风等药。柴胡善升少阳之气，升麻、白芷可复脾胃下陷之气，川芎可升散全身之气而走九窍，防风发散兼以疏郁。

三十三、朱庆军运用柴胡剂结合针刺治疗郁证经验浅析

朱老师在临床上尤其注重郁证的发生和发展。并对郁证的治疗颇具见地、在精准的辨证下擅用柴胡剂结合针刺与运动疗法，以达到气定神闲、君相和谐、形与神俱的目的。肝胆之气以及胆的决断作用对整个脏腑，机体的气血、阴阳的升降的调节作用。然小柴胡汤作为和解少阳的代表方，是为全身气机的枢纽，朱庆军老师在其基础之上进行辨证加减并结合针刺调神法运用在郁证的治疗中，取得一定疗效。

朱老师认为郁证的发病本质是："肝气郁滞，少阳枢机不利，郁而化热，扰动心神，致君相失和，形神俱损。"故辨证多从少阳入手，治疗上在总结继承前人经验的基础上，结合大量的临床实践，逐渐形成了自己的一套诊疗体系：①对符合柴胡证者，从柴胡剂加减合方，辨证论治，灵活运用：柴胡桂枝干姜汤、柴胡加龙骨牡蛎汤、柴归汤、柴膏汤、柴芍饮、柴苓汤、柴芩温胆汤、柴朴汤、柴平汤、柴陷汤、柴胡四物汤，并自拟小柴胡加减方；②针药结合：灵活运用董氏奇穴结合通督调神法，调节脏腑神气变化；③注重运动调摄法，强调形与神俱。

1. 郁证少阳病初起

朱老师对小柴胡汤进行加减，自拟小柴胡加减方，主要用于郁病不久或郁病将愈脾胃症状不显著的患者，调动其肝胆之气，调理气血阴阳而疏郁。其方由小柴胡汤去半夏，加桂枝，白芍，郁金而成。因脾胃症状不显著，故去半夏，方中桂枝加白芍，调和营卫；若口干口苦重者，可加蒲公英，引胆腑及上焦火热从小便而祛；若兼有痰热者，加枇杷叶，其可通过降肺气而降十二经郁热之气，可清肺补肾，对于符合柴胡证上热下寒者兼有痰热者，疗效颇佳；纳减者：加山楂，焦麦芽健脾和胃。

2. 郁证日久，寒热错杂

柴胡桂枝干姜汤主之。功效：和解少阳，兼化痰饮。朱老师推崇刘渡舟教授提出"胆热脾寒"的病机，即少阳兼太阴之证，以口苦便溏为主症。柴胡桂枝干姜汤主之。刘渡舟教授初用此方是用于治疗肝炎腹胀，取得神奇疗效。异病同治，故朱老师见病人情绪低落日久为主证者，若兼见口苦，大便不成形甚或便溏，舌红、苔白或白腻，脉弦或弦细者，即选用此方加减，此方一可调动肝胆之气，二则清上温下。方中柴胡、桂枝有助于升发肝胆之气；黄芩味苦入心，可清降心火；柴胡配黄芩清利肝胆；桂枝交通寒热阴阳；干姜配炙甘草甘温益脾扶中；桂枝、干姜、黄芩相配辛开苦降，寒温并用；天花粉、牡蛎潜降肺气；左升右降，肝升肺降。临床应用中，若肝强脾弱，见口干不欲饮，舌红而湿润、苔白腻，脉弦细者，朱老师则加用当归芍药散，即柴归汤，因脾胃虚弱，若单用柴胡剂，则易伤中气，更易引邪深入，方中当归、川芎补气养血，茯苓、泽泻、白术健脾泻浊，白芍益肝敛阴，再投以生姜3片，大枣4枚，其方标本兼治，补土木，和解少阳，条畅气机。

3. 睡眠障碍

柴胡加龙骨牡蛎汤主之，酌情加理气疏郁之品。若上焦热盛，扰乱心神者：去铅丹、茯苓、半夏，酌情加紫苏子、车前子、生石膏，即柴膏汤加减；心肾不交者，加石菖蒲、远志、党参、麦冬、五味子；痰热扰心者：去铅丹、人参、大黄、生姜、大枣，加陈皮、枳实、竹茹、郁金，即柴芩温胆汤加减；失眠日久，有瘀象者：去铅丹、人参、大黄、生姜、大枣，加桃仁、红花、桔梗、枳壳、牛膝，瘀祛则气顺，气顺则神安。

4. 二便不利

柴芩汤主之。证见小便短少，胀满，胸胁不舒，口干口苦，口渴而不欲饮，下肢水肿。源其肝气郁滞，少阳枢机不利，三焦决渎失司，致使小便不利。故当疏利肝胆，畅利三焦，方选小柴胡汤与五苓散合方即柴芩汤，酌情加石菖蒲、郁金、通草。加强其解郁安神利水之效。再投以生姜3片，大枣4枚，培土制水。

5. 针刺部分：灵活运用董氏奇穴结合通督调神法，调节脏腑神气变化

朱老师认为针刺治疗郁证的目的主要在于以形调神，升阳理气疏郁。朱老师推崇《黄帝内经》中"凡刺之真，必先治神"的理念。选穴：中白（右）、下白（右）、心门（双）、肾关（双）、百会、印堂。中白，下白在董氏奇穴中合称二白，归属于手少阳三焦经，一则可通调上中下三焦气机，二则根据脏腑别通理论，三焦与肾相通，故中白、下白亦可治与肾相关诸疾，此外中白、下白的深层为手少阴心经，深刺之可调心；心门穴归属于手太阳小肠经，从解剖位置看，其下有心脏支神经，故有通畅心络的作用，从脏腑别通理论看，小肠通于脾，故而心门穴既可泻心火（脏病治腑）又可调脾；肾关，在足太阴脾上，因紧贴胫骨内缘针刺，肾主骨，故而治肾，与上肢心门、二白穴相应，可交通心肾，宁心安神。百会、印堂位于头部，头为"诸阳之会"，脑为"元神之府"作为精神情志的主宰，而督脉上巅入络脑，故取头部，督脉上的穴位可起到镇静安神的作用，其通督调神法在治疗郁证的疗效也得到广大学者肯定。诸穴同用共奏疏郁理气安神之效。

6.运动调摄部分：治病求本，注重"气"与"神"的调摄

朱老师认为，郁证患者离不开"神"的调摄，针刺作为一种治疗手段和方法固然重要，但针刺前后对"医者"和"患者"神气的调摄也对针刺的疗效产生深远的影响。朱老师平日注重自身的形体及内功锻炼，通过晨练（太阳初升之时）：慢跑、导引吐纳、八段锦、五禽戏、站桩、太极拳、易筋经、拍打八虚（双侧腋、肘、腹股沟、腘窝）等，来达到"调身、调息、调心"的状态。朱老师认为只有经过长期的精神专注训练，方能在针刺时做到"如临深渊，手如握虎，神无营于众物"的忘我状态，以达到用自己之气去调整病者失调之气的效果。

在针刺前，朱老师会告知患者针刺相关事宜，缓解患者紧张情绪，使放松心情，精神集中，诱导患者与医者构成守神的统一体。针刺之后，朱老师会给予患者及家属一些调摄方法，家庭环境的氛围直接影响郁证的发生发展。嘱患者在太阳初升之时，去树木多的地方，肝主木，主升发，可慢跑结合舒缓的音乐，可选择适合自身的健身功法配合腹式呼吸，屏气龟息法，通过适度锻炼，以微微出汗为宜。

三十四、张志远分型辨治郁证经验

张志远教授认为，郁证的发生与七情内伤和脏气郁结有关，郁怒、忧思、恐惧等使气机不畅，出现湿、痰、热、食积、瘀等病理产物，损伤心、肝、脾、肾，日久由实转虚，致脏腑功能失调，脏气郁结，最终发为本病。临床上常将郁证分为肝气郁结、气郁化火、痰气郁结、心肾阴虚四种证型，治疗分别以疏肝理气、重镇安神、化痰散结、清热滋阴为主。

1.疏肝理气散郁结

郁证多与情志不畅有关，以肝气郁结证多见。肝气郁结，横逆乘土，则脾失健运，脾胃失和，症见不思饮食、脘痞纳呆、腹痛便秘等。张老师发现临床中因肝气郁结所致的肝脾不和患者较多，常用《伤寒论》中四逆散疏肝理气、解郁散结，并加少量酒大黄以理气活血、降逆散结，

用量一般为枳壳 40g，北柴胡 20g，白芍 15g，炙甘草 6g，酒大黄 3g。每日 1 剂，水煎，分 2 次口服，连用 14 天。四逆散是疏肝理脾的经典方剂，可理气和血、透邪解郁，枳壳较枳实偏走上焦，破气的同时有开胸降肺之功，善散胸中之气结，故以大剂量枳壳易枳实；柴胡升降气机，能引清气上行，又能引胃气升腾，具有益气升阳、疏肝解郁、透邪外出的作用；肝郁气滞，经脉挛急，血运不畅，配伍养血柔肝之白芍以通脉道，使柴胡升散而无耗伤阴血之弊，又增强养肝疏肝之力；炙甘草甘温缓急，取《素问·脏气法时论》篇中"肝苦急，急食甘以缓之"之意，又可补益脾胃、扶正祛邪；大黄性走而不守，酒炙可缓下，小剂量酒大黄可入血分，活血化瘀以畅血行，同时又能健胃降逆、破气除烦。全方药味少却效速力专，疏肝理气兼调血，从而达到解除郁结之目的。

此外，张老师指出女子以气为用，以肝为先天，最易肝气郁结，在月经不调或经前乳房胀痛时易出现郁证，症见焦虑、烦躁、易怒、抑郁、梦多、易悲伤、情绪不稳甚至不能自控。治疗宜在疏肝理气的基础上加强解郁散结之力，常用四逆散加酒大黄为基础方，加香附、甘松、郁金悦脾开郁，川楝子破气散结，组成"舒情汤"。具体剂量为枳壳 18g，北柴胡 12g，白芍 12g，炙甘草 6g，酒大黄 3g，香附 9g，甘松 9g，郁金 9g，川楝子 9g。每日 1 剂，水煎分 2 次口服，连用 7～15 天。

2. 重镇安神定内风

肝郁不解，气机郁滞，日久化火，火易生风，风火相兼为患，扰动心神，可见烦躁易怒、精神恍惚、口干口渴、耳鸣目赤，或伴有巅顶疼痛、眩晕欲仆、肢体麻木、肌肉震颤等气郁化火的表现。此时单纯疏肝解郁已难以奏效，应清热潜镇，佐以平肝。张老师治疗此证强调重镇安神，并制"飞龙汤"以清热泻火、平肝息风、重镇安神，尤其适用于因外界刺激或过度兴奋而出现焦虑不安、呼吸急促、心悸胸闷、头晕汗出，甚至自觉有濒死感等症状的患者。药物组成：钩藤^(后下)10g，栀子 12g，柏子仁 15g，合欢花 15g，珍珠母^(先煎)20g，龙骨^(先煎)20g，磁石^(先煎)20g，赭石^(先煎)15g，炒酸枣仁 15g，茯神 20g，朱砂^(冲服)0.3g，琥珀^(冲服)0.5g，全蝎 6g。每日 1 剂，水煎，分 2 次口服，连用 10～15 天。张老师认为龙骨、珍珠母不可火煅，生用潜阳息风镇静力强，煅用则会降低潜镇之效，配伍磁石、赭石可增强重镇安神之力。酸枣仁炒香醒脾，滋补肝血兼补脾开胃，又可宁心安神，比生者效优。《医学衷中参西录》载朱砂"性凉体重，故能养精神、安魂魄、镇惊悸、息肝风；为其色赤入心，能清心热，使不耗血，故能治心虚怔忡及不眠"，临证常将朱砂、茯神相伍，朱砂镇静安神，助茯神利水而不伤心阴，二者合用可增强宁心镇静安神之力；但需注意朱砂有毒，需水飞极细，每次冲服不得超过 0.3g，肝功能、肾功能异常者禁用，患者焦虑不安、心悸气急的症状一旦改善便立即停用，不可久服。琥珀质沉，入心、肝经，取其镇静安神兼活血祛瘀之用，配合诸药，息风安神的同时还可畅通血脉。钩藤、全蝎清热凉肝，潜阳息风；柏子仁、合欢花、栀子清热除烦，养心安神。伴精神恍惚明显者，将茯神加量至 30～40g 以安神定志；心悸易惊明显者，增加龙骨用量，并加入大剂量炙甘草，二者各 40～60g 以补心阴、安心神；烦躁明显者，将珍珠母加至 30～40g 以镇静除烦；头痛、目赤、耳鸣等症状较重者，将龙骨加至 30g，赭石加至 30g，以增强平肝潜阳、抑制阴火之力，从而缓解病情。

3. 化痰散结祛痰湿

肝气郁结日久亦可致津行不畅，停于脏腑经络，聚湿成痰，与气相结，抟于咽喉，故见咽中有异物梗塞感，吞之不下，咯之不出；阻于心包，则见郁郁寡欢，胸部满闷，胁肋胀满，喜叹息。张老师将此证归为痰气郁结证，治以化痰散结祛痰湿，常用《备急千金要方》温胆汤加减，并制"小开心汤"以化痰祛湿、理气散结。小开心汤药物组成：清半夏15g，陈皮 15g，黄连 15g，茯神 15g，石菖蒲 15g，竹茹 9g，郁金 15g，枳壳 10g，甘松 10g，北柴胡 10g，香附 10g，酒大黄 6g，首乌藤 6g。每日 1 剂，水煎，分 2 次口服，连用 10～20 天。组方中温胆汤理气化痰、和胃利胆，善治痰火内扰之虚烦不眠、胆怯易惊，以茯神易茯苓，利水化饮的同时又可养心益智、安神止惊；首乌藤可引阳入阴，安神助眠，但剂量不宜超过 6g，以免元气受损而出现大便滑泻、体重下降；黄连苦降以燥痰湿、通滞气，取黄连温胆汤之意；石菖蒲、郁金祛痰化湿，清心开窍；甘松、酒大黄消痞降逆，醒胃健脾祛痰；柴胡、香附疏肝解郁。《医学衷中参西录》载甘松"盖为其气香，故善兴奋心脏，使不至于麻痹，而其馨香透窍之力，亦自能开痹通瘀也……又自能化多年之结"。张老师在临床上喜用甘松，临证取其甘温芳香之气以开郁悦脾、开窍醒神，使心神不为痰浊蒙蔽。对于神经衰弱、自主神经功能紊乱或女性围绝经期综合征伴有焦虑、多愁善感、失眠多梦、头晕目眩等症状的患者，张老师均运用本方治疗。伴厌食者，加麦芽疏肝开胃、健脾行气；头目不清、语言謇涩者，加胆南星化痰散结；喜叹息或呃逆、嗳气者，加赭石、旋覆花、小剂量沉香（1.5g）降逆和胃。

4. 清热滋阴安真阴

情志过极可直接耗伤脏腑的气血阴精，致心肾阴虚；郁证日久，郁而化火，致心阴亏虚，心火亢盛，心神失养；郁火伤阴，肾阴亏耗，则出现心肾阴虚证。郁证初起多以肝气郁结的实证为主，日久伤及心肾，由实转虚，出现舌红、口干、烦躁、坐卧不宁、心悸失眠、头晕耳鸣、腰膝酸软、五心烦等心肾阴虚表现。临证多以清热滋阴为治法，予《伤寒论》黄连阿胶汤，用量一般为黄连 12g，白芍 10g，黄芩 6g，阿胶（烊化）12g，鸡子黄（后下）1 枚。每日 1 剂，水煎，分 2 次口服，连用 7～14 天。若以心火亢盛为主，烦躁口干明显者，重用黄连 15g，黄芩 12g，清热泻火；若以心肾阴虚为主，头晕耳鸣、腰膝酸软明显者，重用阿胶 15g，白芍 15g，滋养心肾。此外，围绝经期妇女因分泌失调多出现阴道干涩、灼热，伴有焦虑、烦躁、易怒、多梦、阵发性汗出等症状，可予自拟"共济汤"。方以黄连阿胶汤加酒大黄 3g，丹参 6g，合欢花 9g，珍珠母 30g，石决明 30g。清热凉血、降下潜阳；同时方中黄连入心、鸡子黄入肾，取交通心肾、水火既济之意，每日 1 剂，水煎分 2 次口服，连用 15～30 天。

三十五、张怀亮教授治疗郁证用药经验

张怀亮教授认为郁证与肝的关系最为密切，还涉及心、脾、肾，病理变化有气滞、痰阻、血瘀，也可兼气虚，治疗以理气、祛痰、活血、补气为法，选方用药时应谨守病机。

1. **调肝为要，通畅三焦**

张教授治疗郁证时以调肝为基础，常选柴胡疏肝理气，汗出多者以川楝子易柴胡；肝以血为体，以气为用，疏肝的同时更要养肝，张教授常以当归、白芍、炒酸枣仁养血柔肝，如此疏肝与养肝相结合，即调肝也。郁证虽病初在气滞，然气、血、津液相互影响，一有阻滞必然影响其他二者的正常运行，小柴胡汤不仅能条达枢机，还能调畅气、血、津液的运行输布。

2. **理气不忘补气**

郁证患者，多有气机郁滞，一般情况下，气滞者慎用补气药，恐愈补愈滞，但张教授认为这并非完全禁忌，临床上气滞兼气虚者并不少见，许多郁证患者，郁久化火，火盛耗气，最终导致肝郁兼气虚，治疗若单重理气则更耗气，而且气血的运行也依赖气的推动作用，气虚则运血无力，易致血瘀，所以理气时必须适当加用补气药，因气虚致郁者亦不少见，临证治疗重在辨证。张教授常用党参、黄芪类补气药，《本草正义》言："党参，力能补脾气，健脾运而不燥，可鼓舞清阳，振动中气，而无刚燥之弊。"《药性歌诀》云："黄耆入药，为强壮剂，具有益正气，壮脾胃的功效。"王好古《汤液本草》谓黄芪"是上中下内外三焦之药"。对于元气虚衰者，可用人参，人参禀性中和，善大补元气。《神农本草经》言人参："补五脏，安精神，定魂魄。"

3. **重视调理脾胃**

脾胃的功能主要是纳运和升降，其中，脾胃的升降功能对人体的气机影响很大，被称为气机升降之枢纽，脾升则肝肾皆升，胃降则胆肺俱降。脾胃在郁证的发生发展中也发挥着重要作用，故张怀亮教授临证中非常重视调理脾胃。第一，肝与脾的关系密切，肝为刚脏，体阴而用阳，肝得脾所输布的水谷精微滋养，才能使疏泄功能正常运行，而不致疏泄太过，相反，肝失疏泄也会影响脾的运化功能；第二，脾胃为中焦气机升降之枢纽，或因病起多思伤脾，或由肝气郁结导致脾胃气机升降失司，枢纽功能失调，使百病丛生，或表现为郁证，或表现为眩晕、不寐等；第三，气滞导致气不行津，津液运行受阻，聚而为痰为湿，脾为生痰之源，痰湿内生，亦可引起一系列疾病；第四，脾胃为后天之本，位居中焦，郁证无论起于何脏，久病易传之于脾，脾胃虚弱又有可能成为诸虚之源，形成恶性循环，故李东垣有云："善治病者，唯在调脾胃。"对于肝郁兼脾虚者，张怀亮教授常以炒白术、茯苓健脾益气。

4.善用风药

张怀亮教授在治疗郁证时善用白芷、升麻、羌活等风药，认为风药在治疗中发挥着重要的作用。第一，风药调肝。风药之用非一般疏肝理气可比，可唤起肝之升发条达之性；第二，风药散火。郁证日久易化火而成火郁之证；第三，风药活血。郁证日久，往往由气伤血，而风药升散、宣通，具有活血之功，李东垣云："风药行经。"张教授认为风药的开泄腠理作用还可使气机调畅，使郁滞自除；第四，风药理脾。湿邪最易困脾，风药在祛湿的同时兼可升发脾阳、恢复脾健运之功。

三十六、魏仲南老师运用半夏泻心汤
治疗郁证经验

郁证多是由于情志不遂，气机郁滞所致。朱丹溪所创的气、血、痰、火、湿、食六郁，也是以气郁为主要病机，可见气郁为郁证产生的最重要因素。魏师推崇朱丹溪"气血冲和，万病不生，一有怫郁，诸病生焉，故人生诸病多生于郁"的观点。对久病者，应注意其情绪不畅的状况，因为情绪不畅，会加重病情进展，影响患者恢复。

魏师认为只有五脏之气通畅协调，升降出入正常，人体方得以健康，故调理脾胃，为郁证治疗的关键所在。魏师认为在四脏之气的升降出入运行之中，脾胃为其他四脏气机升降的枢轴，心主神明、肝主疏泄需要脾胃功能的正常运转。魏师认为通过中药调理脾胃可治疗郁证，并在难治性郁证的治疗药物中常加用一两味调理中焦脾胃的药物。魏师认为郁证所化生出的 症状很多，其本身就可以直接导致痞症，两者常可相互影响，产生恶性循环，故半夏泻心汤对郁证治疗恰合病机。对于脾胃实证，魏老常加用行气药，起到"气血通畅，百病不生"之用。同时《金匮要略》

中名方甘麦大枣汤主治妇人脏躁，其典型症状就是喜悲伤欲哭，正是调脾治郁之法，这也从侧面为半夏泻心汤治疗郁证的可行性打下基础。肝气郁结，进而乘脾，致中焦痞塞不通，传导失司，转枢失常，气机失调，进一步导致气机阻滞于中焦，郁而生病。半夏泻心汤属和解剂，善调气机，解寒热，故用后常有良效。过思则会"思则气结""一有怫郁，诸病生焉"。故对于郁证，魏师认为只要符合半夏泻心汤证病机，就可考虑用本方治疗，使脾胃气机得以正常升降，发挥出正常转枢作用，郁证便可痊愈。

魏师对于郁证而生诸病的病症治疗上常以半夏泻心汤为基础方以调气机升降。对于怪病、久病，多考虑痰的病理因素，故多使用法半夏，功于燥湿化痰，常能收到奇效。因老师所诊患者多伴有肾病，久病多虚，故在治疗此类郁证病人，党参剂量比仲景原方要多用15g以上。对于黄芩、黄连与干姜的剂量，魏师强调应准确辨证，灵活调整：郁证初期多寒重于热，此时干姜可用到9g以上；后期多郁而化热，表现热重于寒时，黄芩、黄连多用到6g以上。久病情绪多有不畅，魏师喜在基础方中加用柴胡与香附，气血同治。同时郁证之治，应注意健脾益胃，故魏师常加茯苓、白术于方中，用量一般为15g。郁证兼三焦气机不畅，出现水肿症状，魏师常加用玉米须15g，且常嘱可用玉米须煎水代茶饮。同时魏师治疗郁证注重补肾温阳，以扶阳抑阴，通阳解郁，以桑寄生与杜仲为主，一般用15g；或用桂枝温通阳气，以通达郁滞。另对于气滞重者，魏师认为升清降浊尤为重要，常配合升降散，以通达郁滞。

三十七、姚淮芳应用欣舒颗粒治疗郁证临床经验

欣舒颗粒治疗郁证

逍遥散最早出现在《太平惠民和剂局方》中，由四逆散加减而成，以疏肝解郁、健脾养血的功效出名，常用来治疗肝郁脾虚导致的胸胁胀痛、寒热不调、头疼目眩、疲倦乏力、月经紊乱等症状。欣舒颗粒为姚教授

长期临床经验基础上，以逍遥散为底方加减而来，具体组方：柴胡10g、白术10g、茯神15g、当归10g、白芍15g、石菖蒲12g、丹参15g、五味子6g、酸枣仁10g、远志10g、煅龙骨24g、煅牡蛎24g、炙甘草6g。诸药配伍，散收同用，气血同调，肝脾同治，共奏疏肝理气、健脾安神之效。

郁证以肝气郁滞为基本病机，治疗郁证时多采用疏肝解郁的药物，姚教授指出以柴胡为首的疏肝解郁药物度多辛燥，易耗伤阴液，出现饥不欲食、大便干结等症状，用药时要考虑养阴生津药物的运用，常选用白芍、麦冬等药加减。郁证患者常伴随不寐症状，引起失眠的首要原因为抑郁情绪，姚教授指出肝失疏泄，气机郁结，日久化热，扰乱心神，导致不寐；肝藏血，肝气失疏，肝血不藏，血不舍魂，魂不随神，亦可致不寐。两者密切相关，相互影响。郁证与不寐并治，才能取得良好的疗效。姚教授善用重镇安神药物，常选用煅龙骨、煅牡蛎、酸枣仁、远志等药，对不寐症状较重患者煅龙骨、煅牡蛎可加量至30g，加强重镇安神的功效。

姚教授指出，郁证发病时间长，病久可致气血阴阳亏虚，亦可兼有火郁、血瘀、痰结等实证。若患者兼有阴虚火旺，可加用麦冬、女贞子滋阴降火；若患者兼有心阴不足出现心神失养症状，加甘草、浮小麦、大枣养心安神；若患者兼有气郁化火，加用牡丹皮、栀子清肝泻火；若患者兼有肾阴亏虚，加用熟地黄、山药、山茱萸滋养心肾；若患者兼有气血两虚症状，加黄芪、党参、龙眼肉补益气血；若患者兼有大便秘结的症状，可加用火麻仁、大黄通腑泄热；若患者兼有食滞腹胀，可加用麦芽、神曲、山楂、鸡内金消食化滞；若患者兼有肝气乘脾出现腹痛腹泻，加苍术、厚朴、乌药健脾化湿；若患者兼有肝气犯胃出现嗳气、胃脘不适症状，可加用旋覆花、代赭石等药和胃降逆；若患者兼有血瘀出现胸胁刺痛，加用三七、红花、姜黄等药物活血通脉；若患者兼有痰气郁结，加用半夏、生姜化痰散结。

姚教授根据临床经验总结出郁证以肝郁脾虚证多见，选用以疏肝健脾安神为主的欣舒颗粒治疗效果佳，但中医治疗讲究辨证论治，要根据患者具体情况随证加减，不能局限于一方，要灵活更改用药思路和方药。

三十八、张金生教授运用柴胡桂枝汤治疗抑郁症经验探析

张师认为少阳阳气不足，阳气升发无力或少阳枢机不利，最易导致支配的脏腑功能低下，气机郁滞。胆为中精之府，内藏肝之余气所化生的胆汁，在肝气疏泄作用下入肠道，从而促进饮食的消化吸收。胆又为少阳春生之气，春气升则万化安，气不升，则肝主疏泄机能失常，胆汁生化乏源，脾胃受纳腐熟和运化功能不能得到正常发挥，气血不化，脏腑失去濡养，则机能失调。因此，少阳阳气不足，胆经气机和三焦运行不利，气机不畅，轻则郁、重则滞、久则结是造成郁证的本质原因。

小柴胡汤为治疗少阳病的代表方，方中柴胡升散，黄芩降泄，两药相配，和解半表半里，使阳升而无劫阴之弊；法半夏降胃气止呕；党参、炙甘草扶助正气以抗病邪；生姜、大枣护胃气，使土气旺盛而不受木邪之乘。本方立法，和解少阳，疏利三焦，宣通内外，调畅气机，故为和解第一方。两方合用，共奏和解表里、调和营卫、补益气血、平衡阴阳之效。根据临床表现，适当加减化裁，可治多种疑难杂病。

张师认为，少阳阳气虚弱、营卫不和是柴胡桂枝汤证的病机关键。伴心悸怔忡、心神不宁、健忘、胆怯易惊或恐惧等症者，可加龙骨、牡蛎、石菖蒲、远志；若痰湿内生，从热而化，内蕴脾胃者，加藿朴夏苓汤；兼郁久化热，留扰胸膈，心火症状明显者，加灯心草、莲子心以清泄君火；若伴痰阻心窍、精神狂躁者，加郁金、白矾；对病程日久，血脉受阻夹瘀血者，加川芎、琥珀粉。

郁证病因病机复杂，临床证型不一而足，张金生教授撷《黄帝内经》要旨，取《伤寒论》经典名方，从"阳气不足"立论，以"少阳不升、营卫不充"为基本病机理论，运用柴胡桂枝汤加减化裁，调和阴阳营卫。阳气为人身之太阳，离照当空，则阴霾自散，其中卫阳之气，具有"温分肉，充皮肤，肥腠理，司开阖"之功效。然而，阳根于阴，卫和于营，

营阴不仅在营卫环周运行之时补充卫阳的不足，助阳气之升发；亦可濡养脏腑气血，濡养心神，使心神得养。由此，阳气足则形气自旺、阴气充则心神不亏。张师从阳气立论，重视少阳阳气不足、营卫气血在郁证发病中的作用，不仅丰富了"因虚致郁"的内涵，也为临床从"阳虚"论治郁证提供了借鉴，值得进一步临床研究。

三十九、张晓云从肝脾不和论治
郁证的临床经验

针对郁证的临床辨治，张晓云教授尤其重视肝脾两脏的协同作用，认识到肝脾不和在郁证病机中的关键地位，运用疏肝解郁、健脾益气、养心安神等法治疗郁证，取得较好疗效。

张晓云教授指出，肝调畅气机功能是肝主疏泄最重要的内涵，是司开阖和调情志的前提。若气机郁滞，肝失疏泄，早期即可出现胸胁满闷胀痛、情绪不宁、心情抑郁等郁证的临床表现，故认为肝失疏泄是郁证的基本要素。《金匮要略》云："夫治未病者，见肝之病，知肝传脾，当先实脾。"揭示了肝病传变规律及治疗原则。张晓云教授重视肝脾的相互作用，将两者的关系归纳为肝制脾、脾制肝和肝脾协作。肝的疏泄功能，既可助脾之运化，使清阳之气升发，水谷精微上归于肺，又能助胃之受纳腐熟，促进浊阴之气下降。脾之升清，胃之降浊，皆依赖肝调畅气机的正常功能实现，即"土得木则达"之意脾主生血，为气血生化之源，血生于脾而藏于肝。肝以血为体，以气为用，动静有度，即"木赖土荣"之意。张晓云教授指出，肝脾两脏的协作关系集中体现为气血的协同作用。气为血之帅，血为气之母，肝为脾升清降浊，脾生血以供肝藏之。肝脾在功能上表现为对立制约与互根互用的辩证关系，脾失健运、脾不生血的病理机制与肝失疏泄均在郁证发生发展中发挥着关键作用。张晓云教授认为，肝脾两脏协作平衡关系在各种病因作用下被打破，是郁证发生发展的根本原因。

张晓云教授宗景岳的学术思想，临床上仔细辨别病因，将郁证分为情志之郁和脏腑之郁。情志之郁指由情志不节导致的气机郁滞之证，可见悲伤、恐惧、忧思、嗔怒频繁或太过而出现胸腹满闷疼痛、倦怠、食少、便秘或腹泻、失眠、心悸等临床表现。情志之郁以肝失疏泄、脾失健运为主要病机，初期病情较轻，日久可致血虚、瘀血、肝肾亏虚，病情迁延难愈。脏腑之郁指六淫外邪、饮食劳倦等病因致肝脾本病或他脏之病累及肝脾，在肝脾不和（肝失疏泄、脾失健运）基础上，兼挟湿、痰、火、毒、虚、瘀等病理因素。临床表现错综复杂，可涉及脏腑、气血、津液等多个环节，但患者主症往往包含两个方面：一是脾胃运化失司的临床症状，如纳呆、痞满、便秘或腹泻、倦怠；二是情志改变，如抑郁消沉、紧张恐惧、急躁易怒等。脏腑之郁病机复杂，病情较重，治疗难度较大。情志之郁和脏腑之郁虽起因各异，病程不一，但两者本质相同，情志之郁经久不愈，可发展为脏腑之郁；脏腑之郁虽临床表现变化多端，但实质是多种内科疾病的病理改变在肝脾系统的集中体现。若针对病机的关键环节，以恢复肝之条达、脾之健运为重点目标实施干预，有望在错综复杂的疾病病理中抓住主要矛盾，为缓解病势提供契机。

张晓云教授指出，郁证以肝脾不和、气血紊乱为主要矛盾，临床表现多变，既往"脏躁""梅核气""奔豚气""惊悸""怔忡""不寐""癫狂""百合病"等皆可按郁证论治。情志之郁和脏腑之郁无本质区别，仅提示同一疾病的不同发展阶段和病机侧重的不同。①情志之郁：病机以肝郁不达、脾失健运为主，治宜调肝健脾，方用半夏厚朴汤合柴胡疏肝散加减，药用法半夏、厚朴、茯苓、紫苏叶、醋柴胡、白芍、川芎、枳实、陈皮、香附、甘草。气郁明显者，可加郁金、青皮；胸胁满闷疼痛明显者，可加川楝子、延胡索；腹胀嗳气明显者，可加麸炒白术、木香、生麦芽、谷芽；脾虚挟湿者，可加砂仁、薏苡仁、芡实；多思少眠明显者，可加合欢花、百合。②脏腑之郁按临床表现分为3个证型。a.心脾两虚证：症见面白无华，多梦易惊，头晕健忘，心悸怔忡，舌淡、苔薄白，脉弦细或细数；治宜健脾养心、补益气血，方用归脾汤加减，药用生晒参、炙黄芪、麸炒白术、当归、茯苓、远志、酸枣仁、木香、龙眼肉、醋柴胡、枳实、香附、炙甘草；多梦易惊者，加桂枝、生龙骨、生牡蛎；健忘者，加柏子仁、益智仁；心悸怔忡者，增加生晒参用量。b.阴虚火旺证：症见潮热自汗，失眠多梦，口苦咽干，眩晕耳鸣，舌红、苔少，脉细数；治宜滋阴疏肝，以知柏地黄丸合一贯煎加减，药用知母、黄柏、生地黄、山药、山茱萸、泽泻、茯苓、牡丹皮、北沙参、枸杞子、川楝子。潮热明显者，可加青蒿、乌梅；眩晕耳鸣者，可加天麻、牛膝。c.气虚血瘀证：症见短气乏力，面色晦黯，肌肤甲错，胸胁刺痛，舌黯、有瘀点瘀斑，脉沉细；治宜益气活血，方用参芪四物汤加味，药用生晒参、炙黄芪、熟地黄、当归、赤芍、川芎、醋柴胡、枳实、杜仲、山药、山茱萸、炙甘草。瘀血之象明显者，可加桃仁、红花；胸胁刺痛明显者，可加延胡索、川楝子。张晓云教授指出，脏腑之郁以肝脾不和、气血逆乱为主要矛盾，治疗上侧重健脾补气养血，兼以疏肝调畅气机，针对兼夹病机灵活配合养阴清热、活血化瘀、宁心安神等治法。

四十、赵杰运用平脉辨证治疗抑郁症经验浅析

抑郁症的典型症状包括情绪低落、思维缓慢和意志行为降低，习惯称为"三低"症状。此外，该病可伴随大量躯体症状，赵杰教授将该病总体特点概括为不同程度的社会功能、生理功能、生殖功能受损或低下。赵杰教授认为，生理功能是维持机体自身日常生理需要及确保个体能正常生活的功能。个体在正常活动的情况下，其存在必须依赖于群体，需要维持社会生产和生活实践的功能，即社会功能。在保证自身和群体生存前提下，进一步需要满足的是人类自身繁衍的问题。当机体功能整体衰退时，首先衰退的是社会生产和生活实践功能，而出现"三低"症状，进一步发展则出现因生理功能衰退而出现的躯体症状。人体阳气正常运行，即生理功能正常，同时个体心理、精神、情绪正常，则人能良好地适应社会生活。抑郁症功能低下的表现为个体生命力不旺盛，新陈代谢能力不足，符合中医阳气不足的表现，故赵杰教授认为阳气不足是抑郁症的

根本病机，气滞、血瘀、痰结等因素是在疾病发展过程中某一阶段的病理表现抑郁症主要由肝、脾、心、肾受累及气血失调而致，治疗应重视对相应脏腑的调治。赵杰教授认为，在脏象学说中，五脏固然有其实体，亦有其功能，但中医重功能不重形质的特点决定了许多情况下五脏的功能不能完全与其结构吻合。赵杰教授从五脏的功能特性出发，融合现代医学知识与中医藏象学说，提出了"五脏功能观"，用于指导抑郁症的治疗。

赵杰教授认为，心主神志，主要代表人体的认知功能。人体感觉器官的灵敏度和准确度，都属于神明，也属于心的功能范畴。肝主疏泄，代表人体对刺激的反应功能。"罢极"之本意，历代注家理解不一，但对其大意的理解则基本一致，认为是"力大而耐劳"的意思。肝之"劳"，主要体现在对各种刺激做出反应。肺主治节，"治节"即为治理和调节，代表机体对功能兴奋的调节作用。人体功能总体上都可分为兴奋与抑制，阳气充足则张弛有度，兴奋和抑制平衡；阳气不足则每有虚性亢奋的表现。肺的调节作用可确保肝的反应性保持适中。肾藏精，主生长、发育、生殖，代表机体的能量储备功能。当机体阳虚能量不足时，首先满足生存的基本功能需要，社会功能和生殖功能就会暂时受到抑制，此时就会表现出社会欲望和性功能低下的抑郁状态。"金能平木"的内涵所在。脾主运化，代表机体整个新陈代谢的旺盛程度。脾胃为中焦，饮食物的消化、吸收及气血化生均与脾胃功能有密切关系。脾胃为后天之本，为其他脏腑物质提供能量。

"三部九候"平脉辨证立方

赵杰教授在抑郁症的治疗原则上提倡"经方扶阳法"，在长期的临床实践中探索出一套通过分候寸口三部九候脉象，根据脉象综合分析病机并选用经方治疗的方法和技术，现简述如下。

脾阳虚的基本方是附子理中汤，肝阳虚的基本方是吴茱萸汤、乌梅丸，阴虚的基本方是炙甘草汤，血虚的基本方是酸枣仁汤，血瘀的基本方是下瘀血汤。水泛加茯苓，痰浊多用白金丸，湿盛用白术，热毒盛用黄连、黄芩、黄柏等。①左寸脉沉弱，记忆力差，注意力不能集中者为营卫不足，用桂枝类方。②左关脉滑者为少阳病，表现为口苦、心烦易怒，用柴胡类方。左关脉沉细滑者为厥阴热化，用生地黄。左关脉弱，心情低落，甚至有自杀倾向者为厥阴病，用乌梅丸类处方（其中黄连、黄柏根据有无热象斟酌使用）。左关脉沉聚，胃气上冲，为厥阴病浊阴上冲，用吴茱萸类方。③右寸脉沉，右尺弱，为胸中阳气不足，无力引导下降，用桂枝加桂汤通胸阳并引之下温肾阳。右关脉滑弦，左关脉弦聚（聚，指下有凝结之感），腰以下水肿者，为阳虚而饮停，用真武汤。右寸脉浮滑，且为肺气不降者，金不平木，患者虚性兴奋，可用麦门冬汤、竹叶石膏汤类方。右寸脉弦，有表证者，用麻黄类方。④右关脉浮，腹胀为太阴病，用厚朴生姜人参类方。右关脉洪滑有力，口干渴，为阳明病，用石膏类方。右关脉滑实为阳明病，用承气汤类方。右关滑，胃脘痞闷者，用泻心汤类方。右关脉上滑下弦，为脾虚寒兼胃有湿热，用泻心汤合理中汤。右关脉弦紧为太阴病，用理中汤。右脉整体浮弱，脐周痛，为太阴病脾虚。营卫弱，用小建中汤。右关脉弦滑为有饮邪，用茯苓类方。⑤左尺脉浮，易失眠者为阴不敛阳，用龙牡类方。左尺脉滑，合并前列腺炎，为下焦有湿热，用封髓丹。右尺脉沉，疲乏甚者，为少阴病，加入巴戟天助肾阳。两尺脉细紧，易疲乏者为阳虚兼寒凝，加淫羊藿温阳散寒。⑥多部脉综合分析：右寸脉动，左关脉弱滑者，既有肝的虚性亢奋，又有肺的治节不足，用百合地黄汤。右关脉涩或左关脉涩者为瘀血，用下瘀血汤，若兼左尺脉涩，狂躁异常，用抵当汤。右关脉弦滑，寸、尺脉沉者，为阳虚饮动，用茯苓四逆汤。左关脉细紧，右寸脉滑者，又有唇口干燥、手心烦热等症状，为左路心肝之阳不升而致右路肺胃之火不降，用温经汤。左寸脉滑，右关脉濡滑者，湿浊痞塞中焦致心火不降，用黄芩黄连干姜甘草人参汤。左寸脉沉弱滑，右关脉滑者，又有胃脘痞闷及表证，舌尖红、舌根有腻苔，为湿浊阻滞中焦，阳气不能上达外散，用黄连汤。

四十一、重视情志引导，博施柴胡类方——崔云教授身心同调法治疗男性郁证经验探赜

崔教授指出，郁证给人的最直观感受即是压力，缺乏认知、难以灵

活应对周围变化，形成自身工作、生活及社交障碍，均是精神和心理压力的积聚和体现。郁证的影响包含生理和心理两个层面，二者密不可分、相互影响，生理不适常引发心理障碍，心理异常同样影响生理恢复。身体的恢复可增强信心、耐心从而畅达情志，情志的畅快可形成战胜疾病的决心从而加速身体的恢复，因此崔教授主张身心同调治郁证。

1. 柴胡类方调身以治心

崔教授调身善用柴胡类方，包括四逆散、柴胡疏肝散、柴胡加龙骨牡蛎汤和小柴胡汤等。柴胡加龙骨牡蛎汤：对合并严重的紧张情绪、焦虑抑郁状态者，常以此方化裁。运用生龙骨、生牡蛎往往起到安神镇惊之效，崔教授喜用30g，尤其用于阳痿的治疗，认为"一身尽重，不可转侧"的根本在于情志异常下机体应激反应所致躯体感觉障碍，而阴茎"重"而痿弱，即是"一身"感觉障碍的局部体现，所以常将此方作为情志异常之阳痿的治疗专方。四逆散：临证见肝气郁结于内，阳气不能外达致四肢不温者多，常以此方疏肝散结、布达阳气。气机阻滞、郁闭下焦的结局，用四逆散专方化裁，疏解气机之滞，合并情志异常，加刺蒺藜、生龙骨、生牡蛎、钩藤、远志、石菖蒲等，疼痛显著加白芷、威灵仙、川芎、延胡索、桃仁等。柴胡疏肝散：此方较四逆散用枳壳，偏于宽胸理气，见胸闷不舒、脘腹胀满、胁肋疼痛、嗳气善太息者常用之。肝郁水疝配泽泻、车前子、白术、茯苓；肝郁阳痿配五味子、红景天、仙鹤草、威灵仙；肝郁不育配黄芩、大枣、菟丝子、枸杞子。小柴胡汤：此方治寒热往来、胸胁苦满、默默不欲饮食、心烦喜呕等。男性郁证可表现为人的孤独感、失落感、工作效率下降、干呕、喉间异物感、心慌烦躁、胸胁不适、失眠等，结合辨证后可选择小柴胡汤调节精神郁滞状态，合并喉间异物感者，配半夏厚朴汤增强理气之效，痰热扰神致睡眠障碍，加温胆汤清热化痰安神。此外，如逍遥散、大柴胡汤、柴胡加桂枝汤、柴胡桂枝干姜汤亦属常用方剂。肝气郁结证衍变中又往往并见其他类型郁证，当注重化裁，如血郁加川芎、牛膝、桃仁、红花；痰郁加制半夏、苍术、浙贝母；火郁加栀子、牡丹皮、赤芍、黄柏；湿郁加车前子、茯苓、白术；食郁加生山楂、生谷芽、生麦芽、神曲等。

2. 情志疏导调心以治身

药物的使用更多在于调整生理之偏,患者心理上是否能够豁达、开朗、坦然,仅依靠服药是难以奏效的。而一旦患者在心理层面获得了正确的认知、树立了积极的心态,兼药物治疗双重干预,常获良效。要针对性指出郁证根源,如指明其患得患失、举轻若重的性格、容易紧张的特点,敞开心扉往往能畅达患者情志,并获取其心中有利于诊疗的更深层次想法。

崔教授建议患者根据自身情况,合理选择治疗方案,是否深究求确诊、是否手术、是否放化疗,同时运用中药有效治疗并发症,同其耐心交谈,减轻压力等。对一些传统认知的合理质疑、对无良宣传的有力批判和反对,在调心方面十分重要。此外,除心理疗法外,崔教授亦注重饮食和运动疗法的综合调理。饮食疗法包括:营养、清淡饮食,多食用水果、蔬菜、谷物、瘦肉等;多饮水,保持大便通畅;适度多晒太阳,睡前 1 杯牛奶,保证睡眠以放松大脑、提高办事效率。运动疗法包括:快走 3 千米 / 天、慢跑 3 千米 / 天,游泳 40 分钟 / 次、2 ~ 4 次 / 周等。

四十二、周绍华教授活用调理冲任法治疗中老年女性抑郁症经验

周绍华教授有很多自己的临床用药经验及心得体会,在临床中诊治的抑郁症病人有着很好的疗效。虽然抑郁症病人临床症状有相似之处,但亦有个体差异,结合中老年女性心理及生理特点,周绍华教授在临床中针对这类抑郁症病人,将辨证及辨病相结合,提出了在辨证用药基础上结合二仙汤调理冲任的思想,同时却又不拘泥于传统方剂,依据现代药理及女性生理基础,活用二仙汤拆方,取得了很好的临床疗效。

自古治疗郁证方剂多以疏肝解郁、养心安神、益气健脾、交通心肾为主。周绍华教授在治疗中老年女性抑郁症病人常规的辨证治疗基础上结

合调理冲任的方法，取得了较好的疗效。

郁证初期多为实证，为气分郁结，日久则易生痰湿，致痰气郁结，迁延难愈；若气郁闭于内，则郁而化火，阴虚内热，心肾阴虚；若不能及时加以用药，进而耗伤气血，演变为虚证，则气血不足，气机失调，出现心失所养、脾气失运。此时若仅仅予疏肝、养心、健脾、益肾等方药，仅可缓解部分症状，气血失养不能得以弥补，尤其是女性先天以气血冲任为本，调理冲任不仅适用于妇科疾病，同样可应用于女性其他慢性病。通过大量的临床观察，周绍华教授选用二仙汤加减以调理冲任，并活用二仙汤拆方，以针对不同主证的女性郁证病人。杨颖等临床研究也证明，二仙汤及其"温肾""滋阴"拆方均能直接作用于下丘脑，进而调控下丘脑—垂体—性腺轴。二仙汤全方仅有6味中药，以温肾益精、调理冲任的仙茅、淫羊藿、巴戟天、当归和滋阴泻火的知母、黄柏组方。其中仙茅、淫羊藿为君药，能够温肾阳，补肾精，辛温助命门而达冲任之效；知母、黄柏为佐，滋肾阴而泻虚火，即能治疗肾阴不足之虚火上炎，又可缓解仙茅、淫羊藿的辛热。郁证辨证多样，临床以肝郁、阴虚、心脾两虚常见，而女子以津、血为养，以肾为根本，任脉调阴经气血，冲脉为五脏六腑之海，冲任二脉调和则女性脏腑之病益于恢复。从周绍华教授的临证经验中可以看出，女性郁症病人以脏腑气虚不足、阴阳不调者，在辨病辨证的基础上佐以二仙汤调理冲任，尤其是主要应用仙茅及淫羊藿以温补脾阳、肾阳、补肾固涩，虽然以上案例病人均合有热证，予二仙汤后并未加重热象，所以在临床中合理的辨证及加减拆方，也可以起到事半功倍的效果，提高临床疗效。

四十三、朱广旗教授运用经方治疗郁证失眠经验总结

贵州省名老中医朱广旗教授从事中医脑病研究30余年，对郁证失眠有着丰富的临床经验，在临证过程中，朱教授原先治疗本病，单用养心

安神的方药给患者服用，疗效欠佳，睡眠质量时好时坏，常伴随患者情绪波动而改变，经多年研究揣摩后得出该病涉及多脏，病机复杂，大致分为肝郁化火、痰滞气郁、心神失养3种证型，朱教授善于运用经方治疗疑难杂症，辨证清晰，用药细腻严谨，理法方药丝丝入扣。

1. 疏肝泄热安神法——柴胡加龙骨牡蛎汤

朱丹溪认为："气血冲和，万病不生，一有怫郁，诸病生焉。"说明郁证是根本，先伤气机，再伤肝血。因此，该病因首责于肝。若肝疏泄不及，气血上逆，则表现为郁郁寡欢、多疑善虑、失眠多梦等。据以上医家所述，说明"肝"与情绪、寐寤有着密切关系。

朱教授认为寐寤之症，多因肝血不足、气郁化火作祟，肝在志为怒，疏泄失度，气血逆乱，以致情志失于调畅，继而出现夜寐难安，人之寤和寐与"肝魂"有着密切关系。当今社会，家庭、事业、学习等问题繁多，神经长期处于高度紧张的状态，难免情绪波动大，夜间情志未得到改善，肝郁导致失眠便成为常见原因。故而疏肝为治疗郁证失眠的重中之重，方能随神往来，保障情志舒畅、寐寤正常，反之则郁郁寡欢、失眠梦多。朱师认为，肝气郁结是发病之源，肝脏有病，魂失收敛，阳气动而不静，神不潜藏，形成失眠。而该方的配伍特点恰好针对此病机，有助于安神定志，令心能藏神，故治疗失眠尤其是辨证属于肝郁化火型的疗效极为显著。

2. 行气化痰安神法——半夏厚朴汤

朱教授临证总结得出：若机体脾气亏虚，情志不遂，则运化失常，气机失畅，水液停滞，内生痰浊，痰气停聚于咽喉，从而扰乱心神，则致不寐；精神紧张，长期刺激，或长期伏案工作，忧虑过度而伤及脾脏，脾不能运化水液，则水湿内停，形成痰郁，总以气机郁滞、郁结为根本；朱师临案发现：脾藏意智，郁证失眠的患者往往天生具有多思多虑，怕与人交谈，常感饱腹痞满等症，从脾脏入手，健脾行气，化痰除湿，方可心神安，情志畅。半夏厚朴汤虽不是失眠的特效方，然其健脾行气、化痰散结，和营卫阴阳，可使上下气机舒畅而寐寤，是体现本治法的代表方。再告诫患者需清淡饮食，情志舒畅，疗效有所增益。

3. 养心和中安神法——甘麦大枣汤

朱教授认为心神失养为主要病机，卫气夜行于阴经，阴气盛则寐安，心主神明，心气充盈，血足神旺，阴阳调和，则情志舒，夜寐安，睡眠由神主宰，而神又藏于心，为心神所主。故养心和中安神为治疗本病的重要治则。甘麦大枣汤是以调摄情志为基础，具有养心补脾、和中缓急的功效，侧重于调节情志，达到养心安神之效，不但可改善患者失眠情况，亦可缓解焦虑、烦躁症状。

4. 情绪不宁重用栀子、淡豆豉

此类郁证失眠多表现为心烦急躁易怒、情绪不佳、失眠多与情绪呈正相关，或面赤、或大便干、或肝痛。朱教授重用栀子、淡豆豉解郁除烦，最大可达 30g，栀子降而不升，泄心肺之火，淡豆豉升而不降，散热邪之郁结，共使心烦除，郁热解，再而二者相配伍，又为另一经典古方——栀子豉汤，栀子引火下行，淡豆豉引水上升，使得机体阴阳调和，水火共济。再加以配合和风细雨般的情志疏导，效如桴鼓。

5. 孱弱者辅以仙鹤草、大枣扶正补虚

仙鹤草，别名脱力草，苦、涩之味，性平，最早记载于《图经本草》，中医名家干祖望先生的"三仙汤"君药即为仙鹤草，其谓"脱力草者……凡无外邪的各种疾病而神疲怠惰者"。不仅具有补虚强壮之功，且其药性敛涩，重用能达到益心气、敛心神之效，朱教授常用至 60～180g，对于体虚年老气虚患者最为适宜，在配以大枣，取其补虚益气安神之效，二则补益之力更擅。

6. 中医情志疏导法

朱教授十分重视心理治疗与调节情志，"善医者，必先医其心，而后医其身"，调节情志是中医学基本的保健治病养生之法。常见的情志疏导法有"静志安神法""以疑释疑法""转移注意法"以及"以情胜情法"等。朱师认为对待患者需耐心细致，体会患者的痛苦，目的是让患者重建思想、宣泄情感，帮助患者突破情感障碍，从而改善患者的情绪，提高患者治疗的依从性。在配合中药内服，则心气和，情志舒，神得安，诸症可解。

郁证失眠病机错综复杂，朱教授在临证中，将其大致分为肝郁化火、

痰滞气郁、心神失养 3 个证型，本着"观其脉证，知其何逆，随证治之"的原则，选方用药准确，既守大法，又不拘一法，既守常方，又不拘一方。始终以病机为先，同时兼顾其主诉问题，配以经方比对化裁，解决其主要矛盾，灵活辨证，标本并治以图药到症除。朱教授针对郁证失眠由心、肝、脾三脏着手，以古方与治疗的临床医案相结合，辨证施治，依症选方，随方遣药，再配合心理疏导，回访疗效甚佳，值得借鉴。

第七章
郁证当代医家经验

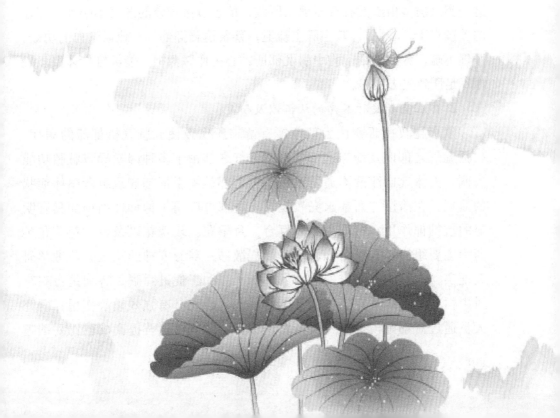

一、蔡永亮教授运用花类药治疗抑郁性疾病的经验总结

蔡永亮教授研究认为郁证多由情志所伤，致使五脏气机郁滞的病症，包括五气之郁以及情志之郁，其中五气之郁由于多种因素导致脏腑功能失调，人体气血津液不通所致；情志之郁是由于情志导致患者躯体症状的显现。在治疗中尤擅长应用花类药，自拟中药治疗抑郁性神经症。花类的中药主"舒散"，凝本草之精华，轻灵清化，性味多平和，能够疏利气机，调理气血。针对抑郁性疾病患者，摒弃了西式中医思想，运用辨证论治，从"心肝"入手。

1. 中医学对抑郁症的认识

古代针对抑郁性疾病尚无记载，本病多归属于情志病，其中有"郁证""百合病""惊厥""癫狂""头痛"以及"不寐"等，同属于情志病范畴，这一类疾病多由于五脏气血郁结所致，情志过极导致的肝气不畅等。郁证的关键在于"心肝"，其中肝主疏泄，喜条达恶抑郁，有疏通气血的功效，肝气不疏，致使郁结于胸中引发郁证；心主血脉藏神，能够维持体温，心血不足所致失去所养。

2. 蔡永亮教授对本病的认识以及研究

蔡永亮教授研究认为郁证多有情志所伤致使五脏气机郁滞的病症，包括五气之郁以及情志之郁，其中五气之郁由于多种因素导致脏腑功能失调，人体气血津液不通所致；情志之郁是由于情志导致患者躯体症状的显现。在治疗方面蔡永亮教授发现解郁方应用于抑郁性精神症具有明显的抗抑郁作用。解郁方中以百合、月季花、玫瑰花以及合欢花等花类药为主要组成，具有疏肝解郁、行气散结、养心安神的功效。药理学研究证实，本品能够调节中枢神经系统，有助于促进睡眠。特别是合欢花对中枢神经系统具有明显的抑制作用。百合花具有强效镇静作用，研究人员通过对小鼠模型进行研究发现，百合花能够显著提高戊巴比妥钠睡

眠时间和阈下剂量的睡眠率，有明显的镇静作用。

二、陈霞波从肝脾论治抑郁症经验

现代医学认为，抑郁症的发生可能与压力或刺激性事件、基因与遗传、酒精或药物滥用及失眠等有关。阴虚、气滞血瘀、肝郁化火、阴虚火旺等。陈霞波认为抑郁症是以肝脾为本，六郁为标，肝郁犯脾，脾失健运是基本病机，治疗以疏肝解郁，理气健脾为主。

1.肝脾为本，六郁为标

本病的病因主要与情志损伤有关。陈老师认为，抑郁症其病位在肝（胆）、心、脾（胃）、肾，但主要在肝、脾，故从肝、脾论治效佳。中医学理论认为，肝为刚脏，五行属木，喜条达，恶抑郁，主疏泄，调畅气机，调节精神情志。肝疏泄正常则气机疏通畅达，脏腑功能正常有序，血和津液环流不止。若忧愁思虑过度，可使肝失疏泄，气机不畅，乃至肝气郁结，而致郁证。气为血之帅，血为气之母，气行则血行，肝气郁滞则血液运行不畅，故气郁日久则成血郁；若气郁日久，内热无以疏泄，日久化火，可形成火郁；若肝郁伤脾，脾虚运化失司，则不能消食，而致食郁；脾虚不能运化水湿，水湿内停，可致湿郁；湿气内聚而凝结为痰浊，而成痰郁。因此，陈老师认为，本病的病机，首病在肝，既及于脾，肝脾失调，衍生六郁。是以肝脾为本，六郁为标。

2.首调肝脾，兼解六郁

陈老师认为，情志损伤而致气机郁滞为郁证的主要病因，肝郁犯脾，脾失健运是郁证的基本病机，故从肝、脾论治为治病之本，祛除六郁为治病之标。治疗宜首调肝脾，兼解六郁，而调肝脾，则以疏肝解郁，理气健脾为主。肝郁犯脾，脾失健运，而致肝脾失调，常表现为精神抑郁、胸闷太息、纳呆腹胀、肠鸣泄泻等，故临床中每以疏肝解郁同时，合用益气健脾之品，此乃治本之法。针对肝脾失调后产生六郁的病理产物，即血瘀、痰结、湿滞、火郁、食积等，分别运用化瘀、祛痰、化湿、降火、消积之法而治标，选方以温胆汤、越鞠丸为主。且因标本缓急之异，若六郁之标急者，宜先泻实解郁为先，继而疏肝健脾治本。再有患者素体阴虚，在选用疏肝理气之品时宜以理气而不伤阴为佳，诸如柴胡、香附、陈皮、枳壳等辛香之品不宜使用，可选用佛手、香橼、玫瑰花、绿梅花等。盖因郁证病程较长，受刺激易反复，用药易轻，以防越疏越虚之弊。

陈老师发现在临床上多见肝郁气滞、肝郁脾虚、和肝郁兼并夹湿夹痰的患者，若肝郁气滞，症见精神、抑郁胸部满闷，胁肋胀痛，痛无定处，善太息等，常用柴胡疏肝散或逍遥散加减，常用疏肝理气药物，如柴胡、陈皮、香附、枳壳、郁金、合欢皮，甘松、佛手、香橼、玫瑰花、紫苏梗、绿梅花、淮小麦等；若肝郁脾虚，症见胁肋作痛，情志抑郁，不思饮食，倦怠乏力，脘腹胀痛，大便稀溏等，常用逍遥散加减，重用党参、白术、黄芪、薏苡仁、苍术、甘草、炒谷芽、炒麦芽等健脾益气药；若肝郁兼并夹湿夹痰，症见精神抑郁，咽中如有物梗塞，吐之不出，咽之不下，伴面色晦黯，胸胁、乳房或少腹胀痛或刺痛，妇女月经先后无定期或闭经等，常用黄连温胆汤或越鞠丸加减，加用石菖蒲、竹茹等化痰之品。常佐用宁心安神的药物，如远志、青龙齿、酸枣仁等以助睡眠。

三、程立红教授运用针灸治疗抑郁症之经验

抑郁症是以显著而持久的情绪低落、思维迟缓、认知功能损害、意志活动减退和躯体症状为主要临床特征的一类心境障碍。

1. 重视气血理论和气机调畅

郁证的主要病因为情志所伤。肝主疏泄，调畅气机、调畅情志，故郁证的发病与肝的关系最为密切。肝失疏泄、脾失健运、心失所养、脏腑阴阳气血失调是郁证的主要病机。本病始于肝失疏泄，故以气机郁滞不畅为先。程教授认为抑郁症主要是气血运行不畅所导致，其中尤以气机失调为主要原因。

2. 重用四关穴

合谷、太冲合称为"四关"穴,《针灸大成》曰:"四关者,太冲、合谷是也。"合谷为大肠经原穴,为阳,可祛风解表、清泻热邪、通经活络、调理肠胃、镇静息风、调经催产,手阳明大肠经为多气多血之经,主气。太冲为肝经输穴、原穴,为阴,可镇静息风、疏肝理气、补益肝肾、通经活络、疏肝和胃、清肝泻热,足厥阴肝经为多血少气之经,肝藏血,主血。气血调和则诸病自愈,故四关穴对脏腑气血功能失调所导致的疾病有明显的调节作用。郁证的主要病机为脏腑气血功能失调,故开四关对郁证的治疗有明显的效果。

3. 重用调神安神之穴

程教授认为本病的另一个病机为神机失养,故其针灸治法重用调神安神之穴,常选用百会、四神聪、印堂穴。百会归属督脉,为手足三阳经与督脉之所会,督脉并脊入脑,脑为髓之海,故百会能安神醒脑、宁神定志,用于治疗神志病证。四神聪位于巅顶,内应大脑,善调元神之气机而调神治神,有健脑调神、醒脑开窍之功。印堂位于督脉上,故能通督而镇静安神。三穴合用可调神安神。

4. 重视心理疏导

程教授非常重视抑郁症患者的心理疏导,正如《临证指南医案·郁》所述:"郁证全在病者能移情易性。"程教授经常鼓励患者多参与工作,融入社会,培养自己的兴趣爱好,转移注意力。

5. 经验用穴

经过多年的针灸临床与观察,程教授发现针灸治疗抑郁症可取得良好的治疗效果,并且无不良反应,逐渐形成了自己的选穴经验。其常选用的穴位为百会、四神聪、印堂、太阳、头维、翳风、膻中、曲池、外关、合谷、足三里、三阴交、太冲,因病症不同而加减。百会、四神聪、印堂可调神安神,太阳、头维、翳风可疏通头部气血,膻中为气会,可宽胸理气,曲池可镇静息风,外关通阳维脉,可宁心安神,足三里可镇静安神、调理脾胃,三阴交为足三阴经交会穴,可健脾疏肝益肾、宁心安神,合谷、太冲可调和气血、镇静安神。选用这些穴可调和气血、安神宁神,达到治疗抑郁症的目的。

四、范军铭运用针灸治疗抑郁症经验总结

范军铭教授认为，本病病初多实，病久由气渐入营血，形神俱病，以虚为主。病程中主要以气、痰、瘀、虚为基本顺序发展变化。治疗结合电针，辅以心理疏导，疗效确切。

1. 病因病机

范军铭教授在继承中医学对抑郁症的认识后更集当代百家之长，通过多年对抑郁症的临床研究，认为本病病初多实，多由于忧思郁怒，气机郁结，致情志失调、气血失和。气郁易于化热，患者兼现心神不宁等证。火易灼津伤液，炼液成痰，形成虚实夹杂之候。病久则由气渐入营血，劳心伤志、心失所养，阴阳两虚，形神俱病。总体上抑郁症演变过程是由实到虚。抑郁症是由于情志失调，气机郁滞，脑神失养。神失所藏而致本病，在此基础上兼及心、肝、脾、肾诸脏。脑为"髓海""元神之府"，主藏而不泻，喜盈而恶亏虚，至清而不容邪，是精神情感和思维活动的发源地。脑失调控，出现心情低落等情志症状；七情失制，使五脏气机失调，痰瘀阻滞经络，而出现各种躯体症状。

2. 针灸治疗

针灸治疗本病的根本原则在于调神理气，只有在气正常的基础上，才有可能使躯体症状得到改善。范军铭教授认为，抑郁症的治法首先应为健脑调神。督脉贯脊络脑，具有全身性调节作用，针刺可调神醒脑，则脑自宁，神自安；亦可振奋阳气，改善以脑功能低下为主要表现的抑郁症状。督脉经穴具有宁心安神的作用。百会穴位居头之巅顶，为百脉汇聚之处，调补中气，健脑宁神，是宁心调神之要穴，临床常与印堂、四神聪组成处方，交替使用。大椎为督脉经穴，诸阳之会，可通调督脉，调神醒脑。针刺诸穴共奏健脑调神之效。

3. 辨证分型，随症加减

抑郁症临床表现不同，针灸治疗应辨证施治，调节整体阴阳平衡，

方能达到治疗效果。临床实证患者，如肝郁气滞者应选取期门、太冲、肝俞穴，以疏肝理气解郁；气郁化火者应选取行间、内庭、支沟穴，以清肝降火，调气解郁；痰湿阻滞者应选取丰隆、足三里、中脘穴，以健脾和胃，除湿化痰。虚证患者，如阴虚火旺者应选取太溪、三阴交，以滋阴降火；心脾两虚者应选取神门、心俞穴，以健脾益气，养心安神；肝肾不足者应选取肝俞、肾俞、大椎、百会，以滋补肝肾，填精益髓。

4.结合电针，提高疗效

针刺治疗抑郁症常常配合使用电针，以提高疗效。当机体的脏腑功能处于低下的状态时。电针常常可以通过电兴奋性刺激而使机体恢复至正常的生理状态。

五、高敏名中医基于浊毒理论以通论治抑郁症经验

浊毒无形，流窜周身，蒙蔽清阳，清阳不升，气机失调，浊毒蓄积，因而致郁，高敏教授在治疗抑郁症方面有丰富的临床经验，基于"浊毒"理论，以发汗、利水，通大便等通利的方法，驱散体内浊毒，使清阳得其所处，气机调和，病邪自除。

（一）从浊毒理论认识抑郁症

"郁"的概念源于《黄帝内经》，经后世不断发展，其含义大概分为狭义和广义两方面，狭义是指情志之郁，由于情志怫郁导致气机郁滞不通，表现为抑郁善忧、情绪不宁或易怒善哭、咽内如异物梗塞为主症的疾病；广义指疾病过程中人体气血、脏腑功能郁滞不畅的病理状态。高敏教授认为，现代医学命名的抑郁症即是"郁"狭义和广义二者的结合，浊毒为抑郁症产生的主要致病因素。现代中医理论研究认为，抑郁症患者的精神情绪以及形体功能的变化与人体阳气尤其是心阳与心神密切相关，神以阳气为根，是阳气之见于外的生命征象，阳郁、阳衰皆为病态。而

浊毒的产生,有外受之毒和内生之毒之分,外受之毒指自然界中秽浊之气、变质的食物及不对症的药物合于人体,内生之毒指人体五脏六腑功能异常,糟粕积蓄不留,气血运化失常所产生的毒邪。浊气无形而流窜身体各处,毒邪能量不断蓄积,人体不断浊毒化,异于人体正常的气机升降出入气机失常在人体明显的感觉就是情绪的变化,机体内浊毒蓄积,因病致郁,抑郁症虽病发于心,但与其他脏腑密切相关。故治疗首先要排出体内浊毒,协调恢复各脏腑功能,使气机升降正常,气血运行有序,患者自觉身心畅快。

(二)以通论治抑郁症

五脏六腑虽功能不同,均以通为用,以动为健。气机紊乱初期多为气滞、气逆,后期可见气虚,兼挟痰湿、痰火、瘀血等病理因素。伏郁较轻时可能影响人的情绪表达,但郁邪较重则会影响心神。抑郁症作为一种浊毒、浊气蓄积体内脏腑组织,导致五脏六腑功能失常、久而致郁的疾病,治疗首当以通论治。如何通?浊毒或从二便出,或从汗出。以浊毒为病因病机论治抑郁症,与传统的中医郁证辨证论治明显不同。

高教授基于患者的临床表现将其分为三类,第一类以失眠症状为主要临床表现;第二类以心烦易怒、咽喉部异物感及胸胁部位不适为主要临床表现;第三类为情绪异常紧张或忧虑兼见二便不利为主要临床表现。患者不同的临床表现决定了其治法各异,治疗先后顺序、缓急程度不同,以失眠症状为主的抑郁症,因不寐致郁,往往以调整脏腑功能治疗失眠为先,寐安则体健。以心烦易怒、咽喉异物感、胸胁部不适为主症的抑郁症,治疗首当根据脏腑辨证找到导致病变的脏腑,而后加减用药。以情绪异常为主症的抑郁症,往往体内浊毒程度较重,急需以通为主。

1. 宣通肺气以发汗排浊毒治郁

抑郁症患者常为肝气郁结不舒,见胸胁胀满,胸胁两侧亦为肺脏所居。肝、肺两脏虽功能不同,但都在调畅情志方面均发挥重要的作用。肺朝百脉,为主气之枢,为宗气出入之所,气机升降之枢;肝为罢极之本,精神调节之所,抑郁多与肝、肺有关。肝肺二脏主一身之气的流通和疏泄,气机升降异常影响人体生命活动。肺气宣发肃降失常,清气不入,浊气不出,大气下陷,肝气不升,肝郁化火则情志暗伤,表现为情绪时而高涨欢呼,时而低落欲哭,胸部满闷,脘闷不适。治疗当宣肺疏肝,理郁开通。

2. 淡渗利湿利水排浊毒治郁

"凡气血一有不调而致病者,皆得谓之郁",因病致郁与因郁致病往往错杂难分。且患者平素工作紧张,缺乏锻炼,形体肥胖,压力日久。"郁极乃发,遇时乃作",这种郁浊之气未达到一定程度时蕴蓄于体内不得发越,迟而不发。浊气结聚,有形而不实,或无形而有质,散漫不定,不似表证显现于外,也不同于里证的痼疾积聚。

3. 通利肠腑排大便排浊毒治郁

因郁致不寐的病症,现代学者研究其为郁证性不寐,寐佳则无郁,无郁则寐佳。火郁一证,推究病本,阴液枯竭,容易误诊误治,迁延数日,耽误患者病情。人体气血循行不息,则脏腑功能健旺。一旦糟粕堆积体内,浊毒阻滞气机,升降出入异常,日久化火伤阴。虽为火郁,迁延数日,影响心神,患者焦虑不已,睡眠困难,大便难出,首当通利肠腑,祛浊安眠,浊毒出则身心安定。

郁证发病,多数为情志不舒,气机郁滞所引起。高教授通过多年临床观察发现,郁证并不局限于情志致病,有形之浊毒、无形之浊气作用于有形之机体均可导致情志异常,临床表现为郁证兼夹其他病症,不仔细辨别则容易南辕北辙,达不到治疗效果。有形之浊毒、无形之浊气需要以通论治,只有排出体外,才能恢复人体正常的升降出入,郁证得解,人体得安。

六、管氏舌针治疗郁证36例疗效观察

郁证,古人称"脏躁""梅核气",以中年妇女多见,多由情志不舒,气机郁滞导致的一系列病症,病因病机比较复杂,郁证进一步发展可以导致其他疾病,如癫狂、积聚等。舌针疗法能调整了脏腑阴阳气血,疏利气机,故在临床中取得良好的临床疗效。

舌为心之苗,又为脾之外候,《灵枢·脉度》篇云:"心气通于舌,心和则舌能知五味矣。"心为五脏六腑之大主，脾是后天之本，故舌与全身脏腑经脉都有着直接与间接的关系，舌不仅是具有辨别滋味，调声音，伴食物，助运化等生理功能的机性器官，而且它和机体是一个整体，为脏腑之外候。以病理而言，脏腑气血的病变，亦反映于舌上，舌和全身脏腑器官有整体联系。导师在继承前人的基础上，据脏腑经络学说与现代医学相结合，发展和完善了舌针理论和疗法。

舌针疗法，如同耳针，头针方法一样，已成为针灸学中的一个分支，舌上有丰富的血管，淋巴管和神经分布，它与脏腑的密切联系，故舌作为一个全息元，亦是整个机体的局部缩影。郁证相当于现代医学的神经官能症，癔病，更年期抑郁症。郁证的发生与情志有密切关系，治疗中应该减少心理刺激，重视病人的心理活动和情感，善于语言疏导，有利于郁证的治疗。郁证如经久治疗不愈，痰火可扰乱心神或上蒙心窍，有可能发展为狂证。所以，早期治疗郁证极为重要，运用管氏舌针疗法有利于提高郁证的治愈率。

七、国医大师张学文从肝脾论治郁证经验探析

张学文老师以明代张介宾《景岳全书·杂证谟》中提出的"五气之郁，情志之郁，因郁而病，两者有所不同"为理论基础，认为"郁"，一是指病机，表达了疾病过程中气机、血液及脏腑功能郁滞不畅的病理状态，如朱丹溪所说："人身诸病，多生于郁。"二是指病证，即由情志怫郁导致气机郁滞为主要病机的一类病证。着重论述了怒郁、思郁、忧郁三种郁证的诊治，怒郁者，郁怒伤肝、肝气郁结、气郁化火，肝病乘脾；思郁者，思虑不解、脾虚生痰、痰阻气滞，脾病侮肝；忧郁者，悲忧哀愁、肝脾不疏、伤及心神，心肝脾俱虚。故治疗郁证应以调节肝脾关系为大法，佐以养心安神，三因制宜，辨证论治，天人相应，方可显奇效。

1. 肝郁化火，脾虚湿盛，湿热内蕴（怒郁）

张老师认为"凡郁皆肝病也"，性格强势，肝气亢盛，又因家庭琐事纷

扰，肝气不舒，气机郁滞，病久气郁化火，则生肝病，张老师引《古今医统大全·郁证门》"郁为七情不舒，遂成郁结，既郁之久，变病多端"，治宜疏利肝气、清肝泻火，用以柴胡、厚朴、木香、青皮等疏肝解郁，以牡丹皮、焦栀子、川楝子、黄连、生龙骨等清泻肝火。因肝病及脾，木郁乘土演化而来，故治应健脾和胃、清热祛湿，用以炒山药、砂仁、炒白术等健运脾胃，以黄连、焦栀子、胆南星、白豆蔻清利湿热。应根据病因辨证治疗，但切不可忽视患者有脾虚表现，若一味投入大量苦寒药物，伤及脾胃，则弄巧成拙，邪气内陷。

2. 脾虚痰阻，肝气郁结，痰气互结（思郁）

张老师以《诸病源候论》中记载"结气病者，忧思所生也"为基础。因思虑太过，同气相求，伤及脾胃运化，痰湿内生，故出现纳食极差、脘闷胁胀，大便质黏，舌苔白腻、边有齿痕。治宜健运脾胃、行气化湿，用以砂仁、炒白术、山楂、神曲等健脾开胃，以木香、枳壳、胆南星、石菖蒲行气化湿。张老师阐述《素问·五脏生成论》中记载有"脾，其主肝也……"一文，道"此处的'主'，实际上即是指制约，即相克，'制则生化'，脾主土，而制于肝木，故肝为脾之主"。若痰湿阻滞中焦，气机升降不利，久则气化失司，土壅侮木，脾病及肝，治宜疏肝解郁、调畅气机，张老师以《医方论·越鞠丸》"气得流通，郁于何有"为法，用以郁金、合欢花、柴胡以解郁除烦，以木香、川芎、香附、佩兰以行气疏肝。

3. 肝气不舒，脾虚失运，肝脾亏虚（忧郁）

张老师引《景岳全书·郁证》曰："至若情志之郁，则总由乎心，此因郁而病也。"以说明心与郁证关系密切。患者为高三学生，学习压力过大，复加情志不遂，肝郁抑脾，耗伤心气，营血渐耗，心失所养，神失所藏，即所谓忧郁伤神，而致心神不安，正如《灵枢·口问》云："悲哀愁忧则心动，心动则五脏六腑皆摇。"病位涉及肝、脾、心三脏，故治疗当以疏肝解郁、健脾祛湿、养心安神为根本大法，用以柴胡、炒苍术、厚朴理气疏肝，以炒白术、陈皮、山楂、神曲等健运脾胃，以党参、莲子肉、首乌藤安心养神。张老师道："心神得养，心神守护得当，情绪正常，不易为郁。"即正气存内，邪不可干。

八、何华教授从脾胃论治郁证

何教授临床上治疗郁证，不独重肝，因证施治，多从脾胃入手，临床上收获的疗效更佳。

（一）病机探讨

脾胃为仓廪之官，运化水谷津液，化生营卫气血，执中央以溉四旁，充养五脏六腑、四肢百骸。脾气以上升为顺，脾气升清，带动全身气机上行，与胃主降浊相互为用，乃调节全身气机之枢纽。脾气受伤，不主上升，反而下降，可导致一身气机升降失调而紊乱。戴思恭认为中焦气机升降受阻是造成无形之气和有形之质郁滞不行的根本原因。脏腑气机郁结，往往首先表现为中焦气滞，脾胃气行不畅，继而三焦气机皆失调畅，可发为郁证。脾胃受纳运化水谷精微，为后天之本，营养全身，各种原因导致的脾胃功能失常，消化吸收功能紊乱，使食郁中焦，亦影响气机，导致郁证发生。

（二）分型论治

1. 脾胃气郁

因思虑过多或其他七情内伤，伤及脾胃，使中焦之气失其升降，失于常度，清阳不升，浊阴不降，影响神机出入，郁证乃发。于气郁日久，久病入络而至血瘀，症见胸胁刺痛，痛有定处，夜间尤甚，舌质紫黯或有瘀斑，脉涩者，何师常酌情选用：丹参、郁金、桃仁、川芎、当归、降香等活血行气之品。

2. 食郁胃肠

因饮食无度，或脾胃虚弱无力受纳，饮食物积于胃肠，受纳失司，影响气机升降，神机受阻，发为郁证。宜消积导滞，理气和胃，何师常用枳实消痞丸合麻子仁丸化裁。药用：枳实、川厚朴、火麻仁、杏仁、白芍、麦芽、茯苓、白术、大黄、鸡内金等。用药特点是消补兼施，攻润相合，祛邪而不伤正。若兼见躁扰不寐者，何教授常酌选酸枣仁、柏子仁、朱茯神、首乌藤、合欢皮等安神养血之品。

3.脾虚痰郁

因脾胃素体虚弱，运化失常，湿浊内生，积湿成痰，痰湿壅遏，气滞痰郁，引发郁证。治宜健脾化痰，理气开郁，何教授常用半夏厚朴汤合二陈汤化裁。药用：姜半夏、厚朴、陈皮、茯苓、生姜、大枣等。用药特点是化痰健脾兼理气，痰祛则郁结自除。若湿郁气滞兼见脘痞不舒，嗳气时作，何教授常酌选：木香、佛手、砂仁、苍术等理气除湿之品；若痰郁化火病见烦躁不宁，口苦失眠，舌红、苔黄腻，常酌选：竹茹、黄芩、生栀子等清热化痰之品。

郁证的病机病位方面，主要责之于肝，主流的学术见解是从肝论治，疏肝解郁为其治疗法则，但临床治疗不能拘泥于此，"五脏六腑皆可致郁"才符合中医的整体观念，而五脏六腑之中，脾胃与郁证发生有着密切的关系，脾胃为后天之本，影响一身气机的升降，亦影响水液的输布，这些因素的异常都可以从各个方面引发郁证，故脾胃在郁证的发病中起着至关重要的作用，临证不可不察。

九、基于中医传承辅助平台探讨张伦忠治疗中老年郁证经验及组方用药规律

运用中医传承辅助平台软件挖掘统计张伦忠教授治疗中老年郁证的122首处方，分析组方用药规律特点。

本研究所选122首处方中共涉及134味中药，其中出现17次以上的中药共39味，且多以补益药、理气药居多。本研究结果显示，122首处方中所涉及中药归经以"肝经"为最多，肝脏疏泄失职，则气机郁滞，故郁证治疗当用理气药以疏肝解郁。

张伦忠教授善用白芍，其在药物频次统计中高达72次，居第1位。

白芍柔肝止痛、平抑肝阳"白芍酸走肝,故能泻水中之火,因怒受伤之证,得之皆愈";配伍香附能理气解郁;配伍当归、柴胡善治血虚肝郁;与甘草相配则能缓急止痛;与龙骨、牡蛎同用可敛阴止汗等。生龙骨—生牡蛎为张伦忠教授常用药对,在药对组合及单味药物使用频次中均出现次数较多。

张伦忠教授重视辨证用药、对症用药,典型的郁证病人根据其主要症状辨证可分为多种证型。情志不遂、胸闷胸痛、善太息为肝气郁结型,以气病为主,为"气郁",治疗当平肝降逆,柴胡疏肝散主之;肝气郁者,郁在血分,为"血郁",治疗当疏肝解郁,逍遥散加减以治之。运用柴胡疏肝散或逍遥散为主方同时,还常常配伍焦三仙以健脾开胃消食。咽中有异物梗阻不适、咯吐不出,胸闷,苔白腻,脉弦滑等辨证为痰气郁结型,应用二陈汤合半夏厚朴汤为主方加减。情绪暴躁易怒、胸胁胀痛、口干口苦、呕吐吞酸、便秘、舌苔黄、脉弦数为气郁化火,治疗当在疏肝解郁基础上兼以泻火,丹栀逍遥散主之;虚烦不眠、心中懊恼者,此为心火,治宜清心除烦,栀子豉汤主之等。心烦易怒、腰酸、失眠、心悸、舌红、脉弦细数等表现则辨证为心肾亏虚型,张伦忠教授多应用桑麻地黄汤合天王补心丹为主方加减。若妇人有精神恍惚常欲哭、苔薄白、脉弦细等典型表现则为心神失养型,甘麦大枣汤主之等。

张伦忠教授认为中老年人体质虚弱,形气渐衰,气血阴阳失调,加之肝脏枢机不利,故极易罹患情志不遂之证。中医证候统计中以肾精亏虚证为最多,其病机多为"本虚标实,脏腑功能失调"。从补肾填精角度论治,尤善运用桑麻地黄汤。肾精不足则肝木失养、水不涵木,进而导致肝经疏泄失职,发为郁证。本研究中药对组合以及药物之间关联度最高的桑麻地黄汤是在六味地黄丸组方基础上加桑叶、黑芝麻而成。在补肾填精基础之上注重顾护脾胃,保脾气健运,气血生化充足,从而充盈他脏,培补后天之本以资先;且脾胃为气机升降之枢纽,气机升降有度,从而维持脏腑功能与神志活动的协调与平衡。

十、蒋健教授"郁证脾胃病论"诊疗经验介绍

蒋健教授首次将中医脾胃病分为非郁证性与郁证性两大类，后者乃指情志因素引起或加重的脾胃病，多属功能性消化系统疾病。郁证性脾胃病又分为单纯郁证脾胃病与病郁同存脾胃病两类。所谓单纯郁证脾胃病，即情志因素影响肝主疏泄、脾藏意智、心主神明的功能而出现脾胃类临床表现，症状看似在脾胃，实为七情内伤导致肝、脾、心本经本脏的郁证病变；病郁同存即郁证性脾胃病与非郁证性脾胃病同时存在，二者可互为因果，包括因郁致病及因病致郁。

清代张琦《素问释义·宣明五气篇》作解："噫为脾病而出于心，子传母也，火土之郁，气不得伸，则噫出之。"蒋健教授认为"心为噫"属于郁证性嗳气范畴，其病机为肝气郁结、心神失养，其临床特点是患者欲嗳气便可嗳气，非噫不舒（蒋健教授将其称之为"自主嗳气"）。此为郁证性嗳气，治疗应疏肝解郁、养心安神，而非一味和胃降逆。因此，蒋健教授始终坚持从郁论治，以柴胡加龙骨牡蛎汤、安神定志丸、归脾汤、逍遥散、四逆汤及半夏厚朴汤化裁，共奏疏肝解郁、养心安神之功。郁证性痞满或胃痛，因于七情内伤，导致"无邪无滞无形"之气郁，继而可造成火痰湿食血郁，其临床表现除了脾胃类症状，也伴随脾胃类外广泛的躯体症状。治以调和脾胃、理气安神；用柴胡桂枝龙骨牡蛎汤合半夏泻心汤加减。蒋健教授认为"怪症多属郁证"；所兼见症状诸如头痛、心悸、神疲乏力、不寐均多郁证。小柴胡汤证之"默默不欲饮食"正指郁证性纳呆，病机涉及肝气郁结或化火、肝木克土肝胃不和、心脾郁结以及食郁痰滞血瘀等。以柴胡桂枝加龙骨牡蛎汤合甘麦大枣汤加减。

十一、久郁勿忘逐瘀——王新志教授
从气血辨治郁证经验

王新志教授十分重视郁证的临床识别和诊治，注重郁证与气血的关系，提倡从气血辨治郁证，指出"久郁要勿忘逐瘀、敢于逐瘀"，创新性提出运用经方、气血辨证和脏腑辨证相结合综合论治郁证的思想。

（一）重视郁证的临床识别与诊治

抑郁症常表现出不同程度的躯体症状或伴有躯体疾病，共病率高。基层门诊病人患有精神障碍的 50% 以上有躯体主诉，躯体化也是造成精神障碍漏诊和误诊的主要原因。在治疗上强调形神一体，怡情易性；分期论治，脏腑辨证和气血辨证相结合；病证结合，因人制宜。在方药上，善于运用经方：以甘麦大枣汤贯穿始终，养心安神以治病；结合辨证，灵活运用经方以治证。并善于运用虫类药，提出"以血肉有情之品养血肉有情之身"。

（二）重视郁与气血的关系

王教授认为"百病皆生于气"，而郁之为病又以气郁为先，故又说"气病多生于郁"，气机郁滞，百病由生，气机通畅，百病消亡。诚如《丹溪心法》所言："气血冲和，万病不生，一有怫郁，诸病生焉，故人身诸病，多生于郁。"气血是脏腑生理活动的内在物质基础，而精神情志活动又是脏腑生理活动的外在表现，所以郁之为病与七情、气血密切相关。王教授认为郁之为病，首因七情，七情首犯心神；首滞气机，气郁首犯肝魂；久则内入五脏，入络伤血，瘀血为患，病变多端。郁与气血关系十分密切，所谓郁病者即为气血病。王教授认为郁证在气血层面的发展可独立于脏腑之外，单独分析其气血方面的发展过程使郁证的临床更为简便。

（三）脏腑辨证和气血辨证相结合

1. 脏腑辨证

五脏皆为靶点。王教授认为郁证的发生发展有一大特点：初为"七情生病"，后为"病生七情"。即郁之为病，初起多为七情内伤，扰乱脏腑功能、妨碍气机升降，进而出现脏腑功能失调的症状。郁久则气血津液阻滞，脏腑功能受损，又易变生病理性七情症状。二者常常互为因果，往往使病情迁延难愈。在脏腑辨治上善于从肝论治，重视健运脾胃，提出了"病在大脑，治在肠胃，利在心神，辅在四旁"，治疗阴类重视温肾阳、轻症强调"待其阴阳自和"、慢病顽疾注重"慢病守方"，善于运用心理疏导。创新性地提出五脏六腑均有郁证靶器官的学说。

2. 气血辨证

久郁勿忘逐瘀。王教授认为七情致病是一个多向发展过程，而郁之为病又以气郁为先，故在气血方面，又可发展为气郁痰阻、气郁化火、气郁血瘀而变生痰郁、火郁、血郁等不同结局。王师认为郁证的气血辨证，定位定性至关重要，在定性方面主要辨气滞、气结、气逆、气闭、气虚；血寒、血热、血虚、血瘀。其中气病以气郁为多，血病又以血瘀为难。瘀血的形成意味着郁证进入难治阶段，王教授将其概括为"诸药无效的、症状多端的、疼痛为主的"，并强调：久郁要勿忘逐瘀、敢于逐瘀，以逐瘀起沉疴。王教授亦注重辨瘀之定位：瘀在头面官窍、瘀在胸中血府、瘀在膈下两胁、瘀在少腹胞宫、瘀在周身四肢；并认为瘀与肝郁、肝阳、痰、湿、饮、寒、热密切相关。依据病位病性，王教授分别选用王清任"五逐瘀汤"加减治疗，其中尤以血府逐瘀汤最为常用。气血辨证着眼于郁证切实相关的气血，避免了因病情复杂而出现脏腑病变与气血病变难以一一对应的情况，使辨证简便实用而精确，提高了理法方药实施的准确性。

王教授常言："百病生于气。"此"气"既为"气氛"，又为"气机"。气氛即为人的生活工作等外部环境，气机即人体内部之气的升降出入。外部之"气"首先影响精神情志，进而影响内部气机，诸气不畅又以气郁为先，故曰："百病生于气，气病生于郁。"郁久内伤脏腑、阻滞气血，则应辨治脏腑，兼顾气血，佐以情胜病，综合调治。故王教授在辨治郁证时既强调气郁为先，疏肝解郁，又注重治病求本，因人制宜，脏腑辨证与气血辨证相结合，既守大法，又不拘一法，既守常方，又不拘一方，根据病人具体情况，综合辨治。

十二、孔尧其主任针灸从神论治郁证经验总结

孔尧其主任提出郁证应从神论治，其病位在脑，选穴以神为基，操作以神为本。

（一）郁证从神论治理论基础

孔老师根据郁证主要症状心情抑郁、情绪不宁与五志中的忧、思、恐、怒的描述相一致，认为其属于传统医学所述的神异常的范畴。郁证的病因病机与七情、六淫、饮食、痰、瘀、虚等关系密切，病发于五脏，但病位在脑，脑神被抑是其根本病机。因此治疗时应从神论治，根本法则是调神，通过针灸方法对穴位的刺激使失衡的精神状态达到一种新的平衡。

（二）选穴以神为基

孔老师认为在治疗郁证时，选用的穴位要以神、脑为中心，临床取穴大致分3类。

1. 头部的穴位

郁证作为以扰及神明为主要表现的疾病，其病位在脑，而腧穴具有治疗穴位所在部位和紧邻组织、器官、脏腑疾病的作用，因此选穴下针时，就应首选头部穴位。头部穴位可以调节郁证脑神失调，具有安神定志、敛神增智、宁心安神等作用。在选穴组方时老师强调郁证治疗应坚持对因处方以头穴为主的原则，首先应选用头部腧穴四神聪穴和国际头皮针穴位标准方案中的额中线、额旁1线（右）、额旁2线（左）作为主穴。

2. 先贤的经验用穴

被冠以神、脑之类穴名的腧穴，如神庭、神道、神门、本神、脑户等，孔老师认为这绝不是文字游戏，而是古代医家的临床实践总结，也是中

医理论的一种体现，是以功能命名的一种方法，正如《千金翼方》指出："凡诸孔穴，名不徒设，皆有深意。"如神庭穴，孔老师认为神庭穴位于脑海前庭，为神识所在，是治疗神识病症的要穴。

3. 针对郁证病机的腧穴

郁证在临床上可分为肝气郁结、气滞痰郁、心脾两虚、肝肾亏虚四个常见证型，孔老师在治疗时除了坚持头穴为主的同时，还强调结合辨证，分型处方，常选用太冲、合谷疏肝解郁；丰隆、中脘行气化痰；心俞、脾俞补益心脾；太溪、三阴交、肾俞补益肝肾。上述诸穴都是针对郁证的病因病机，通过泻实补虚，以达机体阴阳平衡为目的。

（三）操作以治神为本

孔老师在临证操作时治神之法贯穿始终，在其所著的《针灸从神论治精神疾病》一书中把治神之法依次归纳为"定神""守神""移神""制神""静神" 4 个步骤，通过调摄病人精神及医者意念的方法，使针下得气甚而气至病所，从而提高治疗郁证的临床疗效。针前要定神包括了两个方面的内容，即调整医生自身的心理状态及安定患者的精神。孔老师认为医生自身在治疗时应从容自信，增强患者对医生的信心，实现定神的目的，方能取得满意疗效。进针要守神，进针时术者要聚精会神，属意病人，令志在针，意守针尖，迅速破皮刺入。同时敏锐地观察病人情绪变化，及时调整针的深浅、方向，调整病人的心理状态，使患者守神则有利于针下得气，令气易行，提高疗效。行针宜移神、制神即医者在针刺入一定深度后，观察病人的神态和目光，通过眼神交流，使病人神情安定。在行针过程中，还应通过移神之法，使患者意守针感，促使得气，在治疗本病时，常运用头针导引法，就是在抽添法加强头针的针刺效应同时，嘱患者闭目端坐，全身放松，意守丹田，引导患者意念集中，调摄自己的神气，进行相应的心理暗示，此法可明显提高治疗郁证的疗效。针后要静神，孔老师认为针后静神对郁证的疗效有重要影响，针刺期间和针刺后，要避免环境和情绪的刺激。针刺后叮嘱病人稳定心态，不可过喜、过怒、过悲、过忧，以免神气耗散。

十三、赖新生通元法治疗郁证经验

赖新生教授针对郁证病因病机及其治则治法提出 3 点：①郁气之蓄，其内或虚；②脏腑失衡，诸病皆生；③通督养神，通调脏腑。赖教授以通元法自拟五脏安和方，针对五脏之阴阳而调之，配以通元针法，通督养神，引气归元，疗效甚佳。

（一）病因病机

郁证的病因总属情志所伤，主责于肝，肝气不舒，失于条达，疏泄失司，肝木生火，木克脾土，故心脾首当其冲，心失所养，脾失健运，脏腑阴阳气血失调，故该病患者的次证以不寐、心悸、胃痛、痞满、嘈杂、反酸等居多。此外赖老认为乙癸同源，肝为水之子，子病及母，水不涵木，故易致阴虚阳亢、肝肾两虚之证；金木龙虎回环，肝主升发，肺主肃降，金木失和，可见木火刑金、木旺侮金、肝肺亏虚之象。

（二）治则鼎新

近代医家多主张从郁、痰、瘀治疗，有学者强调益肾补虚、调气安神，兼顾心脾肾，但对于五脏之治疗有所偏重。因此各家治郁的方剂中以小建中汤、柴胡疏肝散、甘麦大枣汤、逍遥散合归脾汤、附桂理中汤等多见。针灸方面则多注重扶正祛邪、调整阴阳，分型论治，并有人提出"脑神—心神—五脏神—情志活动"为治郁之主轴，倡导治郁不忘治脑，脑神得调，肝疏郁益神宁。针对此病治疗，赖教授强调在疏肝解郁，通督养神基础上，应重视五脏阴阳之调理。五脏失和为疾病之根本。该病症状或以一脏两脏之病变突出，不可只单一治理病脏，因五脏皆可受损，故自拟五脏安和方配合通元针法，通督养神，引气归元，安和五脏，脏腑通调，诸症皆消。

（三）名医精髓

赖教授认为郁证初期以实证为主，多由气郁、血郁、湿郁、痰郁、火郁、食郁形成，六郁相互联系，相互蕴结，气食郁者，气机不畅，痰湿皆可化生。日久气入血络，遂成血郁。郁而化火，火郁蕴生，因而该病虽表现以实证多见，但后期多转虚或虚实夹杂。

1. 脏腑失衡，诸病皆生

赖教授重视脏腑辨证，从六郁而言，气血火之郁主责于肝，食痰湿之郁则多由脾胃生。因此，赖教授发现临床上郁证患者多兼脾胃病。从脏腑阴阳论，郁证患者长期情志不舒，肝郁不解，肝失疏泄，条达不畅，日久易使其郁而化火，火郁伤阴，因心藏神，肾主骨，然心失所养，肾阴亏耗，继而易出现心肾阴虚出现心悸无汗，阴虚则无以制阳，故而心肝火旺致不寐、焦躁、腰膝酸软、关节疼痛等。肝气郁而不解，肝胃不和，然胃不和，则卧不安，加以脾胃失调，气血生化乏源，津液亏虚，故皆可见心悸、胃脘不适等症，故郁证兼有脾胃病者失眠居多。忧思伤脾，思则气结，肝气易横逆乘土，脾失健运，食滞不消而蕴湿生痰，阻遏中焦，故可见食欲不振、恶心呕吐、反酸等；脾与胃相表里，脾胃失荣，水谷精微之气随之留滞，气机不畅，不通则痛，故见胃脘疼痛等。脾与肺同为太阴经，脾胃失调，肺与之同病，五脏失调，易于受邪，肺为华盖，肺宣降失司，气机上逆，故见呃逆、咳嗽等。因郁而致脏腑失衡，诸病皆由此而生。

2. 通督养神，通调脏腑

"脑为元神之府，主持五神"，神、魂、魄、意、志皆为五脏之志，脑之所主，郁证受情志所伤，故气机失调脑神随之失守，神乱则五脏无以为安。因此，赖教授主张治郁先调神，调神必先治脑。脑藏神，主神明，为诸阳之会，十二经之阳、脏腑之清阳皆会于头部，督脉为阳脉之海，故赖教授在通元针法中以督脉统领阳气，通督养神，神清则脑灵，郁气可舒。督脉以百会、印堂为主穴，百会为手足三阳经及督脉的阳气交会之处，穴性属阳，又阳中寓阴，印堂联通任督，故两者相配能交通阴阳，沟通周身经穴，通调十二经脉之气。通元针法中以背部腧穴，尤以背俞穴为主，调理五脏；以腹部腧穴，引气归元，疏理六腑，两者相合，脏腑阴阳得以安和，通督养神，引气归元，交通全身。

此外，赖教授认为针药结合治疗该病，疗效甚佳，以自拟五脏安和方为加减，针对五脏之阴阳而调，肝木以柴胡、白芍等，心火以五味子、百合等，脾土以白术、薏苡仁等，肺金以桔梗、甘草等，肾水以知母、牡丹皮等入方。总结赖教授在此方运用上经验，实不拘泥于用药，而着重于组方，五脏六腑皆有所顾，故可攻之，守之，坚之，柔之，补之，泄之，阴中寓阳，阳中寓阴，阴阳调和，故五脏方安，郁乃可去。

十四、李发枝运用归脾汤治疗抑郁症经验

1. 病因病机

郁证病因以情志内伤为致病特点。中医学中情志与心脾两脏关系最为密切。心藏神而主血，脾主思而统血。若思虑过度，劳伤心脾，导致心脾气血不足，则不能濡养心神，心神失养，出现胆怯易惊、少寐多梦等症；脾气亏虚，出现倦怠乏力、少气懒言、食欲不振等症；气血生化乏源，终致气血亏虚，心神失养，而见郁闷寡欢、情志不舒、心情低沉、兴趣索然、少气懒言、倦怠乏力等一派神气不足的表现。心与脾两脏联系密切，二者阴阳相通，经络相连，气血互济，两者之间的相互关联既体现在生理上，也体现在病理上：如过度思虑或者劳心过度，则导致心血耗伤，又可引起脾之运化功能失常，进而气血生化无源，最终导致心脾两虚，由此可见，心脾两虚是抑郁症的一个重要病机。

2. 归脾汤的组成、功用、适应证

本方功用益气补血，健脾养心。其特点为心脾同治，重点在脾，使脾旺则气血生化有源，故方名归脾，意在于此；同时气血并补，但重在补气，意即气为血之帅，气旺血自生，血足则心有所养。归脾汤临床应用十分广泛，其主要适应证为思虑过度，劳伤心脾，体倦发热，失眠多梦，食欲不振，怔忡惊悸，自汗盗汗，吐血下血，妇女月经不调，赤白带下，

以及虚劳、眩晕证属心脾气血两虚者。

归脾汤在改善患者的生理机能、缓解躯体疼痛、提高生命活力、改善精神健康状况以及总体健康方面有良好的疗效。研究表明，归脾汤可能是通过保护海马CA3区神经元不受损伤而发挥的抗抑郁作用。

十五、李鲤教授从脾胃论治郁证经验

李鲤教授认为诸脏之病，其因多源于脾胃，其果也多与脾胃相关。其治疗郁证擅从脾胃入手，临证以保和丸加减运用，独具匠心，临床疗效显著。李教授认为当今社会饮食和生活方式的改变，尤易引起脾胃运化失职，引起郁证发生。

1. 脾胃为气机运化枢纽

李鲤教授指出脾胃位居中焦，是人体气机升降枢纽。脾胃的气机升降影响肝气生发、肺之肃降，并影响全身气机升降而与郁证发病密切相关。而李鲤教授在中医五脏整体观理论指导下，指出脾土为万物之母、四运之轴、五脏之中心，可上乘下达。正常人体气机周流运行，脾升胃降，肝气升发，上及心火，肺气肃降，下温肾水，脾胃如车之枢轴，四维如车之轮，人体气机升降轴轮相辅，运动流通，轮运轴灵，全身气机周流顺畅。如此可见，脾胃功能正常，人体气血调和，能调中州而驭四旁。中焦脾胃之气衰则易致气机升降失常，金水废其收藏，木火郁其生长，所以精神分离而病作。且临床肝木多克脾土，当先重视调理脾胃，使脾胃得健，如此培土荣木，则肝体得养，肝用正常。因此，李鲤教授认为郁证治疗不应只侧重于肝，亦应注重顾护脾胃，重视脾胃之气的生发生长。临床重视培养中气，健运脾胃，既能生发肝脾以益木火之生发，又能降肺胃以助金水之肃降，枢机通利，中土斡旋调顺，气机周流畅通，全身气血调和，如此则七情平稳，情志正常，不发为病。

2. 脾胃与情志生理、病理联系

李鲤教授认为脾胃生理上与人的精神情志活动相互联系，而脾胃为气血生化之源，人精神意识活动有赖于脾主运化水谷，化生营血，以营养意。又脾主思，李鲤教授认为郁证气机郁滞的病理变化正符合"思则气结"的病理变化。思乃人正常的精神活动之一，而如果思虑过度则最易伤及脾脏。长期如此则易于形成志凝神聚的精神状态，从而出现气机郁滞，进而影响到人的情志活动，李鲤教授从脾胃入手治疗本病，以期脾胃健，化源开，气血自生，精秘而神安。

郁证是气血津液异常导致，其病理因素主要是气滞、痰湿、血瘀。李鲤教授认为这些病理因素的产生都与脾胃息息相关，脾胃功能失常必然引起气血津液的异常。人们费心劳神，焦虑郁怒时生，常引起脏腑功能失调，特别是脾胃运化失职，肝胆疏泄失常。脾胃升降斡旋失职，影响气机升降，则会导致脏腑气机失常，从而气机郁滞，郁而发病。气为血之帅，气郁日久，则气结血滞，从而形成血瘀，可表现为寤寐不寐、心神不安。因此，李鲤教授认为调理脾胃，杜绝痰湿滋生之源，助全身气机调畅，培气血养精神，是治疗郁证正本清源之道。

李鲤教授在总结前人经验基础上，结合对郁证病因病机的独特认识，认为治疗本病当从脾胃入手，以健脾化痰、疏肝解郁、安神为法，临床注意顾护后天脾胃。其选方用药以保和丸为主方进行辨证加减，常配以补益气血、活血化瘀、养阴安神等药物。李鲤教授认为合欢皮解郁安神，善治焦虑、抑郁。在临床辨证施治基础上，李教授亦常加用一味甘松，甘松味辛甘，能行气开郁醒脾，临床运用，每收佳效。

十六、李应存教授运用敦煌泻肝实调气血法治疗郁证经验

李教授认为郁证是情志病，病位在肝，与心脾关系密切，病机为肝失疏泄、心失所养、脾运失职导致脏腑气血阴阳的失调。故郁证治疗的根本在于调畅情志，疏理气机，补益气血，最终使机体的气血阴阳恢复平衡状态。李应存教授以泻肝实调气血为治则，运用敦煌大泻肝汤合疗

风虚瘦弱方随证加减，疏肝理气，调气和血，使气机调畅，气血和利。

大泻肝汤来源于敦煌遗书《辅行诀脏腑用药法要》，原方如下："大泻肝汤。治头痛，目赤，多恚怒，胁下支满而痛，痛连少腹迫急无奈方。枳实（熬）、芍药、甘草（炙）各三两，黄芩、大黄、生姜（切），各一两。上六味，以水五升，煮取二升，温分再服。"其中芍药凉血散瘀、柔肝缓急止痛，生姜和胃降逆，黄芩大黄合用，清肝利胆泻火，甘草和中。

疗风虚瘦弱方原件藏于法国国家图书馆，法国编号为 P.3930。其在敦煌医学卷子中原为治疗产后病而设，其原文为"治产后风虚瘦弱，不能立、无力、短气方。取当归、生姜各四两，黄芪、芍药、川芎各三两，桂心、甘草各二两，羌活一两，干枣三十枚、擘破，羊精肉三斤。右（上）已（以）上并切，以水二升，先煮肉，取汁一斗。去肉下诸药。复煎取汁二升半，即去滓，分作三服。服别如人行十里，进一服即（差）"。桂心、羌活散寒通阳；生姜、大枣升阳益脾胃；当归、川芎、白芍三者合用既补血又调血；黄芪、甘草补气和中；羊精肉血肉有情补益精血。诸药合用则补虚固正。

李应存教授认为郁证多由忧思郁怒伤肝所致，肝气郁滞导致多系统病证。李教授采用泻肝实调气血法进行整体调治，运用敦煌大泻肝汤疏泄肝气的同时合疗风虚瘦弱方加减以调畅气血，做到补泻并用，标本兼治，统筹兼顾。

十七、李志道教授分步针刺法治疗郁证经验撷粹

李教授认为郁证的发生与肝、心、脾、肾关系密切，故在临床治疗中兼顾四脏，所选穴位与此四脏密切相关，遵循调心疏肝、健脾滋肾的治疗原则，采用分步针刺法进行治疗，依次为速刺不留针法、互动式针法、留针候气法、拔罐通经法。

速刺不留针法选穴：胸四至胸十的背俞穴透刺夹脊穴。现代解剖学

表明，支配五脏六腑的传入传出神经以脊椎旁作为门户，针灸背俞穴是通过调节自主神经的中枢部位来发挥作用，背俞穴直接对应于所属脏腑所在的体表对应部位，即五脏六腑在局部对应体表的投影区。夹脊穴位于督脉与膀胱经之间，一组穴位而兼顾两经之气。研究显示背俞穴通过督脉与膀胱经入络脑的途径加强了元神之府对脏腑的调整作用，背俞透刺夹脊穴共同形成了一个背俞功能带。因此，李教授选取胸四至胸十背俞穴进针，向相应夹脊穴透刺，即心至肝胆的投影区，采用速刺不留针法，可以激发脏腑经气，调节脏腑功能，疏理脏腑气机，宽胸以解郁。

互动式针法亦可称为运动针刺法，取穴：内关、间使、郄门、丘墟、照海。针刺得气后，术者实施手法的同时，嘱患者配合活动患处，从而激发患者自身治疗疾病潜能的一种治疗方法，针刺时要求医者和患者注意守神，这是治疗疾病的关键。该种针刺法可以起到催气的作用，调动机体的自我调节能力，加速气至病所，从而提高临床疗效。李教授强调针刺郄门、间使、内关穴时应注意避开正中神经，针感以酸胀为度，力求不出现"麻"的针感，以减少对神经的刺激，减轻失眠的症状。在临床中发现互动式针法配合患者呼吸吐纳有利于调整气机的升降出入运动，将体内的浊气排出体外，吸入自然界之清气，实为吐浊纳清的过程，从而达到疏肝理气、调畅全身气机的目的。

留针候气法取穴：前顶、后顶、承灵、百会、胆经四透、神门、补三气组穴（膻中、中脘、气海）、足三里、丰隆、三阴交、悬钟、太冲、涌泉。督脉为"阳脉之海"，其经脉循行"入属于脑"，脑为"元神之府"，故督脉之穴可治疗神志病证。前顶、后顶、承灵均向百会方向透刺，可增加头部刺激量，起到通脑调神、安神定志的作用。胆经四透乃李志道教授首创，是治疗神志疾患的常用组穴，运用透刺法可扩大侧头部刺激量，梳理少阳枢机，使肝主疏泄、胆主决断的功能恢复如常，本组穴位等同于逍遥丸，可起到疏肝解郁、清利头目的功效。

拔罐通经法，针刺完毕后在患者督脉及膀胱经第一侧线相应穴位处拔罐 5 ～ 10 分钟。督脉为"阳脉之海"，统率全身之阳气，太阳乃为巨阳，行于身之后，且五脏六腑背俞穴均位于足太阳膀胱经第一侧线上。针刺结束后在此二经拔罐，可以加强元神之府对脏腑的调节，开放玄府，激发阳气、通经理气、调畅气机，在郁证的治疗中可以起到重要作用。

十八、刘怀珍论治2型糖尿病合并抑郁症经验

刘怀珍主任认为，脾虚肝郁为消渴合并郁证的常见证型，提出"脾虚致消，因病而郁"与"肝郁致消，因病而郁"的观点。

刘怀珍主任认为，脾肾亏虚是发为消渴的根本，肝郁是发为消渴的关键。脾虚肝郁、心失所养为郁证的主要病因病机。脾主意志为思，脾气亏虚，气血生化乏源，心脾两虚，出现失眠多梦、思维迟钝等症状。肝属木，主疏泄，喜条达，而恶抑郁，肝失疏泄，可导致郁证。情志不调，肝木乘脾，营血亏虚，心主神明，心失所养，则心神不宁。

中医学认为，情志不畅是消渴和郁证的共同致病因素，两者常相互影响、转化或同时发病。脾主运化"散精"于全身，脾气亏虚，上者津液无以上承于肺，中者津液不生，胃中阴亏，胃热亢盛，下者土不制水，水湿泛滥，脾失统摄，而成"脾虚致消，因病而郁"；肝主疏泄，调畅气机，情志不畅，肝气郁结，郁而化火，上刑肺金，中损胃津，下耗肾液，而成"肝郁致消，因病而郁"。临床上"肝郁致消，因病而郁"与"脾虚致消，因病而郁"相互影响，由此产生诸多变证。

刘怀珍主任认为，培土即健脾以制约肝木太过，又可补益正气使疾病好转，土虚木郁则湿不化，治疗宜健脾疏肝，化痰安神。健脾分为两个部分，一是益脾气以恢复脾脏的功能，使水谷气血得以运化；二是益脾阴，脾气是脾之功能，脾阴是物质，二者相辅相成，阴阳得以平衡。疏肝以调气为主，兼以治血。临证可采用逍遥散合温胆汤（柴胡、白芍、当归、茯苓、白术、炙甘草、荷叶、半夏、陈皮、枳实、竹茹）加减治疗消渴合并郁证患者。

现代药理学研究表明，柴胡主要活性成分柴胡皂苷具有解热、镇静、抗炎、抗菌及抗肿瘤等作用。柴胡还可提高血清中脑源性神经营养因子水平，发挥治疗抑郁症的作用。白芍含有单萜及其糖苷类、三萜类、黄

酮类、鞣质类等多种化学成分，具有抗炎、保肝、镇痛、养血等药理作用，芍药苷、芍药内酯苷也有明显的抗抑郁作用。茯苓主要成分以脂肪酸类、多糖类、挥发油类等为主，具有护肝、增强免疫力、利尿消肿、降糖等作用。

十九、卢朝晖教授治疗抑郁症经验

1. 病因病机

卢教授认为本病的主要成因为七情所伤，致肝气郁结为病。病位主要在肝、心、胆，心主神志、肝主谋虑、胆主决断，与脾肾关系密切。肝郁不解，失于疏泄，引起五脏功能失常，气血失调，肝木郁而不舒，可乘脾土，脾失健运，心神失养，加之心胆阳虚，则心神不宁，若肝郁化火，则扰心神，使神无所依，气郁可以生痰，从而闭阻心窍，心神不舒，久则伤肾，使心肾不交，水不济火，心阳浮越。肾主骨生髓，肾虚髓海不足，脑府失养，无神失聪，从而导致肝气郁滞，心胆气虚，痰气互结，心脾两虚，心肾不交等。抑郁症的病理性质为虚实夹杂，初病多实，以气郁为病理基础，病久则由实转虚，引起脏腑气血亏虚，转化为以虚为主的类型。

2. 辨证论治

实证以疏肝解郁为主，虚证以安神定志滋阴为主，但临床往往虚实并见。因此，卢教授认为临床治疗抑郁症应虚实兼顾，分段施治，病初期以疏肝理气为先，中后期以安神定志为主，贯穿整个病情治疗法则为解郁安神定志。卢教授在基本治则、解郁安神定志的基础上，总结多年的临床经验，自拟解郁安神方，并根据不同证型加减治疗抑郁症。方为柴胡疏肝散合安神定志丸加减。现代药理研究表明，柴胡疏肝散主要可促使下丘脑和海马多巴胺神经兴奋，反复给药可使大鼠神经兴奋，抑制去甲肾上腺素、多巴胺及5-羟色胺含量的下降，具有抗抑郁功能。现代药理研究表明安神定志丸经加减组方，通过调节体内多巴胺，能显著减少小鼠的自发活动，显著延长戊巴比妥钠诱导小鼠的睡眠时间，具有补气、安神、镇惊作用。

3. 治法方药

根据抑郁症的临床表现，将抑郁症分为：气机郁滞、心胆气虚、痰气互结、心脾两虚、心肾不交五种证型。

气机郁滞证以疏肝解郁为治法。处方：柴胡、白芍、远志、龙齿、石菖蒲、枳壳、五味子、茯神、茯苓、川芎、生地黄、佛手、郁金。心胆气虚证以益气养心，安神定志为治则。处方：党参、茯苓、茯神、远志、石菖蒲、龙齿、当归、白芍、白术、川芎、柴胡、五味子、酸枣仁。

痰气互结证以行气开郁、化痰醒神为治法。处方：半夏、厚朴、竹茹、远志、白芍、石菖蒲、柴胡、枳壳、五味子、茯神、茯苓、川芎、生地黄、沉香。

心脾两虚证以养心健脾，安神定志为治法。处方：远志、白芍、龙齿、石菖蒲、党参、柴胡、枳壳、五味子、茯神、茯苓、川芎、生地黄、麦冬、百合、莲子、柏子仁、浮小麦、炙甘草。

心肾不交证以滋阴补肾，养心安神为治法。处方：生地黄、麦冬、远志、白芍、龙齿、石菖蒲、党参、五味子、茯神、茯苓、川芎、百合、天冬、牛膝、黄连、肉桂。

二十、浅析胡跃强教授基于扶阳"三焦次第"理论治疗郁证的临床经验

1. 扶阳理论之核心

一言以概括，乃阳主阴从是也。无论是生理病理，阳气都起主宰作用：阳气布运，阴阳才可升降出入无碍，即"阳气宜通"；当阳主阴从关系遭到破坏，即是机体疾病状态，治疗上遵循"谨察阴阳之所在而调之，以平为期"，恢复阳主阴从即内阳外阴本体结构，则可真火伏藏，命根永固。

2. 阳虚是郁证的发病之本

胡跃强教授从阴阳辨证的角度提出阳虚是郁证的发病之本。即人

体正常生命状态下的阴阳本体结构是内阳外阴；在人体阴阳的相对关系中，阳以在下在内为本位、阴以在上在外为本位。如果人体正常的阴阳本体结构遭到破坏，如元阳虚损，或阳气运行受阻，阴阳各自偏离其本位，出现"外阳内阴"的情况，则表示人体出现病态，预示着疾病的发生。基于人体"内阳外阴"的本体结构，那么在治疗上理应设法使脱离其本位的阴或阳重新回归至各自的位置，保证阴阳自和、守其本位，则机体自然恢复。整体思路以阳虚为总的病机，治疗的根本在于扶助人体的阳气。

3. 扶阳思想治疗郁证的理论基础（医理）

胡跃强教授基于扶阳理论将郁证的病机归纳为"阳气亏虚致郁"和"阳气运行失常致郁"两方面。前者指阳气的虚衰，失于温煦，发为郁病；后者指因阳气亏虚，推动无力导致气、血、津液凝滞，三焦不通，进而致郁。由此可见，阳气不足才是郁证发病的根本所在。阳气主动，凡是对机体具有激发和推动作用的气，及脏腑经脉的功能之气，皆属于阳气。阳气对人体的极端重要性。若阳气虚于外，则失其温煦腠理、抵御外邪的功能，易为外感六淫之邪侵袭而发病。若阳气虚于内，则无力推动机体脏腑功能的正常运转，导致气、血、津液郁滞不通，十二经脉运行无力，机体化生输布异常，最终形成脏腑虚衰的病理改变。

"阳常不足，阴常有余"及"阳气不得伸"的理念为扶阳派，应用四逆法和桂枝法治疗郁病提供了非常重要的指导意义。焦虑抑郁患者大多有平素情志不畅、劳累过度、饮食不节、滥用苦寒药物等现象，耗伤人体的阳气，导致本体阳气亏虚或阳气运行不畅，治则上以温通阳气者居多，单纯地清泻或滋补者少。扶阳的根本在于调整阴阳的状态，使阴阳回归其本位，实现阴阳的平衡。因此，胡跃强教授以阴阳为总纲，认为郁证的发病本质仍在于阴阳的失衡，而基于阳主阴从的扶阳理论。治疗郁证具有更加显著的优势和理论支撑。

4. 三焦次第论治郁证（法）

胡跃强教授认为郁证的发病根本在于阳气亏虚。阳气就是人体生命的活力，人体各脏腑、组织、器官的一切生理活动以及精气血津液等物质的生化运行都离不开阳气的温煦、推动、气化和固摄等作用；而三焦乃机体气化之总司，是气、血、津液运行之通道。阳气以三焦为通路，并通达三焦输布全身，充沛五脏六腑，进以推动各个器官组织的功能活动。若阳气虚衰，无力升发推动，则会导致气、血、津液郁滞不畅，三焦通路受阻，进一步诱发瘀血、痰饮等病理产物的形成。胡跃强教授主张治疗郁证的时候，宜分清标本，勿犯虚虚实实之误，治法应以舌脉象为切入点，结合仲景六经辨证脉，攻补兼施，观其脉证、随证化裁。郁证的发病根本在阳气，而阳气的异常包括阳气不足或阳气运行异常两个方面，所以调理阳气也相应有"补充阳气""恢复阳气的正常运行"两种手段，即"温阳"和"通阳"。那么从六经辨证上来看，疾病初期，舌黯苔腻或瘀、脉浮紧，提示病在三阳，此时邪气仍在表或半表半里；若舌胖大苔嫩、脉沉细，提示病邪已入里，病在三阴，此时阳虚表现更加明显。扶阳理论认为，无论三阳还是三阴病，首先以消除气、火、痰、湿、瘀等病理实邪为关键，首先予桂枝汤法加减，宣通人体上中二焦气机以治标，上焦得以清通，中焦运化恢复，则气机升降有序，阳气能够正常布运；中上二焦打开，再予四逆法加减，温补下焦元阳以治本，将阳气归根纳下、扶正固本，最终使阴阳平衡、各守其位，从而达到阴平阳秘的理想状态。

5.三焦次第疗法理论渊源

扶阳医家卢崇汉教授针对伤寒六经中的太阳、少阴两关，提出了宣通与温补两大法门来调理阳气的状态。宣通法是以针对阳气被郁、运行不畅的三阳病而言，此时属于疾病的早、中期阶段，邪气亢盛，正气未衰，正邪斗争剧烈，阳气在抗邪过程中易因病邪阻滞而运行受阻，治法应以祛除郁邪、消除瘀滞和调理人体气机为原则，保持阳气的宣通，选方以桂枝汤法加减（在桂枝汤或者姜、桂基础上进行化裁的以宣通阳气为主的一种法则）。温补法是针对阳气虚衰、失于温壮的三阴病而言，此时多属于疾病的后期阶段，阴盛阳衰，正不敌邪，机体表现为阳虚寒证，治法重在驱散里寒、温复阳气，选方以四逆法加减（在四逆汤或者姜、附基础上进行化裁的以温扶阳气为主的一种法则）。

胡跃强教授提出的三焦次第疗法论治郁病，其总体治疗思路是初期运用"通阳"之桂枝法加减，以宣降肺气、健运脾胃为主，宣通上焦气机，消除郁滞的病理性产物（气滞、瘀血、痰湿等），兼予开中焦、暖脾阳，则气血生化之源得以复苏，上浮之元阳能下归本位；中后期运用"温阳"之四逆法加减，以温补下焦肾阳为主，使先后天之本均得以固护，标本同治。运用次第疗法治疗郁证其根本原理在于：从"阳虚为本"论治，以阳气为总纲，遵循仲景六经辨证思路，先保持中上焦气机通畅，再温固下焦，恢复阳气的宣通或温补功能，让阳气升发有路，阴阳各复本位，最终实现"阴阳自和"的状态，则正气存内、邪不可干，机体自愈。

二十一、秦竹教授治疗女性更年期抑郁症经验

1. 更年期抑郁症基本病机

目前中医学多认为肾虚为本病之本，肝郁、气机逆乱，引发多脏腑功能紊乱为本病之标，患者阴阳失调，气机郁滞，终成此病。秦竹教授则认为更年期抑郁症主要以虚为本，以郁为标。女性49岁前后，卵巢早衰、双侧卵巢切除或放疗的患者，该病的发病年龄还可提前。该病患者普遍存在肾气渐虚，冲任二脉气血渐衰，天癸将绝或早绝，在此生理转折期，内外环境相互影响，如平素性情抑郁，多愁善感，或素有痼疾，或社会家庭工作环境影响，内外因共同作用，导致肾的阴阳失调，引发更年期抑郁症。

秦竹教授结合多年实践经验认为，女子以阴血为用，妇女若先天不足，或早婚、房事不节，流产堕胎，都可损伤肾气，耗伤气血。肾阴虚是更年期抑郁症的根本。肝肾同源，由于肾阴亏虚，肝血则不足，肝失濡养，不能正常疏泄，肝失条达，肝气郁滞，导致闷闷不乐、郁郁寡欢、忧思不解、情绪不宁、胸部满闷、胁肋胀痛，或烦躁易怒等症。肝属木，脾属土，若木克土，即出现肝气犯脾，加之平素或过食肥甘、或饮食偏嗜，或寒温失宜，脾失运化，运化水谷功能受损，则食谷不消，运化水湿的功能低下，则痰湿内生，形成食郁、痰郁、湿郁，诸郁共阻气机，出现脘腹胀满，嗳气吞酸，默默不欲饮食，或咽中如有异物梗塞。若肝肾阴血不足，加之气血生化乏源，阴血化生不足，则心失所养，若遇所愿不遂，

家庭不睦，遭遇不幸等精神因素，则见心悸、短气、自汗、心烦、悲伤哭泣，哭笑无常等症。若肾阴不足，金水不能相生，肺主气司呼吸的功能受损，患者也会出现气短，有时还会出现喘促急发，兼见口唇四肢麻木，犹如现代医学的过度换气综合征。

2. 方从法出选方用药

肾为先天之本，主藏精气，是人体生长、发育和生殖的根本。妇女发育到一定时期，肾气旺盛，天癸成熟，冲任通盛，才有月经和孕育的可能；若肾气不足，冲任亏损，就会发生经、带、胎、产、杂诸方面的疾病。因此，补肾滋肾是治疗妇科病的一个重要原则。秦竹教授认为更年期抑郁症主要是肾虚为本，郁结为标，涉及五脏。应当标本兼治，予以滋阴补肾，疏肝解郁，健脾宁心。

在处方用药上，针对"虚郁浑然一体"的病机，秦教授选用的基础方药为熟地黄、山药、炒泽泻、山茱萸、牡丹皮、女贞子、墨旱莲、人参、当归、制远志、石菖蒲、白芍、竹茹、炒酸枣仁、茯神、龙骨、合欢皮、醋柴胡、醋香附等。可见该方是由六味地黄丸、二至丸、安神定志丸、无忧汤加味组成。

无忧汤出自陈士铎的《辨证录》，由人参、当归、白芍、竹茹、炒酸枣仁组成。方中人参健脾益气；当归养血柔肝以补胆虚；白芍入肝入胆，滋肾养阴，佐以枣仁安神；竹茹除烦安神。全方配伍能益气补肝血，而达调理脏腑阴阳之功，秦教授曾观察无忧汤治疗抑郁症患者总有效率为92.5%，另秦教授还观察到无忧汤能够明显改善抑郁模型大鼠的行为学障碍。

二十二、全国老中医药专家王立忠教授论郁证辨治的经验总结

郁证主要是由于情志不舒、气机郁滞所引发的各种疾病。情绪波动，失其常度，则气机郁滞，气郁日久不愈，由气及血，变生多端，由此可

以引起各种疾病，如胃痛、眩晕、更年期综合征、失眠、脏躁等，多为情志抑郁，情绪不遂而致病。

（1）胃痛此证多因患者情志不畅，肝气郁结，肝主疏泄，藏血，舍魂，喜调达恶抑郁，肝失疏泄，气机失畅，则精神抑郁，情绪不宁；肝郁乘脾，则腹胀，纳呆；肝气犯胃，则胃脘不适，嗳气频作。治疗方法应疏肝解郁、理气和胃，方用柴胡疏肝散加减。

（2）脏躁此证多因阴血不足，心神失守导致，此类患者精神恍惚，心神不宁，多疑易惊，喜怒无常，悲忧善哭，或手舞足蹈，或时时欠伸。舌淡、苔薄白，脉弦。证属脏躁，治疗应甘润缓急、养心安神，方以甘麦大枣汤加减。

（3）更年期综合征此证多因妇女将近经断之年，先天肾气渐衰，任脉虚，太冲脉衰，天癸将竭，导致机体阴阳失调而出现一系列脏腑功能紊乱的证候。或肾阴不足，阳失潜藏；或肾阳虚衰，经脉失于温养。临床可见心烦易怒，虚烦眠差，潮热盗汗，头晕目眩，耳鸣心悸，形寒肢冷，腰膝酸软，舌红、苔少，脉沉弦细。属于西医更年期综合征范畴。治疗当以滋肾阴，温肾阳，调整阴阳为主要治法；方药：二仙汤、二至丸加减。

（4）失眠此证多因肝郁化火、扰乱心神所致。临床可见心烦易怒，失眠、不易入睡、多梦、可伴心悸胆怯，神疲乏力，舌红、苔白腻，脉弦细。此乃痰热内扰，心神失宁。治以化痰清热，佐以镇惊安神，方用黄连温胆汤加减治之。

（5）眩晕此证多因肝郁化火，痰火上扰清窍所致。临证可见眩晕反复发作。每因情绪波动、或劳累过度而诱发，平时性情急躁，发作时头晕头痛、视物旋转、胸胁满闷、呕吐频作，动则更甚，心烦不寐，脉弦细而滑，舌淡红、苔薄白而腻。治以健脾柔肝清热化痰。方用自拟清肝和胃汤加减，药用菊花、薄荷、谷精草、决明子、生白芍、夏枯草加保和丸。保和丸健脾化痰消积，使气顺痰消、头目清利而眩晕自止。

王教授认为，凡因情志而导致的疾病，多与心、肝、肾功能失调有关。因肝主情志，心主神明，肾主脑，常见的更年期综合征、脏躁、神经衰弱、失眠等，治疗采取调情志、养心安神、补肾健脑等方法。

二十三、司国民教授从气、痰、阴阳辨治郁证经验

（一）病因病机

司国民教授认为，气为一身之本，气的变化对人的生理功能有重要影响，郁证属情志病，而情志致病，非气不属，气郁是其发病基础。肝主疏泄，调畅情志，气机郁滞，肝首当其冲；脾主思虑，气郁于脾，脾气壅滞，思虑过度，运化失司，生痰生湿；肺为气之上源，气郁于肺，则上下气不相顺接，且悲、忧由肺气化生，郁则肺志伤；肾为水脏，主脏腑气化，气郁则水湿泛滥，五脏变乱；心主神明，气郁化火，热扰及心，则神智大变。郁证患者病情变化多端，虚实夹杂，常久病不愈，气盛、气虚也均可导致郁证的发生。气盛冲肝，肝疏泄不及，或气虚无力，气化失职，气机升降出入失常，气机逆乱，气血失调，发为郁证。

痰邪致病多为标，在郁证亦是如此，痰性黏腻胶固，贯穿郁证前后，痰湿蒙神，可致精神错乱。一旦痰邪成疾，则五脏皆伤，亦是郁证病程慢长的一大原因。

中医学的阴阳不仅分属寒热，还体现在人体脏腑、经络、精气血津液的变化，各种情况的阴阳失衡均会导致病理状态。司国民教授认为，郁证患者不仅有气和痰的变化，阴阳失调也是郁证发生发展的重要病因病机，且气和痰中也包含着阴阳的转变，气之盛衰、痰之寒热均可从阴阳整体看待，阴阳辨证不可或缺。

（二）辨证治疗

1. 从气论治

气盛宜疏，气虚则补，气郁需行。司国民教授认为，气盛宜疏，因势利导，不宜苦寒伤气，此为阴阳气不相顺接，苦寒之药不仅无法调节

气盛之郁，反而加重气滞、气郁，常以柴胡、厚朴、川芎配伍，柴胡与厚朴一升一降，运转肝胆枢纽，川芎可加强行气之力，其行气而不耗气，制阳而不伤阳。气虚则补，补气行气，常用黄芪、白术等健脾益气，配伍五味子、龙骨收敛固气，安神解郁；若兼阴虚而为气阴两虚者，常用生脉散加减。气郁需行，疏肝解郁，常以香附、佛手疏肝理气，行气解郁，郁金行气解郁，又可防香附过于燥热，枳实破气行气，用于气郁较甚兼有胁肋胀痛、胸口满闷不舒者；若郁而化火者，常加薄荷、柴胡、栀子、玄参等；疏肝泻火；若气郁而浊气不降症见大便干燥、难解者，常可加生地黄、麦冬增液润肠，助大肠降浊；若脘腹胀满者，常加大腹皮、香橼下气宽中；若腹痛者，常加炒白芍、木香、延胡索理气止痛。

2. 从痰论治

司国民教授认为，痰湿之所生不仅是脾之过，还与肺肾失调有关，肺肾失调之根源与气、阴阳互为因果，故治痰湿还需配合行气，气不行则水湿不运，行气是中断痰湿运行的重要途径。司国民教授另外指出，津液不调是痰湿的前提，有津液水停聚而生湿，湿聚多而成痰，而津液致郁多为阈下，其症状轻，药食皆可调理，可用茯苓、草豆蔻、薏苡仁、白扁豆、木瓜等，饮食注意多食用瓜果蔬菜，控制肥肉类等油腻食品的摄入。

3. 从阴阳论治

阴精是阳气的物质基础，阳气为阴精固护于外。司国民教授认为，郁证的发生，没有绝对的阴虚、阳虚，是相对而言以其中一种表象为主，且阴阳变化间还夹杂着气与痰的变化，故而从阴阳角度辨治郁证不可或缺，临证时应抓住主要矛盾。从物质与功能的角度来看阴阳，物质属阴，功能属阳，所以一切物质上的不足皆可从阴论治，以补阴为主，一切功能上不足皆可从阳论治，以补阳为主。气分阴阳，气盛生火、气郁化火属阳热，气弱、气滞属阴寒，而痰属寒者，多为湿盛，属热者，多为阴虚内热，灼津液为痰，故而助阴助阳时要注意气及痰湿的变化，不可擅用药改变其性质变化。

二十四、孙西庆教授从肝阳虚论治郁证经验总结

孙西庆教授认为肝阳虚是本病的重要病机，临床以温补肝阳法治疗郁证，以小补肝汤加味，疗效甚著。

1. 肝阳亏虚是郁证的重要病机

孙教授认为，肝阳亏虚与肝气郁结一样，也是导致郁证的重要病机。肝体阴而用阳，肝的疏泄、升发、调畅气机、藏血、藏魂的生理功能皆是肝阳的作用。肝阳不足，推动无力，则肝气郁结，情志不舒；肝阳亏虚，升发不及，清阳不升，则易出现精神抑郁、闷闷不乐、恐惧胆怯、对事物兴趣下降等情志异常的表现。母病及子，则心阳不足，心神失养，情志失常；肝为肾子，子病及母则肾阳亏虚，肾在志为恐，肾虚则易生恐。莫忘肝阳虚必然伴随一派寒象，临床常见四肢厥冷、疲乏无力、性欲缺乏、男子阳痿、下阴湿冷，女子月事后期或闭经、带下清冷，面色无华，舌体淡而胖大、舌苔腻等表现。

2. 以小补肝汤加味温补肝阳

孙教授以温补肝阳为原则，方以《辅行诀》中小补肝汤加味。书中载小补肝汤"治心中恐疑，时多噩梦，气上冲心，越汗出，头目眩晕者。桂枝、干姜、五味子各三两，大枣十二枚，去核（一方作薯蓣，当从）"。此方虽小，但专补肝阳，疗效显著。另外，吾师以《伤寒论》厥阴病篇"干呕吐涎沫，头痛者，吴茱萸汤主之"为据，常加用吴茱萸汤温散厥阴之寒，又考虑到五行水生木，善于加用淫羊藿、巴戟天等补肾阳的药以助水生木。且温补肝阳之药用量应稍大，否则很难取得疗效。

肝阳亏虚，推动无力，气机郁结则情志抑郁，清阳不升则可出现头晕；肝主筋，为罢极之本，肝阳不足，阳不养筋则易疲乏无力，腰背拘急不适；肝脉入巅顶，布于阴器，肝阳不足则巅顶拘紧，阳痿，下阴湿冷；肝不藏魂则易恐惧，多噩梦；肝不疏土，脾失健运则食欲下降、腹泻。此方温补肝阳，肝阳复则气机健运、情志畅达，寒湿可除，诸证可愈。

二十五、田玉美从豁痰养阴治疗郁证经验举隅

田教授认为，少阳是人体气机运行的枢纽，少阳枢机不利，会形成肝胆气郁、胆郁痰扰之证。少阳枢机不利，痰热内扰，情志失疏，发为郁证。人的情志正常活动以五脏精气的充盈及气血的畅达为基础。肝主疏泄，可调畅气机，促进气血运行，对人体情志活动的调节发挥重要作用。情志不畅，忧郁恼怒，易致肝气亢盛或气郁不疏，会出现肝木乘土，致使胃气阻滞，胃失和降，引发胃胀。

田教授针对由情志因素造成的胃痛治疗多以疏肝为主。心气不足者，可加黄芪、桂枝，合炙甘草通阳化气；心火偏亢者，可加生地黄、黄连清心泻火；心阴亏阳亢者，可加生地黄、玄参、黄连滋阴清热。情志症状严重者，可酌情添加茯神、远志、酸枣仁、煅龙骨、煅牡蛎等安神之品。

气机逆乱、升降失常，中焦失斡，三焦不畅，致气机不利，津液停聚，痰涎内生则百病生焉。温胆汤用以豁痰行气，清净胆腑，恢复胆气的条达常温之性，从而疏理三焦气机，使水精畅行，气以胆壮，则邪不可干。温胆汤方中虽多化痰之品，但非专为化痰而设，本方当以疏调气机、和胃降逆为主，其所治之痰乃因郁而生。

二十六、王平从培调元气论治郁证经验撷要

王教授认为，郁证与元气密切相关，主要体现在元气亏虚时，机体对情志病因的耐受能力下降，对气血津液的推动能力与病理产物的清除能力减退，对气血阴阳、脏腑功能的激发作用低下三个方面。

元气论治郁证理论探析

元气内存，七情难扰七情内伤是造成元气损伤的重要因素。七情能否导致发病除了与精神刺激的强度、时间等有关外，还与机体本身的耐受、调节能力有关，即与元气盛衰有关。换言之，元气虚损时，机体对情志病因的耐受、调节能力下降。元气充足，诸积易散七情致病往往直接影响脏腑，脏腑气机失调，极易影响人体津液的输布，血液的运行，饮食物的消化代谢，形成湿聚、痰阻、血瘀、食滞等内生病理产物。痰瘀乃水谷精微害化而成，此长则彼消，元气不得充养，日渐虚衰，运化推动无力而呈恶性循环，临证时纵使虚象未显，也不可一味化痰化瘀、破气消积，当注重充养元气以加强自身的运化推动功能，补充阴液以防病理产物互相胶固。

元气充沛，生化有源命门为元气之根，水火之宅，五脏之阴气非此不能滋，五脏之阳气非此不能发，元气不足，其温煦和激发作用低下，各脏腑功能就不能得到正常发挥。

不同中医体质类型人群表现出不同的心理健康水平，其中气虚质和气郁质在所有体质类型中对心理健康的影响最大，培调元气意在提升机体的耐受、调节能力。现代药理研究显示人参具有抗应激的作用。元气生于先天，与先天之精肾精互通，故补益元气则离不开甚至首需温肾补肾，王教授多选取桑寄生、枸杞子、菟丝子等温和之品。郁证初起，病变以气滞为主，常兼血瘀、化火、痰结、食滞，气血火三郁责之肝胆，食痰湿则病在脾胃，元气在激发推动、温养等活动中不断消耗，需后天之气不断充养而维系充盈状态，故选用白术、焦三仙、砂仁等药物消补兼施，健脾运，充元气。

郁证病久易由实转虚，不少情况看似一般虚证实为郁证之变形，随其影响的脏腑及损耗气血阴阳的不同，而形成心、脾、肝、肾亏虚的不同病变，对此情志调摄与培调元气激发脏腑功能相结合十分重要。因而选用桂枝、肉桂等激发肝肾气化，栀子、香附等通达三焦，葛根、升麻等助元升清，使元气升降出入畅行无阻，推动气血津液运行，祛逐痰瘀邪气外出。

二十七、王新志教授运用温阳解郁法治疗郁证经验

1. 病因病机

王教授认为,郁证病人多数以情绪低落、精神萎靡、喜静蹉卧、兴趣及愉快感丧失等为主要表现,属于中医"阴"的范畴,中医学认为"阳主动,阴主静",神是阳气充盛最直接、最重要的体现,气能化神,气盛则神旺、气衰则神病。阳气充盛,脏腑形体官窍得以温煦,其功能活动得以促进和推动,各种生理活动得以正常发挥,机体新陈代谢旺盛,产热增加,精神振奋。若阳气虚衰,温煦、推动、兴奋作用减退,则表现为精神萎靡、情绪低落、喜静蜷卧等一派机能低下之象。阳气不足,可发于五脏六腑,其阳虚皆可出现一派机能低下的表现,但以肾阳虚衰最为重要,因肾阳为一身阳气之本,"五脏之阳气,非此不能发"。故若郁证病人以情绪低落、精神萎靡、喜静蜷卧、兴趣及愉快感丧失等症状就诊者,可辨证为阳虚肝郁。

2. 治法方药

王教授治疗郁证以温阳解郁为要法,即王冰所谓"益火之源,以消阴翳"之理,运用温阳解郁方加减治疗郁证。基本方药:巴戟天 30g,淫羊藿 30g,柴胡 12g,茯苓 12g,泽泻 15g,牡丹皮 12g,山药 15g,山茱萸 12g,百合 30g,远志 15g,香附 12g,郁金 12g,砂仁 6g,麦芽 30g。因肾为水火之脏,内寄元阴元阳,阴阳任何一方的偏衰必会导致阴损及阳或阳损及阴,故温肾时注意顾护真阴。气郁易生火,故治郁不可过用温热刚燥之剂,因此温肾解郁方中选用六味地黄汤加巴戟天、淫羊藿等温肾阳药,仿肾气丸之意阴中求阳。

王教授认为,精神抑郁胃肠也抑郁,易出现纳呆、腹胀等症状,且《金匮要略》载:"见肝之病,知肝传脾,当先实脾。"加用健脾胃药物,既可治疗脾胃虚弱,又可"先安未受邪之地",防止"木旺乘土"。

王教授认为郁证大多病程较长,疾病多虚实夹杂、寒热错杂,郁滞日久,易于化火,故选用补阳药时不可选用附子等大辛大热之药,而用巴

戟天、淫羊藿等温肾阳药。中医是"形神一体"整体观念的理论体系，自古就有"心病还需心药医"的说法。王教授在药物治疗基础上对病人进行心理疏导，让病人保持平和的心态和积极的人生观，如此怡情易性，既利于疾病的恢复，又可防止疾病的复发。

二十八、王行宽治疗郁证经验

王行宽教授认为肝胆失疏、痰热内扰、气阴不足是郁证的常见病因；肝胆失于疏泄、气机郁滞不通，痰热内扰心神、神魂失于宁谧，气阴不足、心肺失于濡养是郁证的重要病机。倡导"杂病治肝"的学术观点，治法以疏肝利胆、清化痰热、益气养阴安神为主，并针对病机选用柴芩温胆汤、百合安神汤治疗郁证。

（一）病因病机

1. 以肝胆失疏、气机郁滞为要

王教授认为，郁证的主要病机为肝胆失疏、气机郁滞。肝主疏泄，主藏血，性喜条达而恶抑郁，其疏泄之功除调畅气机外，还包括血液运行、物质和水液代谢、精神活动等一系列生理功能。肝藏魂，主谋虑，人的神志活动与肝脏密切相关。肝主疏泄功能正常则心情舒畅、气血平和、机体安泰；肝气郁滞则出现心情抑郁、胸部满闷、胸胁胀痛、易怒易哭等症状。肝气郁而不宣，胆气亦易随之而郁，肝气不利易致胆气不和。胆为中正之官，主决断，郁则决断无权，可见心悸怔忡、惊惕不安。

2. 以痰热内扰、神魂失谧为标

肝郁易生痰饮。痰热内生常因肝郁不解，木气太过，克伐脾土，致水渎失职，痰湿内生而久郁化热；或胆气郁滞，痰气抟结，郁而化热；或嗜食肥甘厚味，饮食不节，酿生痰热等。痰热内生，易上扰心神，致神魂失于宁谧，出现神思不宁、烦躁不安、口苦咽干、夜寐梦扰等症状。故王教授认为，郁证病机除肝胆失疏、气机郁滞外，常兼有痰热内扰、神魂失谧。

3.以气阴不足、心肺失养为本

王教授认为，郁证病久常因实致虚，耗伤气血津液。心主血，主神志，在血液运行与精神、情志方面起着协调一致的作用。心藏神的功能正常，则精神振奋、神志清晰、思维敏捷；若心藏神功能失常，易出现失眠多梦、神志不宁、谵狂等症状。肺主治节，脏腑气机的平和及失调与肺的通调治节功能有密切的关系。心主神明，为君火，肝藏魂，内寄相火，心火、肝火刑金，肺阴被灼，津液耗伤，则出现神疲乏力、心神不宁、口干咽燥、大便干结、盗汗等症状。王教授认为，郁证病久，必伤及心肺气阴，故气阴不足、心肺失养也是郁证的病机之一。

（二）治法方药

1.疏肝解郁，调畅情志

王教授倡导"杂病治肝"的学术观点，认为肝与各脏腑之间关系密切，即病后不仅自身病变，且可下竭肾水，殃及心火，横克脾胃，上刑肺金，且肝脏生理功能之正常同样依赖相关脏腑的生成制约。肝气忌抑郁，七情失调、五志过极又是内伤杂病最重要的致病因素之一，故疏肝解郁、调畅情志亦是郁证的主要治法。

2.疏肝利胆，清化痰热

肝胆失疏、气机郁滞是郁证的主要病机，郁证治疗应遵从陈士铎之"治郁重在治木"思想，首要疏肝解郁。王教授治疗郁证注重疏清同用，针对因肝胆失疏、痰热内扰而致郁证的患者，临证常选用柴芩温胆汤加减。木郁达之，肝郁得疏，痰热内清，则郁证渐而缓解。

3.益气养阴安神

郁证治疗应多脏调燮，综合治理，着重从肝、心、肺三脏调燮，常用柴芩温胆汤合百合地黄汤和酸枣仁汤进行治疗，对药物进行增减后化裁出百合安神汤。药物组成：百合30g，生地黄15g，知母10g，炒酸枣仁15g，川芎10g，茯神10g，北柴胡10g，黄芩10g，陈皮10g，法半夏10g，五味子5g，龙齿15g，煅牡蛎20g，石菖蒲6g，炙远志6g，炙甘草5g。郁证患者常因情志不畅、神魂失谧而致不寐，合用酸枣仁汤加五味子养阴清热、宁心安神，加龙齿、牡蛎重镇安神。方中柴芩温胆汤去枳壳、竹茹，加石菖蒲、远志祛心窍之痰浊而安神。

4. 心理疏导

现代医学认为，精神、心理、社会因素在许多内科疾病的发生发展中起着重要的作用。研究表明，肝气郁结与中枢神经对情绪调节功能异常及神经内分泌功能异常密切相关。现代医学倡导生物心理社会医学模式，重视身心疾病的治疗，与"杂病治肝"的理论不谋而合。王教授认为，郁证除了药物辅助治疗外，最重要的就是心理治疗，消除患者的致病因素才是关键，使患者正确地认识和对待自己的疾病，增强治愈疾病的信心，可以促进郁证患者的好转和痊愈。研究表明，五音疗法具有疏肝、解郁、调神、养心等功效。可以建议患者多听激昂或舒适愉悦的音乐，少听悲情音乐。

总之，郁证治疗当疏肝利胆、清化痰热、益气养阴安神，配合心理疏导、调畅情志，同时因人而异，灵活变通。

二十九、王亚丽教授辨治郁证经验总结

1. 病因病机

郁证多为七情所伤，致五脏功能失调。中医学认为肝主疏泄、调畅气机，思虑劳倦损伤肝气，致气分郁结、神明失养。脾胃居于中焦，运化水谷、升清降浊，为气机升降之枢纽，气血不调、气滞血瘀，五脏功能失和，则气机不利。朱丹溪之弟子戴思恭在"六郁论"的基础上，结合临证，辨证施治，认为郁证以中焦致郁为多，并提出"气机不调、传化失常"为致郁的关键。王亚丽教授指出："人之一身，唯赖五脏气机协调，气血津液流畅，升降出入不悖，则百病不生。"郁为百病之肇始，也可单独为病。治疗上应坚持"治郁即是治气""治郁以疏肝为要""知犯何逆，随证治之""伏其所主，先其所因"的治疗思路，同时要辨明病位、虚实兼顾、治有分寸、适可而止。

2. 治法方药

肝主疏泄，调畅气机，七情致郁主要责之于肝，疏肝调肝、理气开

郁是郁证的首要治法。在疏肝理气的同时，应调气与通利三焦并重，根据不同病因、病机和兼证对"气血痰火湿食"进行辨证论治，使脏腑、三焦气机畅通。

3.根据病程、脏腑虚实辨证论治

郁证初期以实证为主，久则虚实夹杂，甚则气血亏虚、脏腑虚损，临床应根据病程发展、脏腑虚实辨证论治。郁证一般病程较长，用药不宜峻猛。在实证的治疗中，应注意活血而不破血，理气而不耗气，祛痰而不伤正，清热而不败胃。在虚证的治疗中，应注意补益心脾而不过燥、滋养肝肾而不过腻。

4.调畅情志、调摄精神

七情与五脏之间相互影响，情志失调是导致郁证的主要原因，五脏功能变化亦可导致情志的异常改变。王亚丽教授特别强调郁证的预防和调护，认为应该以正确心态对待事物，避免各种不良情志刺激，防止情志内伤，注重未病先防、既病防变，巩固和提高郁证的治疗效果并减少其复发。

抑郁症的治疗以疏肝解郁、调理气机为基本治则，即"治郁先治气，调气先疏肝"，肝失疏泄、脾失健运、心失所养、脏腑阴阳气血失调是郁证的主要病机。郁证病程较长，缠绵难愈，王亚丽教授常提及"久病必瘀，久病必虚，久病及肾"，故用方常以平补心肾、行气解郁、活血祛瘀为法，常用药物有安神类，如酸枣仁、柏子仁、合欢花；活血类，如川芎、郁金、镇潜类如龙骨、牡蛎、磁石。诸药共用可协调五脏气机，保证全身气血津液流畅，恢复脏腑功能，避免病势缠绵稽久。

三十、温阳散郁法治疗郁证经验

1.对郁证的认识

"冬季抑郁症"表现为无精打采、困乏、注意力不集中、情绪低落、焦虑紧张、失眠，这种抑郁状态通过自然光线疗法即晒太阳便可好转。由此可见身体对于阳光的需求，除了自然界的阳光，自身的"阳光"同样可以驱散阴郁，改善抑郁状态。因此，通过总结多年临床经验，提出抑郁新治法——阳光散郁法。认为郁证并不完全责之于肝，机体可因缺乏阳光、阴霾笼罩而致抑郁，此时传统治疗往往效果不佳，而运用温阳散郁法可获效。

2. 何谓机体的阳光

阳光者，阳气也。肾阳，人体阳气之根本，对机体各脏腑组织起着推动、温煦作用。肾阳为一身阳气的根本，犹如自然界的阳光，温煦机体。人体"阳光"不足，则阴霾笼罩，颓废自然而至，进而出现抑郁状态。把命门的功能称为命门真火或命火，也就是肾阳，是各脏腑功能活动的根本。故肾阳充实，阳光普照，脏腑机能正常运行，无阴霾而无抑郁颓废之态。

3. 缺乏阳光而患抑郁机制

临床上患有抑郁症、易感综合征、疲劳综合征以及免疫功能低下的患者，常常伴有情绪低落、虚弱、老化等表现，出现怕冷、精神萎靡、乏力气短、恶风、便溏、脱发、记忆力减退、行动迟缓等症状，这类疾病多由于阳气不足、脏腑机能减退引起，即一派晦黯、阴沉、衰落等阴郁之象。临床治则亦当取类比象，或疏肝、或益气、或补血、或填精，但千万不可忘记扶阳，因为离照当空，则阴霾自散也。故温（扶）阳散郁为此类疾病的治疗大法。结合老年抑郁症的病证特点，属于阴证、柔证，治疗以"扶阳则阴霾自散、壮火则忧郁自除"为法则。但实际运用中并不是一味地强调扶阳，应根据证候或兼补肾阴、填精益髓，或兼以扶正培元、调畅气机，或顾护心、肝、脾等其他脏腑。

补阳开郁是抑郁症证治关键，阳气充实，心肾相交则精神旺盛，气机畅达。

三十一、夏永良运用血府逐瘀汤治疗郁证经验

夏老师诊治"郁证"，不同于疏肝理气，而重在调气血，常以活血化瘀之法，用血府逐瘀汤之方，灵活加减，疗效显著。

1. 七情与郁证

郁证的发病，一则平素肝气郁结，忧思苦闷者，易积而成郁。二则突受七情所伤，郁而发病。总之离不开七情致病。七情之中，最易致郁者不外乎忧、思、悲。忧为肺之志，而肺主气，主治节，忧郁日久，肺气治节功能失常，则肺气积郁，气郁则血行不畅而终将致瘀。或可表现为郁闷不欢，默默不语，叹息频作，纳食欠馨，夜不安寐等。再论思者，思为脾之志，思则气结，气机流畅受阻而成思郁。思郁日久，气结存焉，气结血滞，终致血瘀。或可表现为脘腹胀满，纳呆不食，四肢倦怠，醒寤不寐，心神不安等。悲者，为伤心、悲痛所苦，故悲郁者伤及心肺两脏，上焦气机流而不畅，或致气耗，气耗则推动无力，心肺行血之力日减，日久而致血瘀。或可表现为愁眉不展，叹息不已，泪涌而泣，悲哀沮丧，纳食渐减等。

2. 血瘀与郁证

郁证虽为七情所伤，病机总为气机阻滞，但到后期必涉及血分。血瘀是郁证病久必见之症。郁证始病在气，继而及血，久则成劳，故治疗上不能忽略活血化瘀的重要性。瘀血的产生，是气血循行的失常，而"活血化瘀"法就是使气血恢复动态平衡，从而使人体恢复平衡。

3. 血府逐瘀汤与郁证

夏老师认为，血府逐瘀汤对于头痛、胸部不适、睡眠障碍、心理疾病等均有一定效果。此方治在胸中血府，而心之血脉藏于其中，心神又藏于心，故血府气血不流通会出现心神受扰的情志病，其中也可见郁证。血府逐瘀汤所主诸症中心里热为身外凉，心里热；瞀闷为小事不能舒展；肝气病为无故爱生气；急躁、夜梦多、不眠、心跳心烦、夜不安、晚发阵热等表现均可出现在郁病的证候中，或因肝气郁结，热不外达，或气机阻滞，瘀扰神明。夏老师认为血府逐瘀汤的应用更为广泛，不必悉俱诸症，对于妇人症见面部晦黯，诸多黄斑，情绪抑郁，悲观易哭，或烦躁失眠，经血不调等均可应用，虽其人表现出的症状并无血瘀，但气血不流通是必定存在的。人之气血运行周身，全身气血得以流通，怫郁生焉？思虑则气结，血流不畅，神明失于濡养，故见情绪不宁，喜悲易哭；气结则血凝，方以血府逐瘀汤加减，意在行气活血，理周身之气血，解胸中之郁结，则诸症可愈。

三十二、逍遥散加味治疗郁证经验总结

郁证病理基础为气机郁滞。逍遥散具有疏肝解郁、养血健脾等功效，是治疗郁证肝郁化火证的首选方。林师认为情志失调、肝气不舒是导致郁证的主要病因，其主要影响脏腑为肝，主要病机为肝气郁滞，临床诊治多以逍遥散为主方，通过辨证加减以治疗本病。

躯体化症状为抑郁症患者难以将主观的情绪体验和由情绪引起的躯体感觉区分开来而倾向于用躯体感觉代替情感，躯体化症状为抑郁症患者常把精神痛苦表现为躯体不适，进而表现出更多体诉。

林师诊治此类病症，多从病因方面入手，溯本求源，通过临床辨证及相关检查，排除患者各脏器的器质性病变后，以逍遥散加味治之，方中柴胡苦平，为君药，奏疏肝解郁之功；白芍用以柔肝缓急；当归为血中之气药，用以养血和血；白术、茯苓、甘草奏以健脾益气之功效，方中柴胡为君药，亦为引经药，甘草以调和诸药，均兼使药之功效。本方重在调肝，兼顾健脾益气，因抑郁焦虑障碍患者常有肢酸痛、行走无力、胃痛、皮肤瘙痒等躯体化表现，故在临床诊治中多随证加减，疗效显著。

三十三、杨志旭治疗郁证之临证经验

杨志旭教授认为，肝失疏泄，心神失养，气血失和是郁证的主要病机；疏肝养心，气血并调乃郁证治疗大法，应该将药物治疗与心理疏导相结合。

1. 肝失疏泄，心神失养，气血失和是郁证的主要病机

五脏精气可产生相应的情志活动，一旦情志过激或持续不解，又会

导致脏腑气血运行失调。气血失和是郁证发生发展的重要病理因素，而郁证本身又会导致气血失和。情志致病首伤心神，心失所养故见失眠多梦、心悸、健忘等表现，神不内守故见惊慌恐惧、精神不能集中，甚或狂乱等表现。后世医家治疗郁证多从肝论治，但"心为五脏六腑之大主"，郁证的治疗兼从心论治也尤为重要，故杨教授认为，以疏肝养心、气血并调为主要原则。

2. 疏肝养心，气血并调乃郁证治疗之大法

郁证主因情志不畅导致脏腑气机不利，以肝失疏泄、心神失养、气血失和为主要病机，杨教授主张治疗郁证当从疏肝养心、气血并调的角度立法组方。首先，因情志所作，从肝论治当为首要，杨教授常谓："疏肝理气需贯穿治郁之始终。"因肝为风木之脏，其气升发，能疏畅情志，使人情绪稳定。再者，肝主疏泄，调畅气机乃肝之职责所在，气机升降失司当首先责之于肝。治法上，从疏肝理气入手，临床疗效显著，常用郁金、香附、枳壳、柴胡等芳香辛散之品，既可疏肝解郁，条达肝气，又能引药直达肝经。

病郁者亦多见心系病表现，如心悸、失眠、心烦、焦虑、恐惧等。杨教授认为通过养心安神法治疗，在短期内能明显改善患者不适症状，减轻患者痛苦，常用酸枣仁以养心阴、益肝血而达到安神之功效；合欢皮性平味甘，可令人精神安和；石菖蒲配远志，宣泄通达，开心气，利心窍，益心智；灯心草甘淡能渗湿，性寒能泄热，可利尿泄热以引心火下行；生铁落、龙骨等质重之品可降潜浮躁之神气，使心神内守，君相安位；当归味甘性温，能补血和血，以养心益肝，常配以黄芪、山药、白术等，其意在"有形之血不能自生，生于无形之气"，以增强化生阴血之功。

杨教授强调郁证治疗除疏肝理气、养心安神外，需兼从血分论治。郁证肝失疏泄、气机不利、心神不安均可累及血分，因肝主藏血，肝的疏泄功能失常则致血液不能在脉中正常循行，临床出现血瘀、出血等症状，气机不利必然影响血液的正常运行；"心主身之血脉"，心气充沛方能推动和调控血液在脉中运行，心血充盈方可化生和濡养心神，使心神内守，精神安和。常加以黄芪、当归、熟地黄等甘温质润之品以益气养血，脏腑之气充足，则化生血液有力，并能推动血液的化生和调控其行于脉中；若肝郁化火，热入血分，耗伤营阴，再佐以白芍、当归、鸡血藤等补血而不致瘀，赤芍、生地黄、玄参等入血分以清热凉血，养阴生津，郁金活血散瘀，行气止痛。

三十四、姚淮芳教授治疗郁证经验

姚淮芳教授对于郁证从虚实两端入手辨证施治，实证以行气解郁为主，虚证以补益心脾为主，虚实相兼者虚实同治，调和气血。

1. 郁证的病因病机

姚教授认为，郁证主要病位在肝与心。心藏神，为精神之所舍，肝主疏泄，调畅情志，精神情志活动的正常进行需要心肝两脏相互为用。而郁证多起于情志内伤，患者素体亏虚，又忧虑恼怒，所欲不遂，精神张弛无度，长此以往，脏腑阴阳失衡，气血失调。郁证始于肝失疏泄，故以气滞表现多见。气郁则气机升降失调，继而在此基础上发生湿聚、食积、痰凝、化火、瘀滞，相互间杂，互为影响。郁证总属虚实两端，初起以气、血、湿、痰、火、食滞为主，多属实证，日久火郁伤阴或损伤脾胃，以致心肾阴虚或心脾两虚，转为虚证，或见虚实相兼。

2. 姚教授治疗郁证的理法方药

姚教授认为，疏肝解郁、健脾养心、调和气血是治疗郁证的基本原则。从虚实两端入手，实证以调理六郁为主，方用越鞠丸加减，气郁重者，加用柴胡、香橼、佛手、绿萼梅等；血郁重者，加用郁金、丹参、合欢皮、降香等；痰郁重者，加用陈皮、半夏、旋覆花、苦杏仁、瓜蒌等；火郁重者，加用牡丹皮、黄连、知母、川楝子等；食郁重者，加用炒麦芽、焦山楂、莱菔子、鸡内金等；湿郁重者，加用杏仁、白蔻仁、薏苡仁、砂仁、茯苓等。郁证以顺气为先，开提为次，至于降火、化痰、消积，尤当分多少治之。虚证以健脾养心为主，方用归脾汤、甘麦大枣汤加减等。对于证属虚实夹杂者，往往在气郁的同时合并气血亏虚，虚实同治，补虚泄实，予以逍遥散加减方辨证治疗，调和气血，根据虚实偏重加减用药。姚教授还重视患者情志的调畅，认为应当顺应五脏喜恶之性，心气宜补，肝气宜疏，脾气宜健，肺气宜润，肾气宜固。

姚教授治疗郁证运用八纲辨证首辨虚实，虚证宜补，拟用甘麦大枣汤合归脾汤加减方；实证宜泄，拟用越鞠丸加减方；虚实夹杂者，宜虚实兼治，拟用逍遥散加减方。结合伴随症状，辨证施治，因人制宜，灵活加减，每获良效。

三十五、郁宁汤治疗抑郁症的临证经验

1. 病因病机

气机郁滞是导致郁病的重要病理基础。该病发生与肝关系最为密切，进而涉及心、脾、肾。肝性喜条达而恶抑郁，肝失疏泄，情怀不畅，脏腑阴阳气血失调；肝木横逆乘土，脾失运化，出现肝脾失和之证；忧思伤脾，思则气结，既可导致气郁生痰，又因生化无源，气血不足，形成心脾两虚或心神失养之证；火郁伤阴，心失所养，肾阴被耗，还可出现阴虚火旺或心肾阴虚之证。郁病初起，总属情志所伤，气分郁结，故抑郁症应从肝论治。

2. 治疗

疏肝理气、解郁安神、怡情易性是治疗郁证的基本原则。情志为病，始于肝失条达，疏泄失常，以气机郁滞不畅为先，病情进一步发展，进而引起五脏气血失调。故在治疗上，应理气解郁、调畅全身气机使通而不滞，散而不郁。肝郁气滞之后，由于气机不利，进一步影响五脏而导致心、脾、肾等脏郁结。若肝气郁结，致脾气郁结，运化失司者，兼以疏肝健脾；脾虚血亏，心神失养者，兼以健脾养心，补益气血；心肾阴虚，阴不涵阳，阴虚火旺者，兼以滋养心肾，安神解郁。所谓"血为气之母，气为血之帅"，气机条达，血行通畅，肝血充盈，心神得养，神有所藏，魂有所舍，则精神振奋，思维清晰敏捷。

据此导师张梅奎主任在多年治疗抑郁症临床经验的基础上，参阅有关文献，研究拟定郁宁汤。组方：柴胡6g，生白芍20g，郁金12g，生龙骨15g，生牡蛎15g，莲子12g，酸枣仁20g，合欢花12g，首乌藤15g，生磁石30g，石菖蒲12g，丹参20g，大枣15g。综观本方，诸药均入心肝经，靶向明确，重用平肝潜阳、养心安神药，意为气郁开则诸症自愈。调气血，补肝体，助肝用，宁心神，共奏疏肝理气、解郁安神之功。

中医学的"辨证论治、整体调节"方法特别适合抑郁症的调治。因此对郁证患者，必须重视情志调护，怡情易性，使其正确认识和对待自己的疾病，增强治愈疾病的信心，并保持心情舒畅，避免忧思郁怒，对促进疾病的好转乃至痊愈都甚有裨益。

三十六、郁证的近代各家经验概述

把郁证分为广义和狭义。广义的郁证包括因情志、外邪、饮食、外伤等因素所致的郁，狭义郁证仅指因七情所伤而导致的郁。

郁证最为常见诱因的是情志，情志诱因中以多种情志因素混合诱发居多，如恐惧、忧愁、思虑、愤怒混合等，都将影响到肝主疏泄的生理功能。肝主疏泄的功能障碍而导致气机郁结，病久化热，炼液为痰，痰热上扰蒙蔽心神，轻者可见心烦失眠，重者可见神志错乱。情志本身也会导致脾胃的功能异常，如思虑太过而直接影响脾胃的正常功能。心为五脏六腑之大主，十二经皆听命于心，故为生之本，神之居，血之主，脉之宗，久病之人多被疾扰，久疾之人，情志多不稳定，易悲怒、忧思，无时不在悲怒忧思之中，心无复有坦荡之日，然七情之伤虽分五脏，而必归本于心。郁证主要关乎肝、脾、心三脏，最终影响的是气机的运行。"百病皆生于气""气为百病之长""气"之与病密切攸关，因五脏六腑，非气不生，神静则宁，情动则乱，气虚、气实气滞等均可导致疾病，故调畅气机是治疗情志病的主要治则。凡因情志不舒，气机紊乱所致血滞、痰结、食积等均属之，范围非常之广。痰瘀郁积均可以用气来贯通，痰之为物，随气升降，无处不到，气滞可成痰；又因气为血帅，气行则血行，气滞则血瘀，气虚则血少；郁病虽多，皆因气不周流而成，故气滞又可成郁；后天之谷需要气的运行，运行不当则为食积。

（一）以舒畅气机为主，辨证酌以加减

治疗郁证的基本方法以调肝为中心。偏实，肝郁气滞，选四逆散、逍遥散；胆虚痰热，选温胆汤；胃不和，选保和丸、半夏秫米汤。偏虚，本"肝苦急，急食甘以缓之"，甘麦大枣汤能缓肝之急，又能益脾养心。肝阴不足，虚烦不寐，可用酸枣仁汤养肝安神，清热除烦。气郁不伸可导致血滞、痰结、食积等病理产物，血滞、痰结、食积等病理产物堆积也会反过来影响气机的舒畅，二者形成一个恶性循环。治疗上在舒畅气机的同时，也需要祛除血滞、痰结、食积等病理产物。

1. 调节气机

治疗上有运用情志本身和运用中药调节气机的方法。情志可作为一种治病的方法，即"以情胜情"，运用情志本身来调节失调的气机，使气机失调正常，机制与中药四气五味的调动气机的作用是等同的。如怒、喜性质属阳，可宣畅气机，犹如辛、甘相合发散为阳；悲忧、恐性质属阴，可使气机肃降下行，犹如酸苦敛降气机，涌泄为阴。

2. 化痰祛瘀

郁证主要为肝气郁结，进而横逆侮脾，从而影响脾的功能。脾胃乃全身之气的升降枢纽，脾胃功能正常，一身之气才能正常的运行；脾的运化功能障碍，导致津液输布障碍，产生痰结、血瘀等病理产物，进一步阻遏气机。张氏认为，此病多由于肝胆郁热、痰热内扰而发，多从肝胆论治，疏泄肝胆、泄热化痰、镇惊安神，方取柴胡加龙骨牡蛎汤化裁。

3. 宽胸解郁

李氏认为，栀子豉汤清宣胸膈郁热，为治疗虚烦懊恼之良方，如痰热内盛可配合小陷胸汤清热除痰开结，气滞明显加理气药调理气机。

（二）清心宁神法

陈氏认为，"诸郁皆伤神，治郁当宁心"，陈氏从大量的临床观察中发现七情的剧烈变化会造成不同程度的心神活动的异常变化，而心神

活动的变化又会反过来导致七情的变化，进一步加重郁证，重者化为癫痫之症，从而提出"宁神解郁"法，自拟百合宁神汤，具体药物为炙百合 30～60g，炒酸枣仁、合欢花、首乌藤各 30g，当归 10g，丹参 15～30g，炙甘草 3～6g。

（三）调和脾胃

在大量的临床观察中可以发现，抑郁症患者多有纳食不佳、恶心呕吐等脾胃功能异常的表现，而这些表现又会进一步加重患者抑郁状态。研究发现脾虚患者的自主神经系统对胃肠道正常功能的调节失常。

（四）怪症、久病

刘氏在临证中提出"怪症、难症、大症求治于厥阴"的论点，根据"肝为罢极之本"的学说，认为长期劳心，劳力可以导致肝经气血受损，气机升降失序，他体验到，对一些怪症，大症，难症，求治于厥阴，往往可以有效。具体用药上，则以厥阴病总方乌梅汤为底方，随症加入对症药物，在临床上取得一定效果。多数郁证无明显脏腑靶向，采取逍遥散来达到疏肝解郁之功，并不适应多数郁证，在治疗无效是可从六经辨证角度选择合剂以通调脏腑气血。

三十七、袁今奇治疗抑郁症经验

袁今奇治疗抑郁症的经验。认为抑郁症的发生与禀赋不足、体质差及情志内伤密切相关。提出辨体质，论病机；抓主症，权化瘀，兼辨气、火、痰、虚，自拟当归活血解郁汤、柴胡调气解郁汤、栀子泻火解郁汤及瓜蒌化痰解郁汤；崇倡移精变气法，重视色诊、脉诊及问诊；配用宁心安神、血肉有情之品、移情解郁及芳香安神四类药物治疗。

1. 辨体质，论病机，不囿肝气郁结

袁老师强调，肝气郁结多为初起病机，首见于气郁质，症见精神抑郁，情绪不宁，胁肋胀痛，不思饮食，大便不调，苔薄脉弦。初病在气，久延血分，血行瘀阻，多见于瘀血质，症见抑郁烦躁，头痛健忘，失眠多梦，或肢体疼痛，痛有定处，或身体某处有发冷、发热感，舌质紫黯或兼有瘀点、瘀斑，脉弦紧或涩。气郁日久，可以化火，多见于特禀质；症见急躁易怒，胸胁胀满，口干而苦，或兼头痛目赤，便干尿黄，舌红苔黄，脉弦数。肝郁可致脾虚，脾失运化，聚湿生痰，痰气交阻，多见于痰湿质，症见精神委顿，胸中塞闷，或咽中如物梗阻，咳吐痰涎，舌苔白腻，脉弦滑。郁证久之，变化多端，可致气虚阳弱，也可热伤阴血，从而出现诸多虚候。

2. 抓主症，权化瘀，辨治气火痰虚

袁老师诊治抑郁症十分重视血瘀证的辨析，他认为，本病初因气郁，后及血瘀。凡来诊者，或因诊治延误，或服他药未果，病发久之，则瘀血萌生而形成血瘀证，治之当以活血化瘀为主。抓血瘀主证，权化瘀治疗，辨治气、火、痰、虚，是提高本病治疗效果的基本方法之一。袁老师采用自拟解郁方数首。当归活血解郁汤：主治血郁证，药用当归15g，丹参15g，川芎12g，桃仁12g，红花10g，水蛭5g，郁金15g，制香附12g，佛手12g，桂枝10g，大黄6～15g，鬼箭羽12g，琥珀末（冲服）6g，忘忧草30g，金戒子（包煎）1枚。柴胡调气解郁汤：主治气郁证，药用醋柴胡12g，郁金15g，制香附12g，佛手12g，麸炒白芍12g，丹参12g，川芎12g，麸炒枳壳10g，青皮10g，合欢皮15g，茯神15g，桂枝6g，玫瑰花10g，忘忧草30g，金戒子（包煎）1枚。栀子泻火解郁汤：主治火郁证，药用炒栀子10g，醋柴胡10g，夏枯草10g，龙胆10g，牡丹皮10g，寒水石15g，百合30g，生地黄15g，丹参15g，水牛角10g，制香附12g，炙甘草10g，莲子心10g，忘忧草30g，金戒子（包煎）1枚。瓜蒌化痰解郁汤：主治痰郁证，药用瓜蒌皮15g，炒枳实12g，石菖蒲12g，郁金15g，丹参15g，清半夏10g，陈皮10g，炒厚朴10g，炒苍术12g，竹茹6g，胆南星6g，青礞石6～15g，茯神15g，忘忧草30g，金戒子（包煎）1枚。

3. 尊经旨，调情志，崇倡移精变气

情志之病，不宜单独依靠药物治疗。运用某种方法转移患者的精神，改变其气血紊乱的病理状态，从而达到治愈疾病的目的，称谓"移精变气"。袁老师尊经旨，根据五行生克理论，运用相胜的情志治疗，可以收到药物不易达及的效果。如喜伤心，恐胜喜；怒伤肝，悲胜怒；思伤脾，怒胜思；悲伤肺，喜胜悲；恐伤肾，思胜恐。此皆以情治情，以志克伤，多可帮助解除抑郁之证。移精变气理论的应用包括精神疗法、克制疗法、暗示疗法、宣泄疗法及转移疗法等，配合药物治疗常可收到理想的效果。诊治抑郁症患者，还应强调色诊、脉诊及问诊的重要性。袁老师认为，"抑郁状态常能显于气色，可辨气、血、痰、火、虚之候。两手脉沉便知是气，两手脉涩是为血瘀，两手脉滑数变化可诊痰火之进退""仔细问诊，可悉病源，使情志释放，有益于心理调节"。

4. 巧配伍，增疗效，选用灵异药物

灵异药是指具有灵、情、易、怪一类的中药，临床应用取其灵性、形质及功效，而非仅取四气五味，常与辨体、辨证方药合用，以增其效。灵异药大致可分为宁心安神、血肉有情、移情解郁及芳香安神四类。①宁心安神类药物含有灵感性，用于心神不宁、情志迷惘、失眠多梦之证；药如人参、灵芝、珍珠、茯神、金箔、灵磁石、辰砂等。②血肉有情之品系血肉类及骨、贝壳类，用于虚性体质之郁，以及郁久所致阴阳气血亏虚之证；药如紫河车、猪心、羊肉、阿胶、龟甲、鳖甲、鹿角等；骨、贝壳类具有镇静安神、平肝潜阳之功，常用龙骨、龙齿、牡蛎、石决明、紫贝齿、珍珠母等。③移情解郁药多取其药味名称及功效，可以帮助移情解郁和疏导情志，常配用于气郁、血瘀、火盛、痰结及食积之证。气郁以郁金、佛手、玫瑰花、合欢花、忘忧草等，血瘀配琥珀、血竭、鬼箭羽、五灵脂等，火盛选龙胆、知母、寒水石、水牛角等，痰结用胆南星、天竺黄、金礞石、竹沥等，食积多伍以神曲、鸡内金。④芳香安神类药物气味特殊，多具芳香开窍、解毒安神之功，可选配麝香、阿魏、安息香、苏合香、牛黄、熊胆、马宝、狗宝、龙脑片等。以上四类，可单用或酌情综合选用，若配伍精当，恰到好处，可冀良效。

三十八、战丽彬辨治肿瘤相关性抑郁经验

（一）审证求因，明确病变脏腑

肿瘤相关性抑郁属中医学"郁证"范畴，但与广义的郁证在病因、临床表现及严重程度方面有所不同。郁证初起主要病位属肝，肝主疏泄，喜条达而恶抑郁，若情志不畅，肝失条达，则肝气郁结，气滞不能行血及津液，可致痰凝血瘀；日久则加重气血不和，累及他脏，对肿瘤患者而言则增加了癌毒积聚的风险。故治当注重疏肝理气，选方常以加味逍遥散为基础加减。"忧伤肺""思伤脾""恐伤肾"，故肿瘤相关性抑郁与肺、脾、肾密切相关。肺主一身之气，肺气不利，治节失常，则气机升降不利，故过度悲伤可使肺气抑郁，出现胸部壅塞闷窒，久则耗伤肺气而致气短乏力。治当兼顾补肺益气、宽胸开结，方以黄芪生脉饮为基础；脾为气血生化之源、气机升降之枢纽，故思虑过多则中焦郁结、脾失健运，可见腹部胀满、纳呆食少，治当辅以理气助运为法，方以香砂六君子汤为主；肾主藏精，又肾阴肾阳为脏腑阴阳之本，恐伤肾主要体现在对肾中精气的损伤，包括肾气不固、肾不纳气、肾精失养，致髓海失养则发郁证，累及他脏则加重气机失调，痰瘀痹阻，治当补肾益髓、填精养神，方可根据阴阳偏胜选用左归丸或右归丸。临证需结合患者主要情绪表现及具体证候以明确病变脏腑，处方用药时需有所侧重。

五脏皆可致郁。而郁证又进一步加重脏腑气机郁滞，郁证乃气机失调所致，其主要表现为情绪不受控制，伴随不寐、纳呆、反胃、眩晕、头痛、胁痛、腹痛、便秘等兼症。通常郁证引起的证候表现较轻，治疗应以理气解郁为主，并给予一定的心理疏导及日常生活指导。

（二）重视脾胃，固养后天之本

战教授秉承李东垣补土调中的学术思想，认为治疗抑郁尤应重视调

补脾胃，在畅达气机基础上，调补脾胃，使脾胃健运有常，气机升降有序。脾主运化水湿，脾胃虚弱日久则中焦失运，易生痰湿，痰湿凝滞难除，更加重郁证。若气、痰、火交互为患，则病情复杂，且湿邪黏滞难除，治疗颇为棘手，故应时时固护脾胃，防止痰湿内生。最后，脾胃同为中焦，脾为脏主运化，胃为腑主受承，互为表里，一升一降，相辅相成，但其生理功能有所差别，应脾胃分治。治疗以健脾益气助运为主，方选参苓白术散、四君子汤、补中益气丸等加减；若见不思饮食、食后胃脘胀满不适、嗳气上逆、大便不爽者，属胃不受纳，治疗重点应理气建中和胃为主，方选香砂六君丸、保和丸等加减。

（三）分清虚实，切忌一味行气解郁

1. 分期论治，辨清虚实

郁证初起一般以气、瘀、痰、火等郁为主；日久伤及正气，导致气血阴精不足。战教授认为，抑郁早期治当理气解郁为主，兼以化痰、清火、活血，但仍需辅以扶正补虚，慎用攻逐之品；后期则养心安神、补益心肾为主，不可一味行气解郁，以免耗伤正气，致正气愈虚，无力抗邪。

2. 塞因塞用，扶正为要

正气极虚者，扶正亦属通法之一。当重用补益气血之品充其源，恢复脏腑正常的运化及气机升降，则郁证自减。药选黄芪、太子参等大补元气，山药、白术、茯苓等健脾益气，淫羊藿、山茱萸、杜仲等补益肝肾。尤宜重用黄芪（至少40g）、山药、茯苓等甘平之品，既固养后天之本，又可避免补益过甚，助长气郁化火。

3. 养阴为法，以防伤燥

战教授宗叶天士"每以苦辛凉润宣通，不投燥热敛涩呆补"之法（《临证指南医案》），用药在补虚基础上多用轻宣凉润之品。常以参苓白术散、四君子汤、黄芪建中汤合丹栀逍遥散、一贯煎、酸枣仁汤等理气解郁、养心安神。

三十九、张永华治疗郁证经验

历代医家对郁证认识有广义与狭义之分，广义之郁乃情志、饮食、外邪等诸多致病因素，狭义之郁，为情志内伤所致，即今所谓之郁也。张老师认为，郁证虽因情志内伤所致，但发病与否与体质息息相关，这一内在因素却往往是容易忽视的。

1. 对郁证病因病机认识

张老师认为，情志内伤为重要诱因，体质禀赋乃内在之本，病位在肝，但与脾、心密切相关。病机有以下几方面：情志不遂为标，体质禀赋乃本。张老师认为，治病求本。人的"七情"等情志活动，是正常的生理活动，凡事总有度，过犹不及，若情志变化太过，超过机体的调节能力，则会成为重要的发病因素。情志内伤是其基础病因，人的体质是情志形成的基础，与成长环境、社会文化等息息相关，体质禀赋的内在影响不容忽视。

气、痰、火胶着一体：张老师指出，郁证，为郁怒、忧思、悲愁等情志过激而致病。因肝主疏泄，调畅情志，喜条达而恶抑郁，在志为怒，与胆相表里，体表经脉循行部位广。而人又是有机整体，脏腑功能间由经络系统沟通联络，在生理功能活动上互相协调，在病理变化上互相影响。郁怒伤肝，使肝失条达，疏泄不利则肝郁气滞，气郁易化火，或挟湿，或生痰。如木郁克土，痰湿乃生；肝郁化火，或劫肾阴，或扰心神。郁证起病多缓慢，肯就医者多滞后，往往病机已由肝气郁滞转化为痰气或痰火之象，病证很少单一出现，多为气、痰、火胶着一体。

2. 临证辨治经验

（1）从气、痰、火郁论治：张老师认为气机郁滞，气滞则津停，凝液成痰，气滞痰郁交阻于胸中膈上，阻遏胸中之气的宣达，故见胸部满闷，咽中如有物堵的梅核气。选用半夏厚朴汤加减。肝郁气滞，久则化火，治以疏肝解郁，清热宁心，选用丹栀逍遥散合栀子豉汤加减。气机郁滞，气滞则津停，凝液成痰，气滞痰郁交阻于胸中膈上，阻遏胸中之气的宣达，治以行气开郁，降逆化痰，选用半夏厚朴汤加减。郁结，气郁生痰，久则化火，火邪郁积于内，痰浊阻滞于外，胆失疏泄，胃失和降。胆为清净之府，痰火内扰，不得静谧，少阳之气郁滞，郁证乃生。治疗以清热化痰，除烦安神为法，选用柴芩温胆汤加减。

（2）从脾论治张老师指出，肝郁气滞，易横逆犯脾，脾失运化，聚湿生痰，痰湿之邪，最是阻滞气机，加重郁证。治拟化痰理气，健脾和胃；方用温胆汤加减。属气血不足者，张老师认为，多为思虑过度，损伤心脾。脾胃为后天之本，心脾亏虚，气血生化乏源，心神不得所养，导致神明不得守藏。治拟：益气补血，健脾养心；选方归脾汤加减；若伴肝肾不足，肝气不舒者，辅以一贯煎化裁同治。

（3）辨体与辨证相结合体质与脏腑经络及气血津液盛衰息息相关，情志内伤日久必然影响体质，甚至改变体质类型。张老师认为既往情志病可以影响体质，在临床辨别体质差异，酌情用药改善体质，可以在治疗郁证效果上事半功倍。

（4）善用甘麦大枣汤治疗妇人脏躁，《金匮要略》曰："妇人脏躁，喜悲伤欲哭，像如神灵所作，数欠伸，甘麦大枣汤主之。"脏躁主要表现为情绪波动不宁，哭笑无常，喜怒不节，神疲乏力，频作欠伸等症，多为疾病发展后期，因气郁化火，火邪劫伤阴液，后表现为脏阴不足，虚热内扰。

（5）重视情志调适张老师提倡道家的修心方法，诚如"致虚极，守静笃"之言。保持身心的愉悦，少私寡欲，欲望来源于人过多的追求而求之不得，需内省自身，脚踏实地，故可做到恬淡虚无，精神内守，病安从来的境界。

四十、张志远论治郁证经验

1. 继承先贤经验

张老师认为郁证与西医的神经衰弱、神经官能症、抑郁症及焦虑症等疾病相类似，常伴有睡眠障碍、情绪低落、心烦急躁、记忆力减退、注意力不集中、生活情趣缺乏等症状，病程日久，性格改变，形成颓废状态。其发病与肝密切相关，其次涉及心、脾、肾。肝失疏泄、脾失健运、心失所养、肾精不固、脏腑气血阴阳失调是郁证的主要病机。其中以肝气郁结证、气郁化火证、心脾气虚证、气虚血瘀证等为代表证型。张老师调治郁证以宣、开、化、降为主，郁者发之，故一般不用固涩药。根据病证的不同，采用宣畅气机、宁心开窍、祛痰化湿、重镇降逆等方法，并适当配合心理疏导，鼓励患者敞开心扉与人交流，转移注意力，进而理气解郁、怡情易性，临床取得很好的效果。

2. 创立治郁验方

（1）七叶汤散气结。张老师治疗临床表现为胸闷、厌食、嗳气、心烦、失眠、背胀、胁肋乳房胀痛的妇女肝气郁结证，在医友赵瑞云家传六味汤的基础上，加入佩兰叶，芳香化浊，创立七叶汤。方投山楂叶20g，枇杷叶20g，藿香叶15g，青橘叶20g，薄荷叶15g，合欢叶20g，佩兰叶20g。每日1剂，水煎分3次服。全方仅七味中药，却能够疏肝解郁、清利头目、养心安神、宣肺健脾。以开泄疏散，通利气机，舒畅情志。

（2）大解丹消郁火。张老师治疗临床表现为心悸、多疑、焦虑、烦躁易怒、思虑过度、坐卧不安、注意力不集中、小事纠缠不已，失去自控力的气郁化火证，以丹溪越鞠丸加减，创制大解丹。方投郁金150g，香附50g，半夏曲30g，栀子30g，苍术30g，柴胡30g，黄连30g，甘松30g，胆南星30g，丹参30g，川芎30g，芦荟15g，青黛15g，大黄10g，九节菖蒲30g。碾末，水泛为丸，每次6～10g，日3服，连用20～50天为1个疗程。全方配伍严谨，共奏理气解郁、清热除烦、安神定志之功。

（3）卧倒汤养心脾。张老师治疗临床表现为多思善疑、头晕神疲、心悸胆怯、面色不华、善太息、失眠、健忘、纳差的心脾气虚证，创立卧倒汤。方投首乌藤90g，罂粟壳9g，半夏6g。每日1剂，水煎，分3次温服。其中重用首乌藤为君以养心安神、通络祛风。全方仅三味中药，却可作用于心、脾、肺三脏，攻补兼施，安神敛气。

（4）复正丹活气血。张老师治疗临床表现为悲观厌世、郁郁寡欢、情绪低迷、思绪纷纭、胸膈痞闷、喜独处不欲言的气虚血瘀证，在孔圣枕中丹的启示下，创立复正丹。方投炙远志 100g，灵芝菌 100g，茯苓 50g，石菖蒲 50g，当归 50g，人参 30g，丹参 50g，川芎 20g，龟甲胶 100g，神曲 30g，藏红花 20g。碾末，水泛成丸，每次 7～10g，日 3 服，连用 1～3 个月为 1 个疗程。全方育阴益气、活血祛瘀、镇静安神，取得明显疗效。

3. 常用治郁药物

张老师通过长期临床实践，总结指出：远志、茯神、百合宁心安神，香附、郁金、柴胡行气解郁，龙骨、珍珠母重镇安神，合欢皮安五脏、和心志，栀子泻火除烦，半夏降逆散结，石菖蒲开窍醒神，桂枝通阳化气，灵芝菌补肺安神，以及少量的人参可振奋阳气，这些具有疏肝、宁心、安神、凉血的药物，可焕发大脑功能，为治疗郁证的常用药物。除此，张老师治疗郁证还重视随症加减，如打嗝可加代赭石、旋覆花；心律不齐、脉象结代加甘松、桂枝、大量炙甘草；失眠多梦加莲子心、首乌藤；肋间疼痛加预知子、川楝子；烦躁加黄连、牡蛎、栀子；恐惧不宁加全蝎、龙骨、琥珀、朱砂、茯神；呕恶加半夏、竹茹；大便秘结加大黄、玄明粉，获得了较好的效果。

四十一、朱吉祥教授治疗郁证经验撷英

1. 朱教授对郁证病因病机的认识

（1）肝失疏泄最为常见。肝为刚脏，性喜条达舒畅，主疏泄、藏血，调畅一身之气，推动血、津液运行，维持情志活动的正常。肝调畅气机正常，则经络通利，脏腑活动顺畅，气血调和，情志不致太过，所谓"阴平阳秘，精神乃治"。情志诱因中以多种情志因素混合诱发居多。故本病多为郁怒、思虑、悲伤、忧愁、恐惧等七情过极，脏腑气血阴阳失调、脑神不利所致。气为血之帅，气郁则血行不畅，而成血郁；气有余则化为火，气郁则局部气有余，久则化为火郁；气血不畅，则脏腑机能无序，津液转化不利，而化为痰郁、湿郁。久病伤阴，郁火耗伤肝阴，又可发展为阴虚火旺之证。故朱教授认为，临床之郁，或新发之郁，或久郁，多与肝失疏泄有关，气机不畅，郁乃发之。

（2）脾失健运亦不可忽视。脾为太阴湿土，性喜燥恶湿，在志为思，主运化、统血，运化功能正常，则水精四布、五经并行。脾之运化水湿失常，则水聚于内，化为湿郁；湿易生痰，郁久炼液为痰，故成痰郁；脾五行属土，土生万物，运化失常之时，气血生化无源，久则心脾两虚。故朱教授认为，脾运化正常，气血充足，津布气畅，则不易为郁。

（3）心神失养亦不少见。心为君主之官，五行属火，在志为喜，心主血脉、神明，主宰人的情志活动，心气充沛，则血脉运行通畅，心神守护得当，则情绪正常。五神对应五脏之神志，故情志病与五脏关系密切，而心为君主之官，主宰五脏，故情志之病与心神失养密不可分。故朱吉祥教授认为，心神得养，心神守护得当，情绪正常，不易为郁。气血皆为人体的基本构成物质，肝失疏泄、脾失健运、心失所养，最终均影响气血的有机运行，导致阴阳失调，而成为郁，故朱吉祥教授认为肝失疏泄、脾失健运、心神失养、气血失调为郁证发病之主要病机。

2.朱教授治疗郁证的原则

中医学的特点为辨证论治，因证施治。临床上因病性之虚实不一，病程之长短有别，病者之体质有异，又人秉天地之气生，四时之法成，故当因人制宜、因地制宜、因时制宜。在临床中，病程短，新发之病多为实证，结合临床表现，又可分为气、血、痰、火、食、湿郁，治当以疏肝解郁为首，调理气机，适当兼备活血、化痰、清热、消食、化湿。另外，药物治疗当与情志调摄相结合，方可事半功倍，早日解除患者疾苦。

3.朱教授治疗郁证之体会

郁证的证型大体可按虚实分为两类，实证常见肝气郁结证、痰气郁结证及气郁化火证，治郁之实当注重气、血、痰；虚证常见心神失养证、心脾两虚证、心肾阴虚证及肝肾亏虚证，治郁之虚当注重气、血、虚。又郁多与情志相关，故还需调节情志，善于心理疏导，方可事半功倍。

（1）实证之郁。临床医家治郁之法众多，而观其各治法，总不离乎调气，朱教授治疗实证之郁，以理气解郁为基本大法，依据个体病机变化，在此基础上兼用化痰、除湿、清热、活血、调血之法。临床上多以柴胡疏肝散、逍遥散为主方，辨证酌加郁金、合欢皮、川楝子以增疏肝理气之功。

（2）虚证之郁。随着年龄增长，或疾病日久，身体机能日衰，正气渐虚，又情志不遂、肝气郁滞，气血津液进一步耗损，此多为虚证。朱教授在治疗虚证之郁时，多在理气解郁基础上，酌加杜仲、牛膝、桑寄生、续断、枸杞子等以补益肝肾。

（3）重视心理治疗。朱教授在临床中结合"慎言慎行，合适类比，积极引导，建立信心"的方法进行心理治疗。"慎言慎行"指在接诊郁证患者过程中，通过适当的言行尽量让患者相信医生的能力；"合适类比"指针对思虑过度、疑心重的患者，通过言语，适当类比，帮患者释放内心压力；"积极引导"指对固执己见之患者，循循善诱，引导患者走上心理健康之路；"建立信心"指针对病程较长、病势较重、或发病前后心理落差巨大者，多鼓励、多支持，帮患者建立信心。

四十二、朱青霞教授从肝脑论治缺血性卒中后抑郁临床经验

脑卒中后抑郁（Poststrokedepression，PSD），是脑卒中后最为常见且最具有危害性的神经精神疾病并发症，临床症状主要是以情绪低落、爱好缺失、兴趣丧失为主的核心症状；同时出现不同程度的焦虑、逼迫、自责等精神症状；还时常伴随着严重的失眠、胃肠功能紊乱、性功能和精力下降等非特异性的躯体症状。

1. 中医医家对 PSD 病因病机的认识

中医学目前将 PSD 归属于"中风"和"郁证"合病的范畴，中风起于先，郁证发于后，属于情志疾病的范畴。作为"中风"与"郁证"之合病，其病位在脑，也有虚证和实证的差别，实证多有气机郁滞、瘀血内阻、痰浊阻滞或气血上逆等；虚证多有正气不足、脏腑亏虚、阴血亏损等；两者相互作用，虚实统筹相兼。

2. 朱青霞教授对 PSD 的认识

导师立足于"久病必瘀"的实践理论，强调瘀血既是缺血性 PSD 的

致病因素，亦是病理产物。疾病日久致使正气亏虚，气虚则无力推动血液的运行，使得血液运行障碍、停于脉道，气虚愈，甚则血瘀愈甚。而肝为刚脏，体阴而用阳，其调畅气机功能的正常发挥有赖于血的濡养，肝失血濡、气机失畅，久则发为郁证；且瘀血阻涩脉道，亦可致心脉受阻，心失濡养，则神魂不守，日久心失所主则发为郁证。

朱青霞教授治疗缺血性 PSD 立足于脑肝同治的理论，以益气祛瘀通络、疏肝解郁为治则，自拟益气活血解郁汤治疗该病。本方源于清朝王清任《医林改错》中补阳还五汤和宋代《太平惠民和剂局方》中的逍遥丸，由朱青霞教授据多年临床经验精心化裁而成。益气活血解郁汤，一方面可气血统筹兼顾，行补并施：补气兼以行气，使气充而不令其郁；活血而忽视补血，因此可避免破血伤血。另一方面疏养并施、肝脾同调，兼顾健运中焦与疏达肝气：疏肝解郁，使得机体肝气得舒则一身之气尽舒；健胃运脾，使得气血生化得源，既能够避免肝盛乘脾之象，亦可解"土壅木郁"之结。药物组成为：生黄芪、茯苓、柴胡、香附、郁金、桃仁、当归尾、地龙、川芎、赤芍、白术等十多种中草药。

四十三、张念志教授治疗郁证经验撷萃

病因病机

张念志教授认为，郁证病位首先在肝，可累及心、脾、肾。病机关键为气机阻滞。肝为刚脏，主疏泄，性喜条达而恶抑郁，肝失疏泄，气机郁滞，横逆犯脾，则致肝脾不和；气郁日久，郁而化火扰心，则致心肝火旺；进一步者，化火伤阴，心失所养，肾阴耗伤；忧思伤脾，脾失运化，化源不足，则气血耗伤，心脾两虚。其病理因素有虚实之分，初期多以气、血、痰、湿、火、食郁滞为主，多见于青中年女性；病久则由实转虚，引起心、肝、脾、肾气血阴精的亏损，以老年女性多见。张念志教授主张在治疗郁证过程中要注重理气开郁，调畅气机；同时根据其兼证，实证以消为主，虚证以补为主，虚实互见者，则二者兼顾。

四十四、司国民基于肝肾同源理论治疗郁证经验

（一）肝肾同源与情志

司国民教授以肝肾同源理论为基础治疗郁证是以该理论与情志的密切关系为前提的，古籍和现代研究均有所见。肝肾同源的理论内容与情志密切相关，主要体现在三个方面，即肝肾精血互生、肝肾藏泻互用、肝肾水木相生。肝肾精血互化则魂安志达。肝肾共同起源于先天生殖之精，并共受脾胃生化的后天之精、肾所藏的先后天综合之精充养，"精血"这一中心环节密切联系起二者的结构与功能，精血同盛同衰，为人之五志精神活动提供必要的物质基础，五脏精血内旺则五志安宁。肝肾藏泄互用故精气调和。肾主蛰藏，有封固闭藏精气血水等生命物质之职能，以防供正常情志活动的生命物质外泄，肝木条达则情志精气疏泄正常，使精神调和，还可疏泄气机、调节气血津液的运行，以防血瘀、痰浊等有碍情志调畅的病理产物产生。肝肾水木相生而情志舒畅。于生理上，少阳相火根于肾阳，寄于肝胆，保障三焦气化正常以推动脏腑功能协调，以为神志活动提供物质基础；于病理上，肾水易亏使水不涵木，导致肝脏气机失常而肝气郁结，日久化生郁证，肝木易亢，或上扰心神、或横逆犯脾，皆可变生各种精神症状。

贺邵华等通过对大鼠进行抑郁造模研究血脑神经递质与抑郁症发病的关系得出，抑郁症的病变进展在前期以肝"血"为主要消耗；后期以肾"髓"为主要消耗，肝肾藏象的互根消长贯穿了抑郁症的发病过程。肾藏精而主生殖；肝藏血主调冲任，肝肾的这一重要功能与现代医学的下丘脑—垂体—肾上腺轴相似，进一步研究表明，中医理论的肝肾与现代医学的下丘脑—垂体—甲状腺/胸腺/性腺轴存在着隐性联系，学界逐渐形成了神经—内分泌—免疫网络构成肝肾同源物质基础的学说体系。越来越多学者将肝肾同源理论应用于情志调控，将肝肾同源的现代实质与神经—

内分泌—免疫网络机制联系起来。

（二）从肝肾同源论治郁证

郁证致病首伤气分，久及精血，司国民教授针对这一病机特点强调治疗首调情志气机，常采用脏腑经络辨证，提出肝、肾是郁证发病过程中脏腑经络相互联系的重要一环，认为李中梓提出的"补肾即所以补肝……泻肝即所以泻肾"的肝肾互治理论对于指导郁证治疗具有重要意义。根据辨证不同分别采取"肝病治肾""肾病治肝""肝肾同治"法则论治郁证，其中肝病治肾强调重补兼疏，肾病治肝强调重疏兼补，肝肾同治最常用滋水涵木法。

1. 肝病治肾——重补兼疏

郁证的五脏论治以肝为最多，司国民教授在临床诊疗中发现，许多慢性疾病如肝硬化、高血压病、眩晕等病程中常伴郁证表现，非必从肝着手施治，而应溯本求源，强调避免肝无实证而妄加泻实之法，而应以补肾为主辅以疏肝，此时则采取肝病治肾法则而重补兼疏。补法分而论之，对于肾阴精不足、脑海虚损，表现心情抑郁、烦躁不安伴失眠多梦、腰膝酸软及五心烦热者，其常根据思虑伤肾精的程度选方以《医方集解》二至丸、《景岳全书》大补元煎，用药常选墨旱莲、女贞子、熟地黄、天冬等；对于肾阳气不振出现情绪低落、悲伤失望兼少腹冷痛、精冷不育等症，常以妇科名方二仙汤、《医学心悟》十补丸为基础组方，选用淫羊藿、锁阳、肉桂、附子组方，扶阳以消郁病阴霾，此外常配用枸杞子、制何首乌以阴中求阳、阴阳相助。辅助疏法常自拟山药、炒酸枣仁泡水食疗。

2. 肾病治肝——重疏兼补

司国民教授治疗郁证伴发阳痿、遗精等男科疾病，或伴发慢性肾炎、肾病综合征等肾病，行补肾治疗效果不佳时常考虑为肝实久郁成子盗母气之象，此时应以肾病治肝为法则而重疏兼补，即疏泄肝之子实兼补肾之母气。李中梓云："东方之木，无虚不可补，补肾即所以补肝。"对此司国民教授强调郁证治疗切勿滥用补法而过补肝肾，致使"肝实"之象愈发严重。对于"肝实"病机，以疏肝理气为总治法，常选方小柴胡汤、越鞠丸加减，并自拟理气安神的太子参、麦冬、佛手、旋覆花代茶饮方予患者日常服用。

3.肝肾同治——滋水涵木

滋水涵木即通过滋养肾之精气以涵养肝体，寓补肝于补肾之中，从而和肝之体用以利于气机舒畅而达到治疗郁证的目的。司国民教授运用此法时常以滋水清肝饮加减处方，该方为清代名医高鼓峰的补肾治肝名方，由六味地黄丸合丹栀逍遥散加减而成。实验研究显示，滋水清肝饮能够调节大鼠下丘脑中雌激素受体 -α mRNA 的表达，从而升高脑内 5- 羟色胺含量，使抑郁症的发生率降低。且滋水清肝饮取丹栀逍遥散之组成，丹栀逍遥散可通过调节苯丙氨酸代谢、卟啉代谢等途径提高机体兴奋性发挥抗抑郁作用。

司国民教授治疗郁证首调情志，从肝肾角度立法，但认为其也有辨证范围的局限性。因此，需分清虚实，在辨明因郁致病还是因病致郁的基础上，选用肝病治肾、肾病治肝、肝肾同治的不同法则遣方用药，以求良效。

四十五、魏仲南老师运用半夏泻心汤治疗郁证经验

传统观点认为半夏泻心汤多用于脾胃病的治疗，特别是胃痞证。名老中医徐世经在治疗脾胃病时提出"三忌三宜"：一忌峻补，二忌温燥，三忌滋腻，即应做到补而不滞、温而不燥、滋而不腻。而半夏泻心汤正好与之相符，用于脾胃病治疗恰到好处。魏师临床也喜用半夏泻心汤治疗三焦疾病。魏师认为半夏泻心汤使用应抓住其主要病机，以调理中焦为主，脾胃作为机体枢纽，只有其功能正常运转，其他脏腑的功能才能得以正常行使，达到"调中焦，以治上下"之效。

魏仲南教授推崇朱丹溪"气血冲和，万病不生，一有怫郁，诸病生焉，故人生诸病多生于郁"的观点。对久病者，应注意其情绪不畅的状况，因为情绪不畅，会加重病情进展，影响患者恢复。认为只有五脏之

气通畅协调，升降出入正常，人体方得以健康，故调理脾胃，为郁证治疗的关键所在。魏师临证时常用内经理论来指导临床，《素问·太阴阳明论》云："肝生于左，肺藏于右，心部于表，肾治于里，脾为之使，胃为之市。"魏师认为在四脏之气的升降出入运行之中，脾胃为其他四脏气机升降的枢轴，心主神明、肝主疏泄需要脾胃功能的正常运转。魏师认为郁证所化生出的症状很多，其本身就可以直接导致痞症，两者常可相互影响，产生恶性循环，故半夏泻心汤对郁证治疗恰合病机。对于脾胃实证，魏老常加用行气药，起到"气血通畅，百病不生"之用。同时《金匮要略》中名方甘麦大枣汤主治妇人脏躁，其典型症状就是喜悲伤欲哭，正是调脾治郁之法，这也从侧面为半夏泻心汤治疗郁证的可行性打下基础。

　　肝气郁结，进而乘脾，致中焦痞塞不通，传导失司，转枢失常，气机失调，进一步导致气机阻滞于中焦，郁而生病。半夏泻心汤属和解剂，善调气机，解寒热，故用后常有良效。魏师对于郁证而生诸病的病症治疗上常以半夏泻心汤为基础方以调气机升降。对于怪病、久病，多考虑痰的病理因素，故多使用法半夏，功于燥湿化痰，常能收到奇效。

四十六、李佩文教授从"肝郁肾虚" 论治乳腺癌相关郁证经验

　　李佩文教授认为在疾病早期，肝郁气滞是基础；术后化疗及内分泌治疗阶段，肾气不足是关键；疾病晚期是久病及肾，肾精亏损是根本。在治疗方面，李佩文教授主张分期论治和"疏肝为基础，补肾为根本"的辨治思路，文中从病因病机和治疗两大方面对乳腺癌相关郁证的诊疗思路进行论述，以期更好的传承李佩文教授的学术观念，为临床治疗开拓新思路。

　　中医对于乳腺癌合并郁证的治疗则多从肝论治，以疏肝解郁、疏肝补脾等为基本治则。

李佩文教授认为，乳腺癌患者常素体气郁，发病多缘于肝气不舒，又因病进一步加重气郁，故在疾病初期发生郁证的者，多以肝郁气滞为主。李佩文教授认为，内分泌药物在抑制患者激素分泌的同时，也扰乱了肾中阴阳的平衡，耗竭天癸。

中医学认为，肾主骨生髓，肾精充沛，则"骨髓坚固，气血皆从"。由于乳腺癌早期产生的郁证多为情志不遂，肝郁气滞所致，患者多表现为情绪抑郁、胁肋胀痛、不思饮食、喜叹息等，故在此阶段李佩文教授多采用疏肝解郁、解毒散结之法，临床以逍遥散、柴胡疏肝散等加减；疾病后期因重在健脾益肾补虚，临床多以自拟"健脾益肾"方加减：黄芪、白术、党参、山药、炙甘草、淫羊藿、巴戟天、狗脊、当归、熟地黄、仙鹤草等。

四十七、粟德林辨证治疗郁证经验

1. 病因病机

栗老师认为，本病多因郁怒、思虑、悲伤、忧愁、恐惧等七情过极，导致脏腑气血阴阳失调、脑神不利而致。郁证属于精神疾病范畴，与脑的关系最为密切。脑与心、肝、脾、肾关系密切，而"胆主决断"功能亦是大脑精神思维活动的一部分，因而脑与胆也有密切关系。心主神明，脑为元神之府，故心脑相通。心在志为喜，喜悦对心主血脉和藏神的功能有利。肝在志为怒，郁怒伤肝，肝失疏泄，气血郁滞逆乱，则可致清窍闭塞，脑神受扰而发为郁证。思虑太过，或相思不解，就会影响气的运动而导致气机郁结，由于脾胃为人体气机升降的枢纽，因此思虑太过，则会妨碍脾胃的运化功能，精微物质的吸收输布失常，一方面可引起饮食积滞或痰湿内生，脑神受扰发为郁证；另一方面可导致脑神失养、脑功能失调而发郁证。肾藏精，精生髓，脑为髓之海，故肾精充盛则胆气虚弱，胆失疏泄，气郁生痰，痰浊上蒙清窍；或痰郁化火，脑神受扰，则出现胆怯易惊、情绪不宁、失眠多梦、心烦心悸等郁证表现。脑髓充盈，肾精亏虚则髓海不足。

2. 调治原则

郁证有实证和虚证，亦有虚实夹杂之证，气郁、血郁、化火、食积、湿滞、痰结，导致脑神受扰均属实；而心、脾、肝、胆的气血或肾精亏虚，导致脑神失养则属虚。其病程较长，用药不宜峻猛。在实证的治疗中，应注意理气而不耗气，活血而不破血，清热而不败胃，祛痰而不伤正；在虚证的治疗中，应注意补益心脾而不过燥，滋养肝肾而不过腻。

3. 辨证论治

肝气郁结治以疏肝解郁、理气畅中，方用柴胡疏肝散加减。若气郁化火，则用丹栀逍遥散加减；若肝郁脾虚，则用逍遥散合半夏厚朴汤加减。血行郁滞治以活血化瘀、理气解郁，方用通窍活血汤合四逆散加减。胆郁痰扰治以理气化痰，宁心安神，方用温胆汤加减。忧郁伤神（脏躁）治以甘润缓急、养心安神，方用甘麦大枣汤加味。心脾两虚治以益气补血、养心健脾，方用归脾汤加减。肾虚肝郁治以调气补肾、解郁安神，方用六味地黄汤合柴胡疏肝汤加减。

四十八、曲艳津运用柴胡桂枝汤治疗郁证经验

人体之阳气主兴奋、温煦、蒸化、升提。认为《黄帝内经》指出"阳主动"阳气为一身动力之源，而抑郁症以抑制、淡漠等表现为主，提示其发病与"阳气亏虚"密切相关。曲师认为胆阳不振者可发为郁证。胆属少阳，少阳为小阳、嫩阳，其应春气，宜生不宜伐少阳不虚则太阳充沛，从脏腑角度言：胆阳实，则胆气亦壮，肝气有根，决断力强，人之精神振奋而不消极；从阴阳角度言，胆阳足，则阳气"生"之有源、阳气"长"之基础因而坚实、阳气"生""长"协调有度方能行春夏之令，人之精神因而清明健旺。据多年临床经验将胆阳虚弱所致主要症状概括为3组：一为情绪低落、郁郁寡欢、对周围事物失去兴趣；二为畏寒、易疲劳而懒惰；三为纳谷不馨、泄泻。曲艳津教授认为少阳阳虚郁证，气机失调者，

宜柴胡桂枝汤。柴胡、桂枝共为君药，两药合于辛温之生姜、甘温之炙甘草，可行升胆阳，疏肝气之功；党参补脾气以助其升清，半夏和胃气以促其降浊；黄芩清气机失调之郁热，诸药合用共奏温胆疏肝、升脾降胃之功效，实为通调气机之良方。

四十九、徐经世教授治疗郁证经验

徐教授宗先哲之说，指出："随着当今工作压力、生活节奏以及社会环境的改变，人之内伤由郁致病多见，而郁又多缘于志虑不伸，气先为病，肝之受及又居于首，郁之特性易滞易结，久则化热、伤阴、生痰、结瘀而诸症群起。"故郁之为病不只限于脏躁及梅核气之类，脘痛、胁痛、眩晕、心悸、不寐、积聚、不孕、头痛等皆存在"郁"的问题，于临证之时，又须详审其因，细辨其证。

徐教授临床擅治郁证，而观其治法，总不离乎调气，常谓："病郁者，不令气调，非其治也。"纵观古之先哲，凡治郁者，无不着眼于理气开郁，丹溪虽有六郁之说，但六郁之中又以气郁为首，其所制六郁汤、越鞠丸皆以行气开郁为首务；故徐教授治疗郁证每从气调治，效验颇著。同时认为，调气的关键又在于调肝，因肝主疏泄，若肝气不舒则气机失调，升降不利，气滞而郁，遂用药多宗仲景四逆散、半夏厚朴汤及后世逍遥散、越鞠丸等方，着眼于调理肝气。徐教授强调："肝为刚脏，体阴而用阳，最宜疏泄凉润，大忌燥涩呆补。"临床常取柴胡、郁金、梅花、合欢皮、枳壳、远志、木蝴蝶、紫苏梗等芳香宣通之品，疏理肝气，白芍、淮小麦、酸枣仁、炙甘草、丹参等凉润灵动之品以养肝阴，使其理气而不伤阴，养肝而不碍气。

肝与脾在临床上的密切关系，肝主疏泄，脾主运化，脾胃运化功能的健旺，正有赖于肝胆的疏泄，若肝失疏泄则病脾病，所谓"木乘土位""木贼土虚"皆为言此。反之，脾病亦可及肝，《名医方论》云："肝为木气，全赖土以滋培，水以灌溉，若土虚则木不生而郁。"故土虚不能荣木则肝郁而病，《内经》谓"肝苦急，急食甘以缓之"以及仲圣"夫肝之病……益用甘味之药调之"。其中甘味之药即为补脾而设，说明补脾治肝在临床上的重要性。徐教授尝曰："郁之为病虽多由肝起，然土虚木郁而致病者，临床亦可见之，而其中治法，当和缓中州，调治脾胃，以达抑制木郁，反克取胜。"故临证常宗逍遥散而多灵活化裁，凡土虚木郁而见胸胁胀满、大便溏薄、纳呆腹胀等症者，用之每获良效。

徐教授认为，外感之痰责于肺，内伤之痰则究之于肝脾，肝主疏泄，调畅气机，若肝郁气滞，津液运行不畅则痰生；此外，郁久化热，亦可炼液为痰，故郁证而见痰者尤以为常。如痰阻咽中，吞之不下，咯之不出者，名为梅核气；临床应用半夏厚朴汤降气化痰，以治咽中如有痰阻者，每有效验。若痰随郁热上扰头目则见头痛眩晕，痰蒙心窍则见神昏、癫狂、厥脱，痰火扰心则心神烦乱、不寐、多梦等诸多见症。此就治疗而言，徐教授则极为推崇丹溪所谓"善治痰者，不治痰而治气，气顺则一身之津液亦随气而顺矣"，故先生临床常取黄连温胆汤加合欢皮、郁金、石菖蒲、远志以理气开郁，清化痰热。徐教授则巧借安宫牛黄丸以清泻郁热，化痰开窍。

徐教授指出："郁证初起，多因肝气不疏，气调则愈，若郁久失治，必及血分。"概气为血帅，气行则血行，若肝气郁滞，气行不畅则血瘀，而郁久化热，郁热灼伤营阴，亦血滞而为瘀，故叶氏有"初伤气分，久延血分"之谓。根据临床实际，郁久及络，其临床证候常变化万千，而非仅见于某病某证，如瘀阻经络而见肢体疼痛、麻木、瘙痒；瘀阻心脉而见胸痹、心悸、不寐；瘀阻胞络而见月事不调、痛经、不孕、经闭；以及脘腹作痛、积聚、发热、头目疼痛等诸多症状亦常见及，无怪乎朱丹溪有"气血冲和，万病不生，一有怫郁，诸病生焉"之叹。而从治疗上来看，虽有瘀而通之之理，其治法又有活血化瘀、破血逐瘀、软坚祛瘀、辛润通络之别，但徐教授认为，治血先治气，理气活血方是本病治疗之关键。先生每取血府逐瘀汤加减运化而效如桴鼓。

五十、李士懋教授治疗火郁证经验

六淫、七情、气血痰食、饮食劳倦、正气虚馁，凡能影响气机升降出入者，皆可使阳郁化热而为郁热。脾气健则升，胃气健则降。脾胃气虚，升降失常，同样可以导致中焦气机郁滞，气郁则化火，致虚火内生，即李东垣所谓气虚发热。李教授认为火郁应从外感、内伤等论治，虚实皆可为郁。指出火郁气机被郁一为邪气阻滞，二为七情所伤，三为正虚无力升降，致阳气郁而化火。

李教授临床使用最多药物有清热、解表、平肝、活血、泻下及芳化药，按药物出现频次高低排序，超过5次的依次是僵蚕、蝉蜕、大黄、姜黄、栀子、连翘、黄芩、石菖蒲、柴胡、淡豆豉、枳实、薄荷等。火郁为热，治疗应以寒凉药为主。李教授临证之时不总以寒凉为主，常投姜黄、麻黄、荆芥、淡豆豉等，指出"阳虚者，馁弱之阳郁而化热……气虚而阴火内炽者，阴虚而热伏阴分者，亦皆可形成火郁证"。

李东垣以脾胃为气机升降之枢，王孟英认为是肺，而周学海认为是肝。又有"脾者，升降所由之径也；肝者，升降发始之根也"之说。李教授认为火热郁结于内，气机升降受阻，出入不利而致火郁之证，临床注重气机郁滞，治疗上强调据其态势因势利导，以肺和脾胃为经纬，肝为枢机，给邪以出路为宗旨，恢复人体自然之升降气机。李教授临床治疗火郁强调应借三焦为通道，给邪以外泄之路。病位在上，体表之热，清中寓散，重上焦；湿热为患，清必兼利，借中焦；脏腑实热，清中寓泻，导热下行。临床见证以上中焦肺肝胃为主，故清散和清利为多。

李教授认为，"火郁"乃是以邪热郁结为主要矛盾，其病机关键在于火热之邪内结不能外达宣泄。治疗当以宣散发越，开通郁闭为治疗关键，从而气达火泄。配伍均不离辛散、寒凉之品，辛味可透，寒凉可清，清中有散，清里透外，使气机通畅，郁火得清，郁开热散，邪有出路。气机通畅有助于开郁通闭，也有助于显露热势，泄热外出。李教授重辛寒发散、升清并用的治疗思路。临床擅长实者使用升降散、连苏饮、甘露消毒丹等，虚者使用李东垣升阳散火汤、升阳益胃汤。李老擅于运用被杨栗山推崇为"一升一降，内外通和"的升降散加减，将升降散加入栀子、淡豆豉自拟为新加升降散，认为"可以同时从上下、内外、表里、前后二阴，开启多条通路"治疗火郁证。

李教授认为火郁证的病位不同，病因有异，因而治疗方法和用药亦不尽相同。综上所述，李教授治疗火郁从阴阳虚实着眼，重脉舌，辨虚实，强调脉诊的评判性，以气机郁滞为病机，认为病位肺肝，次之脾胃，重肺肝论治，以三焦为通道，以祛其壅塞，展布气机为总的治疗原则。辛寒发散，升清并用，喜用新加升降散、连苏饮、栀子豉汤、升阳益胃汤等方剂。

五十一、刘家瑛教授针灸治疗郁证经验

郁证是因情志不舒，气郁不伸致使脏腑不和而致气滞、血瘀、痰结、食积、火郁的一种病症。刘老师认为，本病虽是由情志所伤，气机郁滞，而导致脏腑阴阳气血功能失调的一类病症，但临床治疗要辨明虚实，初病因气滞而挟痰湿、热郁、食积者，多属实证。久病由气及血，由实转虚，而致忧郁伤神，心脾俱亏，阴虚火旺者等属虚证。实证当以疏肝理气为主，虚证则以益气扶正为主。

刘老师通过扶助正气，祛除邪气，来改变邪正双方的力量对比，使之有利于疾病向痊愈方向转化。她认为临床针刺补法和艾灸有扶正的作用针刺泻法和放血疗法有祛邪的作用，具体应用时可结合腧穴的特性来考虑，如关元、气海、足三里等穴，多在扶正时用之，而太冲、支沟、阳陵泉等穴，多于祛邪时用之。相辅相成，扶正使正气增强，有助于机体抗御和祛除病邪，祛邪能够排除病邪的侵害和干扰，使邪去正安，有利于正气的保存和恢复。

刘老师认为，郁证的发生主因是肝失疏泄，脾失健运，心失所养所致，是阴阳的相对平衡遭到破坏，出现偏盛偏衰的结果。临床中采用正治之法，亦即采用与疾病性质相反的方法治疗，可以较好地调整阴阳，补偏救弊，恢复阴阳的相对平衡。具体操作是阳热亢盛的实热证，施以"热者寒之"的方法，以清泻阳热阴寒内盛的寒实证，则施以"寒者热之"的方法，以温散阴寒而阴阳的偏衰，治疗可采用"补其不足"之法，如阴虚内热之虚热证应用滋阴治阳法以清虚热阳虚外寒之虚寒证，应用补阳治阴法以温虚寒等。

第八章
新安名医治验

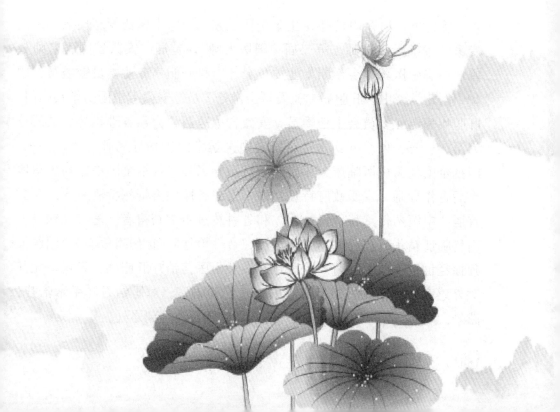

徐经世医案

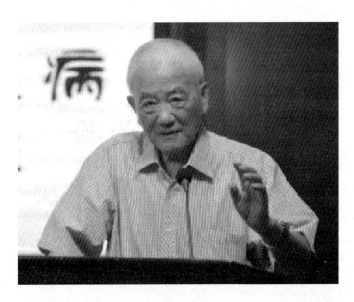

　　徐经世，男，1933年出生于中医世家。国家中医药管理局老中医药专家学术继承人导师，第二届"国医大师"，首届"安徽省国医名师"。曾任中华中医药学会诊断专业委员会、内科肝胆病专业委员会委员，中华中医药学会中医肝胆病专业委员会常务委员、安徽省中医药学会顾问、肝胆疾病专业委员会主任委员，安徽省中医药学会常务理事等。被遴选为第二、三、四、五、六批全国老中医学术经验指导老师，第二、三、四批全国优秀中医临床人才研修项目指导老师，首批全国中医药传承博士后合作导师，享受政府特殊津贴，安徽省保健委资深特聘专家。全国首届"中医药传承特别贡献奖"和省科技进步奖获得者。著有《徐经世内科临证精华》《国医大师徐经世》《杏林拾穗》《徐恕甫医案》《国医大师徐经世医论医案撷菁》等著作。擅长中医药治疗肝胆病、胃病，尤其对外感高热、内伤发热等急症的治疗经验丰富。对胆结石非手术治疗、眩晕、痹证、郁证、咳喘、心悸等病的治疗具有独到之处。

王某，女，33 岁，2015 年 6 月 9 日初诊。

主诉：疲倦乏力半个月，加重 3 天。

病史：患者于半个月前无明显诱因下开始出现疲劳乏力感，未予以重视，3 天前出现上述症状加重。

现症见：胸闷气急，浑身发凉，眼睁不开，精神不振，情绪低落。舌淡、苔白微腻，脉浮缓。

西医诊断：神经官能症

中医诊断：郁证（肝郁气滞，营卫不和证）

治则：条达木郁，调和营卫。

处方：桂枝汤合甘麦大枣汤加减，药物如下。

竹茹 10g，生姜 15g，法半夏 12g，远志 10g，郁金 15g，杭白芍 30g，桂枝 6g，合欢皮 30g，淮小麦 50g，川芎 12g，甘草 5g。7 剂，每日 1 剂，水煎煮，分 2 次服。

二诊（2015 年 8 月 1 日）：患者自诉服药后精神状态明显好转，疲倦乏力、胸闷气急、浑身发凉等症状缓解，前方加柴胡 8g，继服 7 剂，并嘱其饮食清淡、劳逸结合、保持心情舒畅。

结果：半年左右电话随访，患者未诉病情复发。

按语：徐经世教授认为，郁证发病之本在于肝郁不达，气机郁滞以及营卫不和。该方以白芍滋养肝阴，养阴和营，扶正固本，防生姜、桂枝发散太过，耗伤阴津，桂枝入卫透邪、解肌发表、助阳化气，二药结合，刚柔相济，升阳敛阴，调畅气机，清胆疏肝，解肝气之郁之效倍增；远志宁心安神，郁金清心解郁，合欢皮安神解郁，三者芳香宣通之品，芳香开郁，疏理肝气；川芎活血疏理肝气；因郁而生痰，以竹茹、法半夏开郁化痰；淮小麦、甘草滋养肝阴，理气而不伤阴。

徐某，男，52 岁，2018 年 4 月 8 日初诊。

主诉：急躁易怒伴胃脘部不适 5 年。

病史：患者于 5 年前精神受创后开始出现情绪急躁易怒，精神焦虑，胃脘部满闷不适，纳食无味，症状逐渐加重，先后就诊于多处无效。

现症见：脾气急躁，精神焦虑，言语反复，胃脘胀满不适，饥饿时则灼热不舒，晨起咽干时咳，干呕，齿龈易出血，腰酸痛如折，胁肋部偶有胀痛不适，下肢畏寒乏力，夜寐较差且多梦，小便色黄，大便日一行。舌黯红、苔薄黄腻，脉弦细，右尺略浮。

西医诊断：抑郁症

中医诊断：郁证（肝脾不调证）

治则：疏肝理脾解郁。

处方：柴胡疏肝散合旋覆代赭汤加减，药物如下。

柴胡 15g，绿梅花 25g，姜竹茹 10g，太子参 18g，代赭石 12g，姜半夏 12g，炒黄芩 9g，炒枳壳 15g，炒黄连 5g，酸枣仁 25g，琥珀 10g，甘草 5g。10 剂，每日 1 剂，水煎煮，分 2 次服。

二诊（2018 年 5 月 1 日）：患者自诉服药后症状皆有缓解。刻下症：偶有情绪焦虑，胃胀稍好转，仍饥则灼热，咽干咳嗽，有物梗阻感，睡眠较前有所好转，但仍有多梦，小便调，大便偶有干结，舌红、苔薄，脉弦细。处方：北沙参 20g，淮小麦 50g，炒枳壳 12g，远志 10g，炒黄连 5g，姜半夏 12g，竹茹 10g，白芍 20g，酸枣仁 25g，杜仲 20g，茯神 20g，甘草 5g。继服 10 剂。

三诊（2018 年 6 月 24 日）：患者复诊时诉现诸症显著好转，几天前因遇烦心事，心情烦躁郁闷，症状覆辙，自行服药后胃胀明显好转，现诉无饥饿感，饭后胃脘部偶有隐痛，咽干及咳痰症状好转，夜寐安，二便正常，舌稍红、苔薄，脉弦细滑。处方：茯神 20g，炒枳壳 12g，姜竹茹 10g，菖蒲 10g，炒黄连 3g，远志 10g，枣仁 25g，绿梅花 20g，谷芽 25g，橘络 20g，合欢皮 20g，佛手 12g。继服 15 剂。

结果：经治疗后诸症皆愈。

按语：徐经世教授指出，脾为生血之源，肝为贮血之器，气滞、湿阻导致肝脾气机失调而致情志病症。该患者精神受创后出现情志失调，使肝气郁结不舒、气机升降无序，继而影响脾胃运化，导致湿阻中焦，而致疾病的发生，故首诊方中重用绿梅花、柴胡。绿梅花既可疏肝，又能和中兼以化痰散结，肝脾同调，柴胡可疏肝气解诸郁，两药共用加强疏肝之功效，直达主因。调脾时要时刻把握"护脾而不碍脾，补脾而不滞脾，泄脾而不耗脾"的原则，故临床中常选用补而不燥、滋而不腻、行而不滞的平补之品。太子参性平即可益气健脾，又能润肺生津；炒枳壳性温，味酸、辛，功能行滞消胀，理气宽中，可疏布胃部胀满不适感；《本草正义》中指出枳壳"苦凉微酸，炒熟性平"，可知枳壳清炒后药性得到缓和；四药相合共为君药，以达疏肝解郁，调脾安神之功，可使患者情志得舒，心神得养切中病机。琥珀为矿石类药物，因其入血分，重镇安神，故能使魂魄得定、五脏得安；酸枣仁入心、肝二经，性甘平，可养肝益心安神。两药相配心血得养，神智得安，可使患者的睡眠症状得到改善。又因肝气横逆犯胃，患者干呕症状明显，入以竹茹通利三焦、和胃止呕之效；黄芩、黄连可清上中二焦，使痰湿得祛，胃热得清；合姜半夏可使燥湿化痰，降逆止呕作用增强；患者胃气得降，干呕得止，症状自消。又因患者腰酸痛如折，胁肋胀痛不适，遂加入甘草和白芍。甘草既能调和诸药，又能与白芍相配酸甘养阴，缓急止痛，以养肝体，药到病除患者情志自安。患者二诊及三诊时皆随症加减用药，疗效显著。纵观全方，从肝脾入手，既注重肝的疏泄，又不疏忽脾的运化，与《金匮要略》中"见肝之病，知肝传脾"的著名论断交相呼应，可为情志病的临床诊治提供新的诊疗思路。

张某，男，46岁，2011年4月7日初诊。

主诉：抑郁7年，腹痛腹泻3年。

病史：患"抑郁性神经症"7年，服用"帕罗西丁"，每日1片，腹泻3年，大便夹不消化物，每日2次，便前腹痛，泻后痛减，腹部发冷，右上腹痛。腹腔B超显示：脂肪肝，胆囊炎。夜眠良好，舌黯、苔白微腻，脉弦。

西医诊断：抑郁症

中医诊断：郁证（肝气乘脾证）

治则：扶土泻木、开郁醒脾。

处方：柴胡疏肝散合痛泻要方加减，药物如下。

柴胡10g，绿梅花20g，姜竹茹10g，谷芽25g，延胡索15g，焦山楂15g，苍术15g，枳壳15g，杭白芍20g，炒薏苡仁30g，陈皮10g，防风10g。10剂，每日1剂，水煎煮，分2次服。

二诊：患者腹痛缓解，大便日解1次，后段稀软，夜尿多，多汗，活动后明显，舌黯红、苔薄白，脉弦，拟方继以调之。处方：柴胡10g，绿梅花 20g, 姜竹茹 10g, 橘络 20g, 焦山楂 15g, 杭白芍 20g, 炒薏苡仁 30g, 防风 10g, 淮小麦 50g, 覆盆子 15g, 怀山药 20g, 苍术 15g。10剂, 用法同前。

三诊：连续服用以上方药, 痛泻大为缓解, 大便转硬, 唯性情急躁易怒、汗多, 饮食不慎或引起大便稀溏, 纳眠皆可, 拟用前法加减继服, 以资巩固。处方：绿梅花 20g, 姜竹茹 10g, 陈皮 10g, 炒白芍 20g, 防风 10g, 淮小麦 50g, 谷芽 25g, 怀山药 20g, 白术 15g, 合欢皮 20g, 酸枣仁 20g, 炒黄连 3g。15剂, 用法同前。

结果：经治后诸症皆愈。

按语：徐经世教授指出, 仲圣《金匮要略》载有"见肝之病, 知肝传脾, 当先实脾"一语, 从中揭示了肝和脾在临床的密切联系。肝主疏泄, 脾主运化, 脾胃运化功能的健旺, 正有赖于肝胆的疏泄, 若肝失疏泄, 则病脾病, 所谓"木乘土位""木贼土虚"皆为言此。如本案之痛泻, 吴琨释言："泻责之脾, 痛责之肝, 脾责之虚, 脾虚肝实, 故令痛泻。"故仿痛泻要方之意, 扶土抑木、泄肝理脾, 药后诸症渐愈。此外, 脾病亦可及肝, 赵羽皇曾云："肝为木气, 全赖土以资培, 水以灌溉, 若土虚则木不生而郁。"若土虚不能荣木, 则肝郁而病。经谓"肝苦急, 急食甘以缓之"以及仲圣"夫肝之病……益用甘味之药调之", 其中甘味之药即为补脾而设, 说明补脾治肝在临床上的重要性。由此观之, 治郁之理, 除须知治肝诸法之外, 健中理脾一法亦须明了于胸中, 故先贤所创治郁诸方, 如逍遥散、痛泻要方、越鞠丸皆从肝脾论治。

(摘自《杏林拾穗——徐经世临证经验集粹》)

姜某, 男, 40岁, 2011年3月24日初诊。

主诉：焦虑易怒2年。

病史：患者2年前因父亲生病去世操劳过度, 后出现纳呆, 多虑, 烦躁易怒, 易悲伤, 胸闷, 背刺痛, 时有心慌, 夜眠一般, 多梦, 大便干结, 每日1次, 排便费力, 小便量少。舌黯红、苔微黄腻, 脉沉细数。

西医诊断：抑郁症

中医诊断：郁证（肝气郁结证）

治则：开郁醒脾，安神定志。

处方：丹参饮合甘麦大枣汤加减，药物如下。

姜竹茹 10g，淮小麦 50g，杭白芍 30g，合欢皮 30g，酸枣仁 25g，远志 10g，绿梅花 20g，杏仁 10g，桃仁 10g，炒丹参 15g，琥珀 10g，檀香 6g，甘草 6g。10 剂，每日 1 剂，水煎煮，分 2 次服。

二诊：服药期间，自觉身体舒适，停服药后又觉不适，大便正常，小便量少，泡沫多，晨起泛吐白色涎液多，舌淡红、苔薄黄微腻，脉细数。按其症情，拟守原方继以调之而善其后。处方：姜竹茹 10g，淮小麦 50g，合欢皮 30g，酸枣仁 25g，远志 10g，绿梅花 20g，炒丹参 15g，琥珀 9g，枳壳 15g，檀香 6g，清半夏 12g，化橘红 10g。10 剂，用法同前。

三诊：前服中药，改善明显，胸闷、背刺痛已愈，现易疲劳，夜眠一般，大便可，饮食较前有增，仍有急躁易怒，舌淡黯、苔薄黄，脉细弦数。按其病证，治守原方出入为用。处方：竹茹 10g，淮小麦 50g，杭白芍 20g，合欢皮 30g，酸枣仁 25g，远志 10g，绿梅花 20g，琥珀 9g，灵芝 10g，石斛 15g，郁金 15g，灯心草 3g。15 剂，用法同前。

四诊：病史同上，药后诸症悉减，唯大便转为不成形，舌脉相应，故再守原方稍事增删而善其后。原方去灯心草，加川黄连 3g，怀山药 20g。

结果：经治后诸症皆愈。

按语：徐经世教授指出，本案纳呆、多虑、急躁易怒、心慌、胸闷等症皆因亲人离世，悲伤过度，情志郁结所致。七情内伤虽多责之于肝，但情志之病，又多延及心脾，故郁之为病，其症以心、肝、脾为多，其治亦以心、肝、脾为主，归脾、逍遥皆由此而设。本案历用甘麦大枣、酸枣仁汤以养心安神，合欢皮、郁金、绿梅花、远志以悦脾开郁，其他或以丹参饮理气通络，或以黄连温胆汤清胆和胃、宣化痰湿，或以白芍、石斛酸甘养阴，琥珀、灯心草清心宁神，其用药之意皆不出乎心、肝、脾三脏也。

（摘自《杏林拾穗——徐经世临证经验集粹》）

李某，女，29 岁，2010 年 7 月 1 日初诊。

主诉：情绪异常半年。

病史：患者于半年前开始出现情绪波动大，易焦虑、紧张、激动，夜寐差，多梦，目胀，手足心多汗，紧张时加重，腰酸痛。颈椎 X 线片示：颈椎生理弧度变直。月事正常，偶有便秘。舌黯红、苔薄黄，脉细弦。

西医诊断：焦虑症

中医诊断：郁证（肝郁不达，心神受扰）

治则：开郁醒脾、安神定志。

处方：郁证经验方，药物如下。

北沙参 20g，淮小麦 50g，杭白芍 30g，合欢皮 30g，酸枣仁 30g，远志 10g，熟女贞子 15g，石斛 15g，竹茹 10g，琥珀 10g，芦荟^{（后下）}2g。10 剂，每日 1 剂，水煎煮，分 2 次服。

二诊：经服前药月余，诸症显减，情绪稳定，大便通畅。现唯夜眠较差，腰颈酸痛。纳食可，舌黯红、苔薄白，脉弦细。拟守原法，药稍更删为宜。处方：北沙参 20g，淮小麦 50g，杭白芍 30g，合欢皮 30g，酸枣仁 30g，远志 10g，熟女贞子 15g，丹参 15g，青龙齿 40g，杜仲 20g，首乌藤 25g，琥珀 10g。15 剂，用法同前。

结果：药后诸症再减，睡眠好转，腰颈酸痛已除，嘱其停药观察，平时注意调节情绪。

按语：徐经世教授指出，治郁证者，疏肝理气、宣通开郁是其常，而滋阴养血则为其变，《医述》引吴篁池语云："郁证主于开郁，开郁不过行气，行气则用香燥，然有燥过多，因而窍不润泽，气络不行，郁络不开者，宜用养血药以润其窍、利其经，香附、川芎不足恃也。"此非阅历不深者，无以得此要旨，故临床治郁每多顾及体内津液虚实、肝肾经血充足与否，注重调肝而非泄肝。"调"者，调养之意也，用合欢皮、郁金、绿梅花等甘平微辛之品以宣达肝气，而非香附、川芎、柴胡辛香燥烈以伤阴，予淮小麦、白芍、北沙参、麦冬、石斛、二至丸等凉润灵动之品以养肝，而非熟地、阿胶、萸肉滋腻呆补以碍气。

（摘自《杏林拾穗——徐经世临证经验集粹》）

吴某，女，30 岁，2011 年 5 月 10 日初诊。

主诉：精神异常 7 年。

病史：患者于 2004 年，在合肥市第四医院确诊为"精神分裂症"。平素胆小怕事，内向怯懦，不善与他人交流，易幻想，遇事不善排解。现一直口服"喹硫平"，但易出现暴怒摔物、心烦急躁等症状，饮食、睡眠、二便尚可，月事正常。2004 年，检查提示"垂体微腺瘤"，经常口服"溴隐亭"控制。舌黯淡、尖红、苔白腻微黄，脉细弦数。

西医诊断：精神分裂症

中医诊断：郁证（肝郁痰扰证）

治则：调达木郁，清化痰浊，安神定志。

处方：黄连温胆汤合甘麦大枣汤、酸枣仁汤加减，药物如下。

北沙参 20g，淮小麦 50g，合欢皮 30g，橘络 20g，远志 10g，珍珠母 40g，清半夏 12g，竹茹 10g，琥珀 10g，郁金 15g，酸枣仁 30g，丹参 15g。10 剂，每日 1 剂，水煎煮，分 2 次服。

二诊：初服药时自觉胸中郁闷好转，中期出现气闷、幻听、砸物等情况。近日情绪低落，不愿出门，困倦乏力，不能平静入睡，悲伤纳呆。"溴隐亭"继服，月事正常。舌黯、尖红、苔白腻，脉细弦。拟守原意，药稍更删，以观疗效。处方：北沙参 20g，淮小麦 50g，合欢皮 30g，远志 10g，珍珠母 40g，竹茹 10g，琥珀 10g，炒川黄连 3g，郁金 15g，酸枣仁 30g，石斛 15g，甘草 5g。15 剂，用法同前。

三诊：因受外界刺激，前述诸症反复，哭泣、摔物、烦躁不安、夜寐不实、辗转反侧、喜叹息、不愿出门、纳食一般。舌淡红、苔黄微腻，脉细。拟予开郁醒脾、安神定志法为治。处方：淮小麦 50g，合欢皮 30，远志 10g，珍珠母 40g，竹茹 10g，琥珀 10g，郁金 15g，青龙齿 40g，绿梅花 20g，酸枣仁 30g，杭白芍 30g，甘草 5g。15 剂，用法同前。另：安宫牛黄丸，两丸，每服半丸，日 1 次，温开水送下。

四诊：前服中药及安宫牛黄丸后诸症明显减轻，精神状态好转，生活基本能自理，睡眠较前好转，纳食一般，有时躁动易发火，舌黯、苔白腻，脉细弦数。就症情转归情况，仍当开郁安志、清化痰浊法为治。上方去龙齿、白芍，加九节菖蒲 10g，炒川黄连 3g。15 剂，日 1 剂，水煎服。

五诊：前述症状均有减轻，话语增多，可与父母交流，可以外出，生活能自理，食欲欠佳，口干苦，喜饮，大便每日1次，有时干燥，小便黄，舌黯、苔白微腻，脉细弦，拟予开郁醒脾、安神定志为治。处方：淮小麦50g，合欢皮30g，远志10g，珍珠母40g，琥珀10g，郁金15g，绿梅花20g，酸枣仁30g，杭白芍30g，石菖蒲10g，石斛15g，龙胆6g，灯心草3g，生甘草5g。15剂，用法同前。

六诊：前服中药，诸症渐愈，能正常生活，饮食、睡眠皆有好转。唯晨起口干苦，小便黄，大便偏干，舌黯红、苔薄黄，脉弦细。宜守原法稍事增删。处方：淮小麦50g，合欢皮30g，远志10g，珍珠母40g，琥珀10g，郁金15g，酸枣仁30g，熟女贞子15g，杭白芍30g，杭麦冬12g，丹参15g，石斛15g，龙胆6g。15剂，用法同前。

结果：经治后诸症皆愈。

按语：徐经世教授指出，中医所谓的郁证，并非单指现代医学有关精神、神经系统方面的疾病，消化系统、心血管系统、神经系统、内分泌系统等皆有涉及，其范围非常广泛，故不能根据某一个具体疾病去讨论。对于中医而言，郁证主要是由于精神情志改变而引起的，以气机郁滞为主的病理变化而产生的相关病证。本案诊断为精神分裂症，由七情内伤，郁久化火，炼液生痰，痰蒙心神而致，所用诸药皆遵叶氏"苦辛凉润宣通"之旨，以黄连温胆清化痰热，甘麦大枣、酸枣仁汤养心神，合欢皮、郁金、绿梅花、远志宣通开郁，而不伤阴，北沙参、白芍、石斛、女贞子甘凉平补而不滋腻碍气，珍珠母、龙齿、琥珀重镇潜降、宁心安神，丹参养心通络，期间更巧取安宫牛黄丸清热凉心、豁痰开窍、芳香宣散、镇静安神之功。全方师古而不泥于古，维新而不弃古，何患病之不愈也！

（摘自《杏林拾穗——徐经世临证经验集粹》）

李业甫医案

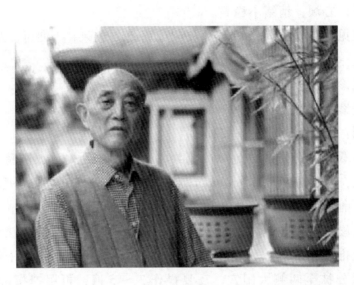

　　李业甫，男，1934 年生。第三届国医大师，主任医师，教授，国务院特殊津贴享受者，国家级名老中医，安徽省名中医。中华全国中医学会推拿学会首届教育部长，安徽省推拿学会首三届主委。曾师承于朱春霆、丁季峰等各流派推拿名家，为一指禅推拿第五代传人之一，提出"病证合参，筋骨并举；博采众法，禅冠其宗；柔中寓刚，一拨见应；医禅结合，治养并重"32 字学术思想。主编《中国推拿治疗学》《中国推拿手法学》《中国小儿推拿学》《特殊推拿疗法》《特殊针刺疗法》等十五部医学书籍专著，参编、合著《中国推拿大成》《中医临床实习手册》《当代知识百科大词典》《中医学》等 15 部医学专著。擅长运用一指禅推拿法，并首创定位旋转复位法、牵引推拿复位法，结合捏脊法、整脊法等治疗各种类型颈椎病、颈椎间盘突出症、腰椎间盘突出症、急性腰扭伤、腰肌劳损、腰椎滑脱症、肩周炎、四肢关节伤筋、半身不遂、小儿肌性斜颈及内科病症等疗效卓著。

赵某，女，38岁，2016年3月17日初诊。

主诉：心烦失眠伴焦虑4年。

病史：患者于4年前因受惊后，出现失眠症状，无法正常工作，伴有胸胁满闷、坐卧不宁，曾在外院行相关治疗（具体不详），未见明显改善。平素焦虑、心烦、情绪不稳等。

现症见：心情低落，胸胁满闷，坐卧不宁，纳呆，小便可，大便不爽，睡眠欠佳。舌红、苔白厚腻，脉弦细。

西医诊断：广泛性焦虑症

中医诊断：郁证（肝郁脾虚证）

治则：疏肝解郁，健脾安神。

推拿取穴及操作：以足厥阴肝经、手少阴心经、足太阳膀胱经、足阳明胃经、督脉为主。取百会、四神聪、印堂、神门、内关、中脘、神阙、心俞、肝俞、胆俞、脾俞、胃俞、足三里、太冲等穴。

（1）患者取坐位，术者位于其前面侧方，先用一指禅推法于前额印堂穴向上推至前发际，反复操作3～5遍；继之用双手拇指于前额自印堂沿眉弓分抹至两侧太阳穴，反复操作3～5遍；再用拇指按揉印堂、太阳、头维、前庭、百会、角孙、迎香、听会、耳门诸穴，每穴操作半分钟；然后拿按肩井，搓揉大椎，按揉风池、内关、手三里、合谷、神门、太冲诸穴，反复操作2～3分钟。均以有酸胀感为度。

（2）患者仰卧位，术者位于其一侧，先用掌摩法施于脘腹部，做顺时针方向摩腹治疗，反复操作3～5分钟。继之按揉神阙、中脘、肓俞、气海、关元、子宫诸穴，反复治疗2～3分钟，以治疗部位有温热感为度。然后用一指禅推法沿任脉自天突至中极，反复治疗3～5遍。

（3）患者俯卧位，术者位于其一侧，先施㨰法于脊柱，沿两侧膀胱经，自大杼至八髎穴，上下反复操作5～7遍；继之用双手拇指分别按揉心俞、肝俞、胃俞、肾俞、脾俞、八髎穴等穴，每穴半分钟；然后用掌擦法擦腰骶部，直至局部皮肤发热透入深层为度；最后，掌拍腰骶部，反复拍打3～5遍。

每日推拿1次，10次为1个疗程。

二诊：经过1个疗程治疗后，患者烦躁、焦虑症状减轻，胸部满闷、夜不能寐症状较前明显改善，大便尚调。继续上述治疗 1 个疗程，巩固疗效。

结果：经治疗后，患者基本恢复正常工作和生活，嘱患者放松心情、条达情志，注意休息避免劳累。

按语：李业甫教授指出，七情所伤、脏腑功能失调等皆可出现精神、思维、感觉等不同程度的异常，表现出抑郁症状。《古今医统大全·郁证门》说："郁为七情不舒，遂成郁结。"郁证的治疗以解郁安神调情志为要，按揉风池穴、拿揉颈项部以开窍醒脑、清利头目、镇静安神、镇痛除烦。心经原穴之神门与心包经络穴之内关相配，有扶正祛邪、宁心安神的作用。二穴与肝经原穴太冲穴相配，以理气柔肝、养心安神。膻中可调上焦之气；中脘乃胃之募穴，可通过调节脾胃升降的功能来疏调中焦之气；气海为元气生发之所，总调下焦气机。点按气海，配合膻中、中脘同调周身三焦之气，总调一身阴阳之气。摖揉脊柱两侧，畅达一身之气血，旺盛一体之生机。点按胆俞、脾俞、胃俞等背俞穴，以调理脏腑气血。诸法合用，开郁行气、疏肝健脾宁神，恰合病机。

刘某，男，19 岁，2017 年 4 月 26 日初诊。

主诉：情绪低落 1 年。

病史：患者于 2016 年 4 月因被父母批评后出现心情抑郁，伴烦躁、咽中异物感、入睡困难、多梦易醒等症，家人未引起重视，患者上述症状逐渐加重，甚至有轻生的想法，家人曾带至心理科治疗，未见明显改善。现症见：沉默寡言，咽中异物感，失眠多梦，纳呆，二便尚调。舌淡红、苔薄白腻，脉弦滑。

西医诊断：抑郁症

中医诊断：郁证（痰气郁结证）

治则：行气解郁，化痰散结，宁心安神。

推拿取穴及操作：以足厥阴肝经、手少阴心经、足太阳膀胱经、督脉为主。取百会、四神聪、印堂、天突、中脘、心俞、肝俞、脾俞、神门、内关、丰隆、太冲等穴。

（1）患者取坐位，术者位于其前侧方，先用一指禅推法施于前额部，从印堂开始向上推至神庭，往返操作数次；再从印堂沿眉弓向两侧推至太阳穴，往返操作数次；再沿两侧向下经迎香穴沿颧骨推至耳门，反复操作数次。以拿五经施于头顶，由头前发际至头后枕部，反复操作3～5遍，转为三指拿脑空及颈项两侧，上下往返操作3～5遍。最后点按百会、四神聪、印堂、太阳、天突等穴，均以有酸胀感为度。

（2）体位承上，术者位于其一侧，先用掌平推法施于背脊部，先左侧后右侧，自大椎开始依序逐次向下推至腰骶部，反复操作3～5遍。继之用拇指揉按心俞、厥阴俞、肝俞，每穴1分钟，再用三指直推法施于膻中穴1～3分钟，最后提拿肩井穴5～7次，搓拍肩背部1～2分钟，以调和气血，放松经脉。

（3）患者仰卧位，按揉内关、神门、合谷、丰隆、三阴交、太冲诸穴，每穴约1分钟，均以有酸胀感为佳。

每日推拿1次，10次为1个疗程。推拿治疗期间同时对患者进行心理疏导。

二诊：经过1个疗程后，患者焦虑症状减轻，胸部满闷、失眠多梦症状较前明显改善，二便调。上述方案继续治疗1个疗程。

结果：经治疗后，患者基本恢复正常学习、生活，嘱家属平时多给予患者鼓励。

按语：李业甫教授指出，患者由于情志不遂，忧虑伤脾，脾失健运，聚湿生痰，痰气郁结于胸膈之上，故自觉咽中异物感。张景岳提出："情志之郁，则总由乎心。"《类经》曰："五志惟心所使。"肝郁日久，伤及心神，心失所养则神无以藏志，可出现神绪不宁、失眠多梦、烦躁等症。按揉百会、四神聪等穴开窍醒脑、清利头目、镇静安神。心经之原穴神门穴与心包经之络穴内关穴配伍，可安心宁神，二穴与肝经原穴太冲穴相配，共奏疏肝解郁安神之功。中脘穴是胃之募穴，可通过调节脾胃升降的功能来疏调中焦之气。平推脊柱两侧可畅达一身之气血、振奋一身之阳气，点按肝俞、脾俞等背俞穴，调理诸脏腑之气。丰隆为"治痰要穴"，可除痰开郁。诸法合用，解郁开结，定心安神，患者终获正常。

韩某，男，42岁，2014年3月17日初诊。

主诉：焦虑易怒半年，加重2个月。

病史：患者平素工作压力较大，半年前开始出现焦虑症状，常因一些小事就与人发生争执；2个月前因与人发生口角后出现上述症状加重。现症见：焦虑抑郁、烦躁易怒，胁肋胀痛，口干、口苦，大便秘结，舌红、苔黄，脉弦数。

西医诊断：抑郁症

中医诊断：郁证（气郁化火证）

治则：疏肝解郁，清肝泻火。

推拿取穴及操作：以足厥阴肝经、手少阴心经、足太阳膀胱经、督脉为主。取百会、印堂、膻中、期门、心俞、厥阴俞、肝俞、内关、神门、内劳宫、太冲、行间等穴。

（1）患者取坐位，术者位于其前侧方，先用一指禅推法施于前额部，从印堂开始向上推至神庭，往返操作数次；再从印堂沿眉弓向两侧推至太阳穴，往返操作数次；再沿两侧向下经迎香穴沿颧骨推至耳门，反复操作数次。以拿五经施于头顶，由头前发际至头后枕部，反复操作3～5遍，转为三指拿脑空及颈项两侧，上下往返操作3～5遍。扫散法作用于角孙穴2分钟，最后点按印堂、太阳、百会、四神聪等穴，均以有酸胀感为度。

（2）体位承上，术者位于其一侧，先用掌平推法施于背脊部，先左侧后右侧，自大椎开始依序逐次向下推至腰骶部，反复操作3～5遍。继之用拇指点揉心俞、厥阴俞、肝俞，每穴1分钟，再用三指直推法施于膻中穴1～3分钟，重推两胁肋部，点揉两侧期门穴各1分钟。最后提拿肩井穴5～7次，搓拍肩背部1～2分钟，以调和气血，放松经脉。

（3）患者仰卧位，逆推两侧心、肝经3～5遍；按揉内关、神门、内劳宫、合谷、三阴交、太冲、行间诸穴，每穴约1分钟，均以有酸胀感为佳。

每日推拿1次，10次为1个疗程。

二诊：经过1个疗程后，患者烦躁、焦虑症状减轻，口干、口苦改善，大便尚调，但遇烦心事症状仍有所加重。继续上述治疗方案，治疗1个疗程。

三诊：患者烦躁、焦虑及胁痛症状明显改善，余无不适症状。继续用前法治疗 1 个疗程巩固疗效。

结果：经治疗后，患者诸症消失，嘱患者保持心情舒畅，多参加户外活动释放压力。

按语：李业甫教授指出本例患者因长期压力较大，气机郁滞，郁久化火，火与郁相合则阳气郁遏，终成"火郁"之证，如《临证指南医案》曰："郁则气滞，气滞久则必化热，热郁则津液耗而不流，升降之机失度。"火热之邪易扰心神，尤其是内郁之火，无法外透，则更易内扰心神而引发情志病变。本病例治疗操作部位以头部、胸胁及相关背俞穴为主。头为精明之府，主神明，头部推拿可清利头目，令人心旷神怡。重推两胁肋部及点揉期门穴可疏泄肝胆经之郁火，逆推心肝经以清降心肝之火，心火下降则喜乐，喜乐则血活气舒。膻中穴为气会、心包经之募穴，可行胸中气滞，畅达情志，《黄帝内经》曰："膻中者，臣使之官，喜乐出焉。"通过推拿，可使患者全身轻松、舒适通达。另外，可嘱患者多尝试一些缓解压力的方法，如深呼吸、参加户外运动、及时向家人朋友倾诉等，以保持身心健康。

韩明向医案

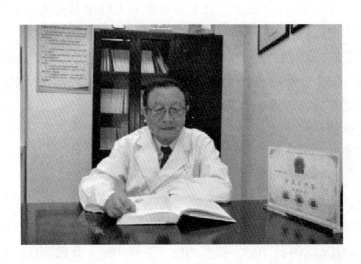

　　韩明向，男，1940年11月生。国医大师，国家级名老中医，安徽省首届国医名师，国家第二、四、五批名老中医药继承人指导老师，香港大学荣誉教授，享受国务院津贴。安徽省重点学科中医内科学和国家中医药管理局重点专科老年病学科带头人，国家中医药管理局重点学科呼吸内科学术带头人。中华中医药学会理事、内科延缓衰老学术委员会主任委员、呼吸病学术委员会副主任委员、安徽省中医药学会副理事长。主持、参与国家自然科学基金2项，省部级以上项目3项，获省科技进步二、三等奖5项。发表学术论文80余篇，主编和参编中医学术专著及教材30余部。擅长呼吸病、老年病及内科杂病等的治疗。

郝某，女，33 岁，2014 年 6 月 9 日初诊。

主诉：双侧脸颊黄褐斑、记忆力减退 1 个月余，加重 1 周。

病史：患者近 1 个月来发现双侧脸颊陆续出现黄褐斑，自觉记忆力减退，疲劳易乏，就诊于西医院，行血常规、生化、心电图等常规检查，未见异常，未予以药物治疗。近 1 周来患者上述症状加重，遂就诊于我院门诊寻求中医调治。

现症见：患者面色黄，双侧脸颊黄褐斑，伴记忆力减退，疲劳易乏，急躁易怒，自觉心烦、胸闷，偶有胁肋疼痛，善太息，经期血块多，睡眠差，纳呆，大便干燥。舌淡、苔薄，脉细弦。

西医诊断：焦虑症

中医诊断：郁证（肝气郁结证）

治则：疏肝解郁，健脾和营。

处方：逍遥散加味，药物如下。

柴胡 10g，牡丹皮 10g，山栀子 10g，当归 10g，白芍 10g，白术 20g，茯苓 10g，薄荷 10g，郁金 10g，香附 10g，黄芪 20g，党参 10g，建神曲 15g，麦芽 20g，山楂 20g，合欢皮 30g，决明子 20g，炙甘草 8g。7 剂，每日 1 剂，水煎，分 2 次服。

二诊（2014 年 6 月 16 日）：药后疲劳易乏改善，胸闷、胁肋疼痛明显好转，仍有心烦、急躁易怒，善太息，睡眠改善，纳食增，大便干燥，舌淡、苔薄，脉细弦。处方：原方去麦芽、山楂、合欢皮，加桃仁 10g，红花 6g，陈皮 10g。再进 7 剂，每日 1 剂，水煎，分 2 次服。

三诊（2014 年 6 月 23 日）：药后偶有疲劳易乏，无胸闷、胁肋疼痛，仍有心烦、急躁易怒，睡眠改善，纳食增，大便正常，舌淡、苔薄，脉细弦。原方减决明子，加瓜蒌皮 30g，再服 7 剂，以资巩固。

结果：服后诸症好转，嘱加强饮食调养，适当进行体育锻炼，节起居，禁恼怒，慎寒温，以疏肝气，调气机。

按语：郁证的病位主要在肝，但与其他脏腑亦密切相关。肝的生理功能除主藏血之外，主疏泄是另一重要功能。在正常生理状态下，肝有疏通人体气机，使之调和畅达的作用。如果其人性情执拗多偏，或性格内向，事不如意，不能排解或自释，情志抑郁，遂致肝失疏泄，气滞于里，蕴结不通，发为诸病。气滞于里，见为胀、为痛、或走窜不定，迫于上则嗳气不断，趋于下则矢气频加。郁证本为实证，益实者邪气实也。但日久失治，耗气耗血，损阳伤阴，在所难免，此即因实而致虚。其中最为直接影响的是脾胃。肝气犯胃则胃失和降而呕；肝气乘脾则脾失健运而胀；久之则脾胃皆虚，可见食少、便溏、短气、乏力、面色不华，胃脘绵绵作痛，舌淡、脉弱等虚象。故治疗当疏肝解郁，健脾和营，方选逍遥散加减，君药柴胡疏肝解郁，使肝气条达；臣药白芍养血柔肝，当归养血和血；白术、茯苓、甘草健脾益气，既能实土以御木侮，又能使营血生化有源；薄荷疏散郁遏之气，透达肝经郁热，诸药合用，可收肝脾并治，气血兼顾的效果。加郁金、香附加强行气解郁之功，黄芪、党参益气健脾，建曲、麦芽、山楂消食和胃，合欢皮除烦安神，决明子润肠通便。全方配伍体现了"见肝之病，知肝传脾，当先实脾"的原则，使肝气得舒，脾旺健行，气血生化充足。

（摘自《韩明向杏林耕耘60年》）

患者，女，45岁，2008年12月18日初诊。

主诉： 胸闷不舒伴精神异常2个月。

病史： 患者2个月前出现胸闷不舒伴精神不佳，情绪不宁，胁肋胀痛，脘闷嗳气，不思饮食，大便不调。舌淡红、苔薄腻，脉弦。

西医诊断： 焦虑症

中医诊断： 郁证（肝气郁结证）

治则： 疏肝解郁。

处方： 柴胡疏肝散加减，药物如下。

柴胡10g，香附10g，枳壳10g，陈皮10g，法半夏10g，郁金10g，青皮10g，紫苏梗10g，合欢皮15g，川芎10g，白芍10g，苍术10g，白术10g，厚朴10g，焦神曲15g，茯苓15g，炙甘草8g，炒薏苡仁10g。14剂，每日1剂，水煎，分2次服。

二诊 （2009年1月9日）：诸症好转，纳食增加，大便正常，舌淡红、苔薄白，脉弦。因肝气乘脾、脾失健运的症状好转，故守上方去苍术、炒薏苡仁，继服14剂。

结果：诸症好转。

按语：《丹溪心法·六郁》首创"六郁"之说，即气郁、血郁、痰郁、火郁、湿郁、食郁，其中以气郁为先，然后才有诸郁的形成。胸闷不舒、精神抑郁、情绪不宁、胁肋胀痛、痛无定处均为肝气郁结之气郁表现；肝气犯胃，胃失和降，则见脘闷嗳气；肝气乘脾，则见不思饮食、大便不调。韩教授强调气郁是病机关键，故治以疏肝解郁为基本方法。本案在柴胡疏肝散基础上加厚朴、焦神曲消食化滞；加苍术、白术、茯苓、炒薏苡仁健脾化湿。

（摘自《韩明向杏林耕耘 60 年》）

患者，女，53 岁，2009 年 2 月 19 日初诊。

主诉：心烦胸闷 2 个月余。

病史：患者 2 个月余前因家庭问题出现心烦胸闷，伴头晕神疲，口苦而干，善太息，失眠多梦，有时入睡易醒，有时彻夜不眠，舌红、苔薄，脉沉细。

西医诊断：焦虑症

中医诊断：郁证（气郁化火证）

治则：清火解郁。

处方：丹栀逍遥散加减，药物如下。

牡丹皮 10g、炒栀子 10g、柴胡 10g、全当归 10g、炒白芍 10g、茯苓 15g、炒白术 10g、薄荷 6g、甘松 10g、浮小麦 10g、茯神 15g、炙远志 10g、灵芝 15g、珍珠母（先煎）20g、牡蛎（先煎）20g、大枣 10g、炙甘草 8g。14 剂，每日 1 剂，水煎，分 2 次服。

二诊（2009 年 3 月 10 日）：心烦胸闷好转，头晕消失，神疲乏力减轻，失眠改善，有时入睡易醒，仍口苦而干，纳少，舌红、苔腻，脉沉细。此乃肝气郁结，肝木乘脾，致脾胃受损，故守前方去珍珠母、牡蛎，加用健脾祛湿之品苍术 10g、炒薏苡仁 10g。继服 14 剂。

结果：患者服后诸症改善而愈。

按语：本案患者由于家庭问题，郁闷不舒，烦躁易怒，系肝气郁结，日久气郁化火，心神被扰，韩教授以丹栀逍遥散加减治疗。丹栀逍遥散具有疏肝解郁清热之功效，是在逍遥散的基础上加牡丹皮、栀子而成，又称"八味逍遥散"。因肝郁血虚日久，则生热化火，此时逍遥散已不足以平其火热，故加牡丹皮以清血中之伏火；炒栀子善清肝热，并导热下行；甘松具有理气止痛、醒脾健胃之功效，为韩教授常用疏肝理气药；患者失眠多梦乃心神被扰证候，故选用茯神、炙远志、灵芝、珍珠母以安神定志。

（摘自《韩明向杏林耕耘60年》）

患者，女，43岁，2009年3月17日初诊。

主诉：失眠半年。

病史：患者平素心情抑郁。半年前出现失眠症状，每晚服抗抑郁药及安定后方可入睡2～3小时，多梦，易焦虑，心神不宁，悲忧善哭，倦怠乏力，纳少，大便时秘结，时有腹胀，舌淡、苔薄，脉沉细。

西医诊断：抑郁症

中医诊断：郁证（心脾失养证）

治则：养心健脾解郁。

处方：丹栀逍遥散合归脾汤加减，药物如下。

柴胡10g，全当归10g，炒白芍10g，茯苓15g，苍术10g，白术10g，牡丹皮10g，炒栀子10g，浮小麦30g，茯神20g，大枣10g，炙甘草10g，首乌藤15g，合欢皮15g，酸枣仁10g，党参15g，陈皮10g，炒薏苡仁15g。14剂，每日1剂，水煎，分2次服。

结果：患者服后，诸症减轻，睡眠大有好转。守方继服14剂，诸症痊愈。

按语：本案患者平素心情抑郁、焦虑，肝气郁结致气郁化火；火郁伤阴致心失所养；肝木乘脾致脾胃虚弱。《金匮要略·妇人杂病》篇提出了"脏躁"证，表现为"喜悲伤欲哭，数欠伸，如神灵所作"；其病变在心，即心阴血亏乏而躁动不安。仲景用甘缓养心补脾的甘麦大枣汤治疗，所载述的治法方药沿用至今。这表明脏躁实质上亦是郁证之一。韩教授在治疗郁证的方药中，疏肝理气药贯穿始终，结合仲景的甘麦大枣汤，并根据本患者有倦怠乏力、纳少、腹胀脾虚症状，佐以健脾运脾药物；有失眠、多梦易焦虑症状，佐以养心安神之品。故采用丹栀逍遥散合归脾汤加减治疗。方中苍术、党参、陈皮、炒薏苡仁以健脾运脾；茯神、首乌藤、合欢皮以养心安神。

（摘自《韩明向杏林耕耘 60 年》）

患者，女，52 岁，2009 年 4 月 7 日初诊。

主诉：胸闷，头晕 1 个月余。

病史：1 个月前患者出现胸闷，头晕，午后潮热，盗汗时作，夜间寐少，每日 3～4 小时。平素心情抑郁，倦怠乏力，月经失调 1 年余，舌红、苔薄，脉沉细弦。

西医诊断：抑郁症

中医诊断：郁证（肝肾两虚证）

治则：滋阴解郁。

处方：一贯煎加味，药物如下。

浮小麦 30g，茺蔚子 10g，豨莶草 15g，生地黄 20g，北沙参 15g，枸杞子 10g，麦冬 10g，知母 15g，炒黄柏 10g，川楝子 10g，巴戟天 10g，淫羊藿 10g，菟丝子 10g，茯神 15g，酸枣仁 15g，地骨皮 10g。14 剂，每日 1 剂，水煎服。

结果：患者服药后诸症皆愈。

按语：患者年龄正处于更年期，肾气不足，故有月经失调、倦怠乏力；又情志抑郁，阴虚而燥热，故见胸闷、头晕、潮热、盗汗、寐少。治疗本案，韩教授以一贯煎为基础加补阳益气之品巴戟天、淫羊藿、菟丝子、浮小麦等，并加养阴之品知母、酸枣仁、地骨皮以加重滋阴养血之功，结果取得明显疗效。一贯煎具有滋阴疏肝之功用。方中重用生地黄为君，滋阴养血、补益肝肾；北沙参、麦冬、当归、枸杞子为臣，益阴养血柔肝，配合君药以补肝体，育阴而涵阳；并佐以少量川楝子，疏肝泄热、理气止痛，遂肝木条达之性，其药性苦寒，但与大量甘寒滋阴养血药配伍，则无苦燥伤阴之弊。诸药合用，使肝体得以濡养，肝气得以条畅，胸闷等症可以解除。

（摘自《韩明向杏林耕耘 60 年》）

马骏医案

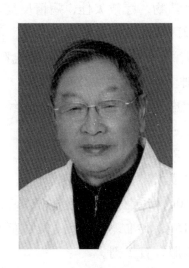

马骏，男，1940年5月生。博士研究生导师，首届全国名中医、国家级名老中医，全国第二至六批名老中医药专家学术经验继承人导师，安徽省首届国医名师。曾任中华中医药学会内科脾胃病分会常务理事、顾问，安徽省脾胃病专业委员会主任委员，安徽省中医药学会常务理事、顾问。师从于王焕章、张琼林、杨开林、蒲辅周、路志正、刘志明等。参与编写《蒲辅周医疗经验》《中医肠胃病学》《路志正医林集腋》《中国传统医学发展的理性思考》等著作。擅长诊治中医内科疑难杂症，尤其擅用中医药治疗消化、呼吸系统疾病。

高某，男，59 岁，2019 年 10 月 31 日初诊。

主诉：胸闷憋气、坐卧不宁 1 年余。

病史：患者于 1 年余前突发胸闷憋气、坐卧不宁，就诊于当地医院诊断为"抑郁焦虑状态、冠心病、自主神经功能紊乱"，服用多种扩冠及调节自主神经功能紊乱药物，疗效欠佳，病情反复，近 3 个月症状加重。

现症见：患者胸前区堵闷钝痛、背部放射痛，夜间尤重，常因憋闷惊醒、心悸、气短、汗多，兼有脘腹胀满隐痛、嗳气吞酸，焦虑多疑，易怒。舌黯红、少苔，脉弦细。

西医诊断：抑郁焦虑状态、冠心病、自主神经功能紊乱

中医诊断：郁证——脏躁（心神失养证）

治则：行气解郁、养心安神，兼和中缓急。

处方：越鞠丸合甘麦大枣汤加味，药物如下。

苍术 10g，香附 10g，川芎 10g，炒栀子 9g，建神曲 10g，浮小麦 25g，桂枝 7g，丹参 15g，砂仁（后下）3g，炙甘草 5g，大枣 4 枚。5 剂，水煎服，分早晚 2 次温服，日 1 剂。

二诊：患者自述胸前区闷痛减轻，多疑善虑、急躁易怒等症状有所改善，但夜间时有泛酸、脘腹满闷。嘱守上方加佛手花 10g，继服 14 剂，用法同前。

三诊：患者夜间泛酸、脘腹满闷等症缓解，仍觉夜间胸前区闷痛较明显，眠不安。此为心阳不足，血脉不畅，心神失养，在原方基础上加瓜蒌 15g，郁金 15g，葛根 12g，继服 15 剂，用法同前。

结果：患者基本无不适症状，后随访未见复发。

按语：马老认为脏躁亦为郁证之一，其发作时症状轻重常受暗示影响，不发作时可如常人；并指出脏躁有虚实之分，虚实夹杂也不少见。本案方以越鞠丸治其实，越鞠丸为通治六郁之剂，方中香附疏肝解郁以治气郁，为君药；川芎辛香，为血中之气药，既可活血祛瘀以治血郁，又可助香附行气解郁，为臣药；栀子清热泻火以治火郁，苍术燥湿运脾以治湿郁，神曲消食导滞以治食郁，三药共为佐药。未设治痰郁之品，此亦是治病求本之意。同时以甘麦大枣汤治其虚，方中浮小麦为君药，养心阴、益心气、安心神、除烦热；甘草补益心气，和中缓急，为臣药；

大枣甘平质润，益气和中、润燥缓急，为佐使药。两方合用，虚实并举，肝、脾、心三脏同调，共奏行气解郁、养心安神、和中缓急之效。

程某，女，45 岁，2018 年 11 月 7 日初诊。

主诉：心情抑郁伴失眠 2 年余。

病史：患者于 2 年余前开始出现多疑善虑，失眠多梦，时欲悲伤，少腹胀痛，心悸心慌，夜间必须有陪同才能入睡，曾至多地治疗，效果欠佳。

现症见：心情抑郁，失眠多梦，心悸胆怯，月经先后无定期，颜面黄褐斑，口中多痰涎，二便尚调，舌淡、苔黄腻，脉弦滑。

西医诊断：抑郁症

中医诊断：郁证（心胆不宁、痰热内扰证）

治则：宁心安神、清化痰热。

处方：芩连温胆汤合甘麦大枣汤加减，药物如下。

炒黄芩 15g、法半夏 10g、陈皮 10g、枳壳 10g、竹茹 15g、炒黄连 6g、郁金 15g、酸枣仁 10g、炙甘草 7g、炙远志 8g、石菖蒲 10g。14 剂，日 1 剂，水煎服，分早晚 2 次温服。

二诊：患者诉心烦失眠、心悸胆怯等症状明显减轻，可单独入睡，但夜间仍时有恐惧感，间有痛经、少腹不适，纳谷尚可，二便正常，舌淡、苔薄黄微腻，脉细滑。嘱原方加香附 8g、炒五灵脂 6g，继服 14 剂，用法同前。

三诊：患者精神较前安宁，恐惧感消失，舌淡、苔薄黄，脉缓滑。嘱上方再服 14 剂，巩固疗效。

结果：临床治愈。后随访患者夜不能寐、焦虑、情绪不宁诸症均缓解。

按语：马老指出心主神明、胆主决断，故心胆病多伴有惊、恐、悸等症状。《类证治裁》言："卧不安，或眠多异梦，随即惊觉……温胆汤加枣仁。"《金匮要略·妇人杂病脉证并治》云："妇人脏躁，喜悲伤欲哭……甘麦大枣汤主之。"故治以益气养心、清化痰热，收效显著。芩连温胆汤中半夏辛温，燥湿化痰、和胃止呕，为君药；臣药以竹茹，甘而微寒，清热化痰、除烦止呕；半夏与竹茹相伍，一温一凉，化痰和胃、止呕除烦之功倍；陈皮辛、苦，温，理气行滞、燥湿化痰；枳实辛、苦，微寒，降气导滞、消痰除痞，陈皮与枳实相合，理气化痰之力增；佐以茯苓健脾渗湿，以杜生痰之源；加生姜、大枣调和脾胃，且生姜可兼制半夏毒性；以甘草为使，调和诸药。用甘麦大枣汤因该案本于血，心为血之主、肝之子，心火泻而土气和，则胃气下达；肺脏润，肝气调，躁止则病自除；火为土之母，心得所养，则火能生土，脾气得养。

洪某，女，39 岁，2019 年 10 月 11 日初诊。

主诉：焦虑不安伴胸闷 8 个月余。

病史：患者于 2019 年 2 月出现焦虑不安、睡眠不佳、胸胁满闷等症状，曾在外院就医后诊为"神经衰弱"，予镇静安神药物后无效。

现症见：兴致淡然，情志悲伤，萎靡不振，喜呆坐室内，畏见他人，头晕头痛，腰酸乏力，胸闷不畅，四肢发凉，纳谷尚可，月经先后无定期，二便正常，舌淡、苔薄白，脉沉细。

西医诊断：抑郁症

中医诊断：郁证（肝郁肾虚证）

治则：舒肝郁，补肾气，调阴阳，宁心神，醒脑窍。

处方：四逆散合二仙汤加味，药物如下。

柴胡 10g，枳壳 10g，白芍 10g，仙茅 8g，淫羊藿 10g，当归 10g，巴戟天 10g，酸枣仁 15g，石菖蒲 10g，炙远志 8g，炙黄柏 8g，知母 8g，甘草 5g。7 剂，每日 1 剂，水煎服，分早晚 2 次温服。

二诊：服药后胸闷憋气不舒、烦躁焦虑明显减轻，夜寐尚安，逐渐喜于与人交谈，时上腹胀满、纳谷不香，舌淡、苔薄白，脉缓。前方加香附 10g，砂仁 (后下) 6g，继服 14 剂。

结果：经随访，诸症皆愈。

按语：马老指出精神抑郁不舒、胸中憋闷不适、少语懒动，皆因阴阳气机逆乱、心神动扰所致。本案证属肝郁肾虚，故选用四逆散合二仙汤加味，舒肝郁、调肾气以调阴阳。四逆散中柴胡入肝胆经，升发阳气，疏肝解郁，透邪外出，为君药；白芍敛阴养血柔肝为臣，与柴胡合用，以补养肝血、条达肝气，可使柴胡升散而无耗伤阴血之弊；佐以枳实理气解郁、泄热破结，与白芍相配，又能理气和血，使气血调和；使以甘草，调和诸药、益脾和中。二仙汤可寒热并用、精血兼顾，以仙茅、淫羊藿温肾阳、补肾精，温助命门而调冲任；巴戟天温助知母滋肾阴而泻虚火，既可治疗肾阴不足所致虚火上炎，又可缓解仙茅、淫羊藿的辛热猛烈，故为佐使药。两方共奏调和阴阳、畅达情志、改善气机之功，又可调神醒脑而获显效。

魏福良医案

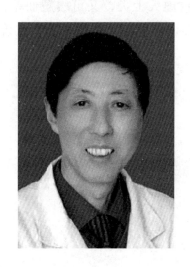

魏福良，男，1943 年生。主任医师，博士生导师，国家级名老中医。现就职于安徽中医药大学第二附属医院，全国第三、第四、第五批名老中医药专家学术经验继承工作指导老师。其课题《中国特种针灸法教学软件》获安徽省教育厅教学成果一等奖，发表论著 10 余篇，出版《魏福良针灸临床治验》一书。擅长针药并用治疗腰痛、骨关节病、颈椎病、面瘫、面肌痉挛、耳鸣、中风后遗症和疑难杂症。

廖某，女，40岁，2008年8月10日初诊。

主诉：情绪不宁、精神抑郁3年。

病史：患者诉近3年来，由于工作压力过大，致情绪不宁，精神抑郁，胸部满闷，胁肋胀痛，痛无定处，脘闷嗳气，不思饮食，大便不调。

现症见：苔薄腻，脉弦。曾在某院就诊，诊断为抑郁症，使用药物治疗，但效果不佳，肝胆B超未见明显异常，头颅MRI未见异常。

西医诊断：抑郁症

中医诊断：郁证（肝气郁结证）

治则：疏肝解郁，理气畅中。

针灸取穴：膻中，百会，神庭，内关（双），太冲（双），太白（双），神门（双），期门（双），阳陵泉（双），支沟（双）。刺灸法：得气后，诸穴针刺用泻法，留针1小时，每隔15分钟行针1次。每日1次。

处方：柴胡疏肝散加减，药物如下。

陈皮10g，柴胡10g，川芎10g，枳壳（麸炒）10g，芍药10g，炙甘草10g，香附10g，淮小麦30g，广郁金10g，茯神15g。7剂。每日1剂，水煎取汁300mL，早晚分服。

二诊（2008年8月17日）：患者精神较前开朗，诉胸部满闷、胁肋胀痛症状改善。食欲较前改善，针药同前。

三诊（2008年8月25日）：患者精神较佳，胸部满闷、胁肋胀痛症状明显减轻，纳佳，针药同前。

结果：此患者坚持治疗半年，精神面貌大为改善，胸部满闷、胁肋胀痛、脘闷嗳气等诸多症状亦消除。

按语：患者长时间工作压力过大，思虑过度，致肝失条达，气机不畅，肝气郁结，脾失健运，心血暗耗，则脏腑阴阳气血失调，而使心神失养，气机失畅，发为郁证。抑郁属中医学"郁证"的范畴，其病位在肝，与心、脾密切相关。其病因病机主要是心脾两虚，肝郁气滞，气血阴阳失调而致。所以在针刺取穴治疗时，应以"疏通气机，补虚泻实"为大法，从调理脏腑入手，标本兼治。针灸处方中膻中为气之会穴、又是心包之募穴和任脉之经穴，总理一身之气机，有行气开郁、调畅气机的功效；配以督脉之百会、神庭，有通调任督二脉之功。任脉为"阴脉之海"，具有调理全身诸阴经经气的作用，督脉为"阳脉之海"，具有调节全身诸阳经经气的作用，故上穴相配可调理全身阴阳。三焦总理一身之气机，取三焦经支沟穴辅助膻中，加强疏调气机之功。又情志之郁总由乎心，故取心经原穴神门以宁心神养心血；配以脾经原穴太白健脾和中、扶土助运，"虚则补之"；再取肝经原穴太冲、肝之募穴期门，疏肝理气解郁，"实则泻之"。取内关又有开胸顺气之功，阳陵泉支沟相配可调理少阳经气，治疗胸胁疼痛；足三里能健脾和胃，平降胃气。诸穴相配有调气机，和阴阳，补虚损泻实滞，共奏扶正祛邪之功。

（摘自《全国名老中医魏福良针灸临证治验》）

仇某，女，50 岁，2009 年 9 月 10 日初诊。

主诉：反复多思疑虑、头晕神疲 3 年余。

病史：患者诉近 3 年来多思善疑，精神紧张，头晕神疲，心悸胆怯，失眠，健忘，纳差，面色不华。

现症见：舌淡、苔薄白，脉细。

西医诊断：焦虑症

中医诊断：郁证（心脾两虚证）

治则：健脾养心，补气生血。

针灸取穴：神门（双），太白（双），心俞（双），脾俞（双），三阴交（双），足三里（双），中脘。刺灸法：得气后，诸穴针用补法，留针 1 小时，每隔 15 分钟行针 1 次，心俞、脾俞、足三里留针时加用温针灸 2 ～ 3 壮，每日 1 次。

处方：归脾汤加减，药物如下。

生黄芪 30g，远志 10g，酸枣仁 20g，当归 10g，党参 15g，茯苓 10g，白术 10g，丹参 15g，五味子 10g，淮小麦 30g，炙甘草 10g，龙眼肉 10g，大枣 6 枚。7 剂。每日 1 剂，水煎取汁 300mL，早晚分服。

二诊（2009 年 9 月 18 日）：患者精神较前开朗，诉头晕神疲、心悸胆怯诸症均有所改善，针药同前。

三诊（2009 年 9 月 25 日）：患者精神较佳，头晕神疲，心悸胆怯，失眠，健忘症状明显减轻，纳佳。针药同前。

结果：此患者坚持治疗半年，诸症痊愈。

按语：患者精神紧张，忧愁思虑，致脾失健运，气血生化乏源，则心血暗耗，心神失养，最终导致心脾两虚。神门配心俞、太白配脾俞均为俞原配穴。背俞穴为脏腑精气输注于人体背腰部的穴位，善治相关脏腑疾病；原穴为脏腑元气经过留止处的穴位，善补脏腑元气。两穴配伍应用，养心健脾，补益心脾。更合胃之募穴中脘、胃之下合穴足三里，调补后天，以养血生气。三阴交具有调补肝、脾、肾功能。同时以归脾汤加减安养心神，健脾益气，则诸症自除。在治疗过程中，魏老还与患者谈心交流，嘱其要正确对待各种事物，避免忧虑，用诚恳、关怀、同情、耐心的态度对待病人，取得了患者的充分信任，获得了良好的疗效。

（摘自《全国名老中医魏福良针灸临证治验》）

苟某，男，30岁，2009年9月7日初诊。

主诉：焦虑不安、烦躁3个月。

病史：患者诉3个月前摄片诊断为"腰椎间盘突出症"，之后总感到自己的病很难治，甚至想到各种恶性后果，反复思考，焦虑不安。至外院诊断为"焦虑症"，服用抗焦虑药物效果不显。平素心情烦躁，遇事则易发火动怒。

现症见：咽干、口苦，失眠、多梦，头痛，纳可，尿黄大便干，舌黯红、苔黄腻，脉弦数。

西医诊断：焦虑症

中医诊断：郁证（气郁化火证）

治则：疏肝郁，清肝火，安心神。

针灸取穴：百会，印堂，头维（双），率谷（双），膻中，内关（双），三阴交（双），行间（双），侠溪（双），大陵（双）。刺灸法：得气后，诸穴针用泻法，留针1小时，每隔15分钟行针1次。出针后，背俞穴加拔火罐，每日1次。

二诊（9月17日）：强迫想法明显减少，每日增加睡眠时间至5小时，咽干口苦的感觉较前减轻，二便正常，针灸治疗同前。

三诊（9月27日）：患者精神较前开朗，诸症基本缓解。

结果：此患者坚持治疗 1 个月，精神面貌大为改善，诸多不适症状亦消除。

按语：患者忧愁思虑，焦虑不安，致肝失条达，气机不畅，肝气郁结，郁而化热化火，上扰心神，而成郁证。口苦头痛，烦躁易怒，舌黯红、苔黄腻，脉弦数等皆为气郁化火，肝火上扰心神之证。处方中选取任督两脉穴位以交通阴阳、调理气血，局部选取头维、印堂、率谷镇静安神，泻肝经荥穴行间、胆经荥穴侠溪，清利肝胆郁热，并加三阴交穴，调补肝、脾、肾，标本兼治，共奏解郁安神、清泻肝火之功。

（摘自《全国名老中医魏福良针灸临证治验》）

华某，女，29 岁，2009 年 2 月 21 日初诊。

主诉：右侧偏瘫伴心慌胸闷 1 周。

病史：患者 1 周前与人争吵，猝倒抽搐 2 小时，后出现右侧上下肢活动不灵，经某医院神经科检查，诊断为癔病性瘫痪，服中西药物均疗效不显。来我院就诊时，右侧上下肢仍不能活动，伴肢冷、抽搐、麻差，胸闷心慌，气短，善叹息，饮食欠佳，二便正常，并发夜游症。检查：神志尚清，语言流利，反应迟钝，表情淡漠。血压 120/80mmHg。舌绛、苔黄，脉弦数。

西医诊断：癔病

中医诊断：郁证（木郁痰火证）

治则：疏肝解郁，清火化痰。

针灸取穴：百会，内关（双），阳陵泉（双），期门（双），膻中，昆仑（双），神门（双），丰隆（双），内庭（双），行间（双）。刺灸法：得气后，毫针刺用泻法，留针 40 分钟，加接电针，每日 1 次。

结果：共治疗 15 次获愈。

按语：魏老认为郁证系由情志忧郁、气滞不畅所致，其包括的病症很多，西医所指癔病性瘫痪可从郁证诊治，该患者因暴怒伤肝，木失条达，肝郁化火，鼓动阳明痰热，痰火上扰神明而发为抽搐、夜游等症。郁火痰热阻遏经络，则四肢痿废不用。百会穴位于督脉之上，且头为诸阳之首，针之以泄诸阳之火而醒脑开窍；内关为心包经之络穴，又是八脉交会穴之一，神门为心经原穴，两穴合用，具有宁心安神之功；气会膻中，肝募期门，共奏疏肝理气之效。阳陵泉为筋会，有疏肝利胆、清泻湿热、强健筋骨的作用。行间是肝经的荥穴，内庭是胃经的荥穴，合用清泻肝胃火热之邪。丰隆化痰，期门、肝俞疏肝理气。上述各穴相配治疗癔病性瘫痪，属木郁痰火证者常可收效。

（摘自《全国名老中医魏福良针灸临证治验》）

张某，女，24 岁，2009 年 9 月 21 日初诊。

主诉：双下肢瘫痪伴情绪异常 1 个月。

病史：患者平素健康，无外伤史，1 个月前，由于思想情绪过度紧张、悲伤，致夜不能寐，伴头痛乏力，两腿发软麻木，终致双下肢瘫痪，故来院求治。检查：神清语明，查体合作，双下肢痿软无力，生理反射存在，病理反射未引出。舌淡、苔微黄，脉沉细。

西医诊断：癔病性瘫痪

中医诊断：郁证（肝郁气滞证）

治则：疏肝理气，镇静安神。

针灸取穴：四神聪，神门（双），阳陵泉（双），绝骨（双），三阴交（双），足三里（双）。刺灸法：得气后，针用平补平泻法，留针 40 分钟，加电针，每日 1 次。

结果：经过 15 次治疗而获痊愈。

按语：患者因精神刺激过度，情绪紧张，悲伤过度，肝失条达，肝郁气滞，心神受扰而致诸症。四神聪穴为奇穴，针之可安神醒脑，配神门，养心安神。气会膻中、肝募期门、肝经原穴太冲合用，疏肝理气解郁，以治其本。阳陵泉是胆经腧穴，有疏肝胆，利关节作用，是筋之会，是治疗筋肉之疾的主穴。绝骨穴属胆经，有通经活络的作用，是治疗麻痹和瘫痪之疾的主穴之一。三阴交是脾经的腧穴，又是足三阴经的会穴，脾主四肢肌肉，故该穴有健脾阳，疏肝气，滋肾阴之效。上述穴位相配，可治下肢瘫痪，不能行走。诸穴合用，共收疏肝解郁、行气疗瘫之功。

（摘自《全国名老中医魏福良针灸临证治验》）

江某，女，40 岁，2009 年 9 月 28 日初诊。

主诉：间歇发作双下肢瘫痪 2 年，加重 3 天。

病史：患者于 2 年前做绝孕手术后，因精神紧张，出现四肢麻木，继而瘫痪，伴语言不利等。该症状呈间歇性发作，曾先后到其他医院治疗，病情好转。3 天前，因生气后又出现抽搐，伴双下肢全瘫等症状，为求针灸治疗遂来我院就诊。

现症见：神志尚清，问话能答，可闻太息声，双下肢痿软无力，不能行走。舌红、苔白腻，脉弦。

西医诊断：癔病性瘫痪

中医诊断：郁证（肝郁化火证）

治则：疏肝理气，清热化痰。

针灸取穴：太冲透涌泉（双），后溪（双），内关（双），神门（双），膻中，阳陵泉（双），昆仑（双），丰隆（双），内庭（双）。刺灸法：得气后，毫针刺用泻法，留针 30 分钟，加电针，每日 1 次。

结果：共治半个月，行走如常，告愈。

按语：患者因紧张焦虑，忧思太过，致木失条达，郁火鼓动阳明痰热，上扰神明发为抽搐等症。郁火痰热阻遏经络，则四肢痿废不用。处方中选取肝经原穴太冲，肾经井穴涌泉，太冲透涌泉以疏肝理气、降火归源。后溪为八脉交会穴之一，通于督脉。《拦江赋》曰："后溪专治督脉病，癫狂此穴治还轻。"癔病亦为督脉病，故刺此穴有卓效。内关通于阴维脉，又系心包经络穴，配伍心经原穴神门可理气安神。膻中穴理气，丰隆穴豁痰，阳陵泉穴舒筋，内庭穴清热。上述穴位配合应用，相得益彰。针刺取穴治疗该病的手法也至关重要，须用泻法重刺激，在留针时加电针，以保持诸穴持续得气，从而加强治疗效果。癔病性瘫痪属中医学"郁证"范畴，结合暗示治疗可增加效果。在治疗过程中应多向患者宣传针灸治疗本病有奇特效果，以达暗示之目的。

（摘自《全国名老中医魏福良针灸临证治验》）

杨骏医案

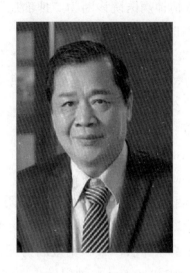

  杨骏，男，1958 年生。二级教授、主任医师、博士研究生导师，安徽省中医科学院临床分院学术院长，安徽省"115"创新团队带头人，安徽省学科学术带头人，安徽省跨世纪学术学科带头人。全国名中医，安徽省江淮名医、安徽省名中医；国家名老中医学术经验继承指导老师，享受国务院特殊津贴专家和安徽省政府特殊津贴专家；美国大西洋中医学院、荷兰华佗中医学院客座教授及博士生导师；湖北中医药大学、南京中医药大学兼职博士生导师；深圳医学三名工程高层次团队首席专家。兼任中国针灸学会常务理事，中国针灸学会针灸装备设施工作委员会主任委员，世界针灸学会标准化工作委员会副主任委员，中国针灸学会脑病专业委员会副主任委员；安徽省针灸学会理事长，安徽中医药学会副理事长。《中国针灸》《世界中医药杂志》等专业杂志编委、副主编。擅长神经系统疾病、运动系统疾病和部分疑难杂病的针灸治疗，临床致力于针灸治疗及其作用机理的相关研究。

李某，女，68 岁，2019 年 11 月 3 日初诊。

主诉：郁郁寡欢，喜悲伤叹息伴入睡困难 1 年余。

病史：患者 1 年前与人争执后出现郁郁寡欢，喜悲伤叹息伴入睡困难，有心烦胸闷懒言、情绪多变，喃喃自语或哭笑，胁肋胀满，脘腹痞闷，食欲不振。1 年前经省精神病医院诊断为"抑郁症"，予抗抑郁西药治疗，症状时有减轻，但仍时时发作。

现症见：郁郁寡欢，喜悲伤叹息，心慌惊悸不安，难入睡，每夜仅入睡 4 小时左右，夜寐梦多易醒，醒后难眠，神疲乏力，胸胁胀满，食欲不振，寐差，舌红、少苔，脉沉细数。

西医诊断：抑郁症、睡眠障碍

中医诊断：郁证（心神失养证）

治则：宁心安神，调和阴阳。

针灸取穴：人中、百会、印堂、神门（双）、三阴交（双）、足三里（双）。刺灸法：患者仰卧位，常规消毒后，取 0.35mm×40mm 毫针，人中向上斜刺 0.3～0.5 寸，行雀啄针法，眼眶稍湿润为度，百会向前平刺 0.5～0.8 寸，印堂向下平刺 0.3～0.5 寸，神门针尖向上斜刺 0.3～0.5 寸，三阴交、足三里直刺 1～1.2 寸；诸穴得气后行平补平泻法，留针 30 分钟。针后于神阙穴置艾盒施灸至起针，取针后于安眠穴留揿针。

治疗 10 次为 1 个疗程，隔日 1 次。

二诊：患者针灸治疗 1 个疗程后胸部胀闷感较前明显减轻，睡眠时长明显增长，情绪好转，继续予针灸治疗，在前方基础上加双侧内关。

三诊：患者经治疗后目前情绪稳定，纳寐正常，诸症消失。

结果：患者经治疗后心情抑郁、夜寐不安、胸脘满闷等症状基本消失，嘱患者注意日常生活及情志调摄，随访 2 年未见复发。

按语：抑郁症的发生多由于情志所伤，患者与人争执后出现郁郁寡欢，喜悲伤叹息，导致肝气郁结，肝失调达，使五脏的气机不和，其主要病位在肝，但与心、脾、肾密切相关。情志过伤，损伤心神，心神失养，从而引发睡眠障碍。睡眠障碍可严重影响患者日常生活，病因众多，杨骏教授治疗此类疾病总司调神，以辨阴阳、辨心神为要点，注重针刺时的意守神气及医患间的意守传感,明确疾病阴阳盛衰消长情况,巧用人中、百会、印堂、神门诸穴,通阳醒神,身心同治,使阴阳得调,气郁得散。操作简便,穴少而精,在临床治疗此类疾病每获效验,对其他疾病的治疗也有指导意义。

张某,女,36岁,于2019年9月3日初诊。

主诉:持续性情绪低落3年余。

病史:患者2016年6月与家人争执后出现郁郁寡欢,悲伤叹息伴有心烦胸闷懒言,或喃喃自语,或时时欲哭,食欲不振,脘腹痞闷。经省精神病医院诊断为"抑郁症",服用西酞普兰片,治疗6个月,临床疗效不佳。遂由家人带来寻求针灸治疗。

现症见:愁容满面,面色苍白,兴趣寥然,不愿社交,喜独处,精神委顿,每日睡至午后,心慌胸闷,脘腹痞闷,食欲不振,寐差。舌淡红、有齿痕,脉细弱。9条目简易患者健康问卷(patient health questionnaire-9,PHQ-9)评分:8分;汉密尔顿抑郁量表(Hamilton depression scale,HAMD)评分:19分。

西医诊断:抑郁症

中医诊断:郁证(肝郁气滞证)

治则:疏肝理气,调神解郁。

针灸取穴:水沟、百会、印堂、神门(双)、三阴交(双)、足三里(双)、鸠尾、气海。刺灸法:患者仰卧位,常规无菌操作后,取0.35mm×40mm毫针,水沟向上斜刺10～15mm,行雀啄针法,眼眶稍湿润为度,百会、印堂平刺10～15mm,神门针尖向下斜刺10～15mm,三阴交、足三里直刺35～40mm;诸穴得气后行平补平泻法,留针30分钟。

治疗10次为1个疗程,隔日1次。

二诊:治疗1个疗程后,患者情绪较前好转,继续予原方案进行治疗。

三诊:2个疗程后,患者情绪基本稳定,PHQ-9评分为6分,HAMD评分为10分。

结果:患者经治疗后情绪低落、心烦胸闷懒言等症状基本消失,嘱患者注意日常生活及情志调摄,随访1年未见复发。

按语：抑郁症患者存在广泛的精神、情感和躯体障碍，病程迁延，易复发，临床证候复杂。杨骏教授治疗本病总司调神，以辨阴阳、辨气血、辨脏腑为要点，明辨病发时的阴阳盛衰消长情况，重刺水沟、百会、印堂以通阳醒神，伍以针刺鸠尾、气海等任脉经穴，使阴阳平衡，气血充盛，郁结得解。

王某，女，50岁，2012年7月10日初诊。

主诉：失眠、情绪低落半年。

病史：患者于半年前因不幸丧子，并与家人不和导致失眠，情绪低落，有时悲伤欲哭、流泪、口干、口苦，现为求治疗就诊于我院。

现症见：情绪低落，有时悲伤欲哭、流泪。舌淡、舌尖红、苔少，脉弦细。

西医诊断：抑郁症

中医诊断：郁证（肝郁脾虚、心神失养证）

治则：疏肝健脾、养血安神。

针灸取穴：百会、印堂、水沟、承浆、安眠（双）、膻中、中脘、阴交、神门（双）、照海（双），艾盒灸神阙穴。

治疗10次为1个疗程，隔日1次。

二诊：治疗1个疗程后，患者食量渐近正常，无口苦口干，夜间睡眠时间延长，但患者仍闷闷不乐，去神门、照海，换用合谷、太冲。

三诊：再继续治疗10次后，患者健忘、情绪低落等症状明显好转。

结果：患者经治疗后情绪低落等症状基本消失，嘱患者注意日常生活、情志调摄。

按语：该患者老年丧子，情志不畅，导致情绪低落、悲伤欲哭、流泪、口苦、口干。肝郁气滞，横犯脾胃，致纳差，大便时干时溏。脾胃为气血生化之源，气血之源匮乏，神失所养，出现失眠、健忘。舌苔、脉象符合肝郁脾虚表现。杨教授采用其经验针刺组方调神安神治其失眠，艾盒灸神阙穴温阳健脾，后配用合谷、太冲加强疏肝理气之功。杨教授强调，在临床中多注重疾病的诊断，针对神志病，首先排除器质性病变。治疗上杨教授根据古人经验及亲身体验，总结出一套周身通调、形神共养的组方，并且在针刺手法上，需根据患者的自身感觉来调整针刺强度。在诊治过程中杨教授常配合疏导、暗示、转移精神等心理疗法，让患者树立战胜疾病的信心。

杨文明医案

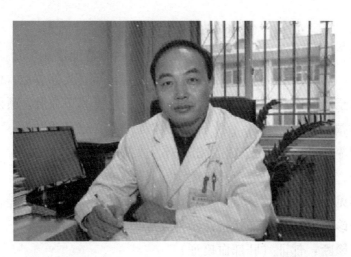

　　杨文明，男，1964 年 10 月生。主任医师，二级教授，博士生导师。国务院政府特殊津贴获得者，国家中医药领军人才——岐黄学者，国家中医药管理局第六批全国老中医药专家学术经验继承工作指导老师，全国中医临床优才指导老师，江淮名医，安徽省名中医，安徽省学术和技术带头人，安徽省中医药领军人才，安徽省"115"产业创新团队带头人，安徽省中医脑病临床医学研究中心负责人，教育部新安医学重点实验室副主任，教育部学位与研究生教育发展中心审评专家，国家区域（脑病）诊疗中心负责人，国家临床重点专科（国家卫健委）学科带头人，国家中医药管理局中西医结合临床重点学科带头人，国家中医药管理局重点专科全国脑病协作组组长，国家中医药管理局重点专科优势病种（肝豆状核变性、帕金森病）全国协作组组长，美国中医学院特聘教授，中国中西医结合学会神经科专业委员会副主任委员，安徽省医学会副会长，安徽省中医药学会脑病专业委员会主任委员，安徽省抗癫痫协会副会长，中国帕金森病专家组专家，国家"863"计划及国家自然科学基金评审专家，《中国实验方剂学杂志》《中西医结合心脑血管病杂志》等多家杂志的编委和执行编委。擅长治疗脑血管病（中风病）、肝豆状核变性、帕金森病、老年期痴呆、神经遗传病、神经痛、颈椎病、肌病、头痛、癫痫、失眠、眩晕、面瘫、抑郁等。

陈某，女，60 岁，2018 年 2 月 8 日初诊。

主诉：言语不清伴肢体活动无力 1 年余，心情低落 6 个月。

病史：患者 2017 年 1 月 25 日因骑车被撞跌倒，头部着地，意识不清。路人急送至省立医院行头颅 CT 示：左侧颞顶叶硬膜下血肿，颞顶骨骨折。予以手术清除血肿等综合治疗后生命体征平稳，遗留有失语、右侧肢体活动不利等症状。6 个月前患者出现严重失眠、情绪低落郁闷，两胁肋部疼痛不舒，为寻求中医治疗前来就诊。

现症见：患者失眠多梦、胁痛不舒，偶有头痛。纳可，眠差，二便调。

西医诊断：焦虑抑郁状态、脑外伤术后

中医诊断：郁证（肝郁血瘀证）

治则：理气，化瘀，解郁。

处方：血府逐瘀汤加减，药物如下。

桃仁 12g，红花 12g，当归 12g，赤芍 12g，枳壳 15g，川芎 10g，生地黄 9g，牛膝 9g，桔梗 5g，柴胡 9g，甘草 6g。10 剂，每剂熬制 150mL，早晚各 1 剂。治疗 8 周。

二诊：2018 年 4 月 5 日。患者心情较前开朗，胁痛症状明显改善，仍时有头痛，夜寐情况好转。效不更方，继续服用 10 剂。

结果：经过两个疗程的治疗后，患者情绪明显好转，胁痛、头痛未有发作。

按语：卒中后抑郁（PSD）是脑血管病患者的临床常见并发症状之一。研究表明，PSD 受生理、心理、社会等要素共同作用，如果不积极采取措施治疗将影响患者神经功能的恢复及生活质量。本病发病机制目前尚不明确，神经生物学中胺类递质机制得到普遍认可。胺类递质机制学说认为脑卒中破坏大脑内单胺类神经元通路，额颞叶及基底节部位的 5-羟色胺（5-HT）、去甲肾上腺素（NE）分泌减少而引起 PSD。中医药

具有多环节、多靶点治疗等优势，已逐渐应用到 PSD 的治疗中。同型半胱氨酸（HCY）是一种含硫氨基酸，参与体内的多种甲基化反应，血浆中 HCY 增高，腺苷甲硫氨酸生成障碍，甲基化代谢不足，引起中枢单胺递质异常、下丘脑—垂体—肾上腺轴（HPA 轴）异常，进而加重抑郁程度。

中医学认为，PSD 归属于"中风""郁证"，其病位在脑，主要涉及心、脾、肝、肾。正如《临证指南医案》言："郁证初为气结在经，久则血伤入络而成血瘀血结。"肝气郁结，瘀血阻络是本病病机之关键。故治疗当行气解郁，活血祛瘀。血府逐瘀汤出自王氏《医林改错》，由桃红四物汤合四逆散化裁而来。方中桃仁入血分，与红花合用为君，活血化瘀，祛瘀生新；川芎、赤芍活血行气，祛瘀通络；牛膝活血逐瘀，引瘀血下行，共为臣药；当归、生地黄养血活血；柴胡、枳壳疏肝理气行滞，共为佐药。桔梗载药上行；甘草调和诸药，与桔梗共为使药。诸药合用，共奏活血祛瘀、理气解郁之功用。全方气血同治，活血祛瘀而不伤血、理气而不耗气。现代药理研究表明桃仁具有扩张血管、抗凝、抗血小板聚集等功效；川芎有效成分川芎嗪能增加脑血流量，预防血栓形成；柴胡提取物柴胡皂苷可通过降低大脑海马区乙酰胆碱酯酶的活性，增加神经元的细胞保护而起到抗抑郁作用；当归、芍药、甘草的有效成分均具有显著抗抑郁功效。诸药配伍，获得良效。

蒋涛医案

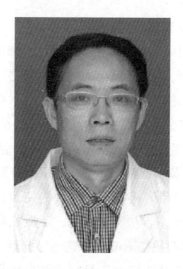

　　蒋涛，男，1965 年 8 月生。主任医师，博士研究生导师，安徽省名中医，江淮名医，安徽省卫生系统第五周期学术技术带头人（青年领军人才）。现为中国民族医药学会推拿分会副会长、安徽省针灸学会针推结合专业委员会主任委员、安徽省推拿学专业委员会副主任委员、中华中医药学会推拿分会委员会委员、安徽省针灸学会常务理事、安徽中医药大学针灸推拿学科建设推拿方向带头人、国医大师李业甫工作室骨干成员等。擅长运用传统医学和现代医学相结合的方法治疗各种脊柱、骨关节及内科病症；擅长六步腰椎整脊、三步颈椎微调、寰枢关节正骨手法、胯骨错缝正骨手法、小儿推拿以及相关内科疾病的推拿治疗，疗效确切，优势明显。

谭某，女，38 岁，2017 年 6 月初诊。

主诉：情绪悲观伴入睡困难半年。

病史：患者半年前因家庭及工作不顺出现情绪不宁，悲观抑郁，经常多愁善感，胁肋胀痛、食少易哭、入睡困难、神疲乏力，头晕头痛，予口服西药抗抑郁药，效果不佳，遂转求针灸推拿治疗，舌黯红、苔薄白、脉细弱。

西医诊断：抑郁症、睡眠障碍

中医诊断：郁证（心脾两虚证）

治则：补益心脾、解郁安神。

针刺取穴治疗：内关（双）、神门（双）、三阴交（双）、中脘、气海、关元、足三里（双）、印堂、太阳（双）、百会、太冲（双）、太溪（双）、心俞（双）、肝俞（双）、脾俞（双）、胃俞（双）。针刺得气后中脘、气海、关元、足三里、太溪、心俞、脾俞、胃俞行捻转补法，余穴行平补平泻，留针 30 分钟，每隔 15 分钟行针 1 次。每天 1 次，10 次为 1 个疗程。

推拿治疗

（1）患者取仰卧位，术者位于其一侧，将一手的手掌心自然安放于患者肚脐上，以脐为中心，以掌摩法在腹部做顺时针摩腹治疗约 5 分钟，不带动皮下组织，有温热感为度。

（2）双手做拱手状，右手在上，掌面桡侧重叠扣放在腹部，通过腕关节旋转回环的绕动使右手掌侧小鱼际、左手小鱼际尺侧、左手掌腕部、右手掌腕部依次接触腹部做揉腹治疗约 5 分钟，如此反复，频率宜缓，有温热感为度。

（3）一指禅推法推揉腹部脾经、胃经，沿任脉自天突推至中极，重点推揉膻中、梁门、天枢、中脘、神阙、关元、气海，反复治疗 3～5 分钟。

（4）将一手掌的劳宫穴放于患者腹部神阙穴上，不可主动加力，肘部略高于手腕部，以前臂肌群交替收缩放松，带动手掌产生小幅度快频率的运动做振腹治疗，每次 3～5 分钟。

（5）患者取俯卧位，术者位于其一侧，先用一指禅推腰背部及督脉，由上到下操作 2～3 分钟，掌指关节㨰法沿两侧膀胱经施术，由上到下操作 2～3 分钟。再以拇指点按心俞、肝俞、胆俞、脾俞、胃俞、三焦俞诸穴及背部压痛点，每个穴位按压 5 秒钟，如遇到俞穴部位疼痛敏感的则加长按压时间并且加用按揉手法。

每日推拿 1 次，10 次为 1 个疗程。

二诊：经过 1 个疗程治疗后复诊，患者情绪不宁，悲观抑郁、多愁善感、胁肋胀痛症状较前明显改善，食少易哭、入睡困难，神疲乏力，头晕头痛悲观抑郁稍有好转。继续上述治疗方案，治疗 1 个疗程。

结果：患者经过 2 个疗程治疗后，症状基本缓解。嘱患者放松心情、条达情志，注意休息避免劳累。

按语：患者为中青年女性，因家庭及工作压力而情志内伤，肝气郁结，横逆乘土，脾伤日久，则气血生化乏源，致心脾两虚之证。《景岳全书·郁证》言："至若情志之郁，则总由乎心，此因郁而病也。"故本案治当补益心脾，解郁安神。针刺取穴治疗在脏腑辨证思想的指导下，取穴以督脉和手足厥阴、手少阴经穴为主，体现了情志疾病"从脑论治""从心论治"的特点。推拿治疗中腹部推拿施摩腹、揉腹、推腹、振腹之法，通过手法作用于腹部肝脾两脏和任冲之脉，直接影响冲、任、督、带四脉的功能，进而对五脏六腑、周身经脉的气血产生影响，以达扶正祛邪，调节脏腑，平衡阴阳之效；督脉是全身经络脏腑气血转输的枢纽，总督诸阳，其循行"入络于脑""络肾贯心"，旁通足太阳膀胱经，膀胱经上承载人体五脏六腑之气输注于背部的经穴，对于调节五脏六腑的虚实，应首选膀胱经。如膀胱经和督脉运行不畅，脉络瘀滞，气血失和，经脉之气不能上注于脑，五脏六腑之气亦不能畅通，气血无以荣养四肢百骸而出现诸多病端。因此配合督脉、膀胱经循经推拿，以激发脏腑精气、通畅周身气血，使心神得充，则情志自愈。

陈某，男，42 岁，2018 年 3 月初诊。

主诉：情绪低落伴入睡困难 1 年。

病史：患者自诉 1 年前因工作压力较大，逐渐出现情绪低落，入睡困难，多梦，胸闷不舒，易激怒；曾服用西药对症治疗后症状稍改善，但症状反反复复，不能完全缓解，现为求进一步中医治疗，遂来我科门诊就诊。

现症见：烦躁不安、心情抑郁、胁肋胀痛，胸闷心悸，头痛，入睡困难，多梦，口干苦，纳差。舌淡红、苔薄白，脉弦。

西医诊断：抑郁症

中医诊断：郁证（肝气郁结证）

治则：疏肝理气，解郁安神。

针刺取穴治疗：百会、四神聪、印堂、神门（双）、内关（双）、三阴交（双）、中脘、期门（双）、行间（双）、太冲（双）。针刺得气后期门、行间、太冲行捻转泻法，余穴行平补平泻，留针30分钟，每隔15分钟行针1次。每天1次，10次为1个疗程。

推拿治疗

（1）患者取仰卧位，术者位于其头侧床前，先用一指禅推法于前额印堂穴向上推至前发际，两侧太阳穴再沿眉弓回到印堂，反复操作3～5分钟。再用拇指按揉印堂、太阳、百会、四神聪、率谷诸穴，反复操作2～3分钟。均以有酸胀感为度。

（2）继上势，一指禅推法推揉腹部脾经、胃经，沿任脉自天突推至中极，重点推揉膻中、中脘、神阙、关元、气海，反复治疗3～5分钟。重推胁肋部5次，点揉两侧期门穴各1分钟。将一手掌的劳宫穴放于患者腹部神阙穴上，不可主动加力，肘部略高于手腕部，以前臂肌群交替收缩放松，带动手掌产生小幅度快频率的运动做振腹治疗3～5分钟。

（3）患者取俯卧位，术者位于其一侧，先用一指禅推腰背部及督脉，由上到下操作2～3分钟，掌指关节滚法沿两侧膀胱经施术，由上到下操作2～3分钟。再以拇指点按心俞、肝俞、胆俞、脾俞、胃俞、三焦俞诸穴及背部压痛点，每个穴位按压5秒钟，如遇到俞穴部位疼痛敏感的则加长按压时间。

每日推拿1次，10次为1个疗程。

二诊：经过1个疗程后复诊，患者胸闷心悸、口干、纳差、情绪低落症状较前明显改善，入睡困难、多梦、头痛、易怒稍有好转。继续上述治疗方案，治疗1个疗程。

结果：经治疗后，患者症状基本消失。嘱患者放松心情、条达情志，注意休息避免劳累。

按语：郁证是指病患情绪不畅，气机逆乱不能畅达，致使传化功能失于常态，郁结不能发越的疾病，其病位主要在肝。患者情绪不宁、烦躁不安、胸脘满闷，口干苦，舌淡红、苔薄白，脉弦，可辨证为肝气郁结证。郁怒易致气机不畅，日久则出现肝气郁结。病证合参、辨证施推，根据患者证型施以相合的手法，并注重补泻。在施以轻重补泻和方向补泻手法中，轻者为补，重者为泻；顺为补，逆为泻。重推胁肋部可疏泄肝胆经之郁火，逆着肝经施以推法，可清降肝火。头部施术选择镇静安神类腧穴，运用各类传统推拿手法，如按、揉、推等进行刺激，通过激发经络潜能，平衡气血逆乱，调节情志，调畅气机。腹部推拿施以推腹、振腹之法，促进元气经由三焦布达周身，使五脏气机通畅，升降出入有序。背部督脉、膀胱经施术，一则激发督脉阳气，调动人体经脉气血运行，恢复外在生命活动的正常秩序；二则通过膀胱经脉之背俞，调整脏腑阴阳，调节元神和心神，使得内在精神饱满愉悦。以上手法共用，调整经脉、脏腑功能，促进机体阴阳气血平衡，以奏疏肝解郁、理气畅中之功效。

王某，男，82 岁，2019 年 4 月初诊。

主诉：右侧肢体活动不利、言语不能伴情绪低落 1 个月。

病史：患者于 2019 年 3 月 1 日午饭时突发右上肢麻木，起初未予重视，继而出现右侧上下肢活动不利，遂就诊于当地医院，诊断为左侧大脑半球大面积脑梗死，行脑血管造影＋脑动脉支架取栓术，病情稳定后出院。现仍遗留有右侧肢体活动不利伴言语不能，今为求进一步治疗就诊我科。病程中情绪低落，郁郁寡欢，纳差，夜寐不安，大小便正常。舌红、少苔，脉细弱。

西医诊断：卒中后抑郁

中医诊断：郁证（肝肾亏虚证）

治则：补益肝肾、解郁安神。

针刺取穴治疗：百会、风府（双）、水沟、大椎、印堂、内关（双）、足三里（双）、丰隆（双）、血海（双）、太溪（双）、三阴交（双）、太冲（双）、神门（双）、涌泉（双）、肝俞（双）、肾俞（双）。针刺得气后足三里、太溪、三阴交、肝俞、肾俞行捻转补法，余穴平补平泻，留针 30 分钟，每隔 15

分钟行针 1 次。每天 1 次，10 次为 1 个疗程。

推拿治疗

（1）摩腹：术者可以取坐位，医者站于患者一侧，将一手的手掌心自然安放于患者肚脐旁，以肚脐为圆心，范围可由小逐渐变大，上不超过剑突，下不超过耻骨联合为度，使手掌在腹部做顺时针运动，治疗时间约 6 分钟左右。

（2）按腹：上述手法操作完成后，术者对气海、关元、天枢行点按手法。根据患者体态选择合适的单指按压或者是叠指按压，将一拇指指面在下按压到腧穴上，随着患者的呼吸逐渐下按，以患者吸气时下按，呼气时固定在原位置，以患者感觉到有酸麻胀为操作标准，治疗时间约 6 分钟左右。

（3）振腹：术者取坐位，术者将一手掌的劳宫穴放于患者腹部神阙穴上，不可主动加力，肘部略高于手腕部，以前臂肌群交替收缩放松，带动手掌产生小幅度快频率的运动，治疗时间约 15 分钟。

（4）横擦胸胁：取章门穴、期门穴行擦法操作，以章门穴为例，术者多取站立位，前臂内侧和患者的内侧相对，手掌自然伸直，然后以手掌全部附着在章门穴上，以往复进行的肩关节前屈后伸运动带动肘关节一起运动，沿直线来回摩擦，用力均匀，治疗时间约 3 分钟。

推拿每日治疗 1 次，10 次为 1 个疗程。

二诊：经过 1 个疗程后复诊，患者情绪低落、夜寐不安，纳差等症状较前明显改善，继续上述治疗方案，治疗 1 个疗程。

结果：患者经治疗后，情绪低落、夜寐不安，纳差等症状基本缓解，嘱患者放松心情、条达情志，注意休息避免劳累。

按语：卒中后抑郁属中医学"郁证"范畴，抑郁症主要表现为"神"的异常，属精神情志方面的疾病。"脑为元神之府"，神是脑之功能的体现，而肾生髓，肾精充，则精化生髓，上聚于脑，充养脑海，滋养元神，正如《医学入门》记载："脑者髓之海……诸髓皆属于脑……故上至脑，下至尾骶……髓则肾主之。"本案患者病久体虚，肾精亏虚，髓海不足，使脑府元神失养，神机运转不利，使脑功能无法正常发挥，致精神情志异常。故治当补益肝肾、解郁安神。通过针刺及手法的刺激，激发人体阴阳、五行以及经络系统的调节作用，纠正人体阴阳、气血的偏胜偏衰。传统医学认为，腹部在人体中占有重要的地位，其位置处在人体中焦，可以起到沟通上下两焦的作用，促进人体气血正常运行，脏腑阴平阳秘。辨证施以掌擦腰骶部命门、肾俞及八髎穴，旨在补益肾气。腹背同调，俞募合治，进一步调整脏腑气血阴阳，使患者情志舒畅。

汪某，女，38 岁，2022 年 7 月 25 日初诊。

主诉：颈项部疼痛不适 1 年余，加重伴情志异常 1 周。

病史：患者 1 年前因长时间伏案工作及遇寒后出现颈项部疼痛不适，于当地诊所就诊，予以消炎止痛（具体药物不详）等对症治疗后症状好转。之后病情易反复，1 周前患者症状复发，休息后未见缓解，为求系统治疗就诊我科门诊。

现症见：颈项臂部冷痛，两肩沉重，心胸不舒，常有烦躁，善太息，纳可，寐差，二便调，舌淡、苔白，脉弦紧。查体：颈部肌肉痉挛，C3-7 颈椎棘突间及两旁压痛（+），旋颈试验（+），颈部活动受限，被动活动尚可，Hoffmann's sign（-），各生理反射存在，病理反射未引出。辅助检查：颈椎正侧张口位片示：①颈椎生理曲度变直；②齿状突左偏。焦虑自评量表（SAS）评分 55 分。

西医诊断：颈椎病、焦虑状态

中医诊断：项痹（风寒痹阻证）

治则：祛风通络，解痉止痛，理筋整复，通督调神。

针刺取穴治疗：百会、四神聪、印堂、大椎、神门（双）、内关（双）、三阴交（双）、颈夹脊、风池（双）、风府、合谷（左）、后溪（双）。针刺得气后风池、风府行捻转泻法，余穴平补平泻，留针 30 分钟，每隔 15 分钟行针 1 次。每天 1 次，10 次为 1 个疗程。

推拿治疗

（1）触诊：患者取坐位，医者站在患者正后方，运用触诊法触摸患者颈项肌肉和枢椎棘突的基本情况。

（2）颈胸椎整脊施术：①松肌法，捏拿颈项肌肉及风池、肩井，点按、揉捏患者双侧风府、完骨；②调曲法，通过拔伸调曲、动腰调曲、侧身调曲以改善颈椎曲度；③正骨法，定位需要整复的颈椎棘突施以转颈挤压、定点旋扳；④平衡法，做与正骨法相反的不定点颈椎斜扳法以平衡正骨，使左右两侧保持对称，从而调节颈椎后关节紊乱并能维持颈椎平衡状态，对胸椎心区施以提抖整复手法以维持脊柱整体的稳态；⑤理筋法，通过分筋散结法、理筋通络法以放松颈部肌肉，以拍法结束施术以调和气血。

（3）背部施术：患者取俯卧位，术者位于其一侧，先用一指禅推腰背部督脉，由上到下操作 2～3 分钟，掌指关节滚法沿两侧膀胱经施术，由上到下操作 2～3 分钟。再以一指禅点按心俞、肝俞、胆俞、脾俞、胃俞、三焦俞诸穴及背部压痛点，每个穴位按压 5 秒钟，如遇到俞穴部位疼痛敏感的则加长按压时间并且加用按揉手法。然后用拍法作用于患者肩背部以调和气血，结束手法。

推拿每日治疗 1 次，10 次为 1 个疗程。

二诊：治疗 1 个疗程后，患者颈项部疼痛及焦虑症状明显缓解，继续上述治疗 1 个疗程以巩固疗效。

结果：治疗 2 个疗程后，症状完全消失。两个月后随访，病情无反复。

按语：患者系中青年女性，有颈椎病病史，平素伏案工作时间长，易受风寒，两因相合，病情易反复，病程延绵，致患者心理健康遭受影响，生活质量差。根据患者症状、体征及影像资料可明确诊断为颈椎病，颈椎筋骨受损，气血运行不畅，脉络瘀滞，不通则痛，且寒性收引，以致疼痛反复发作，结合患者舌脉，辨证为风寒痹阻证。交流过程中可见焦躁不安、太息，自诉心胸不舒、寐差，此为颈椎病迁延不愈引起精神情绪的变化，所谓"久病必伤神"，人体长时间处于正邪相争的状态，脏腑气血不调、阴阳失衡、督脉阳气衰微，从而导致情志不畅引发焦虑症状，这些负性情绪会反过来亦会影响颈椎病患者转归，故诊断为颈椎病并焦虑状态，焦虑状态归属于中医"郁证"范畴。治以舒筋活血，解痉止痛，理筋整复，通督调神之法。颈椎病病位在颈项部筋骨，与督脉、膀胱经循行密切相关，郁证从督脉、膀胱经论治又有其独特优势。因此，对于此类患者行通督整脊疗法，通过辨筋辨骨、辨证、辨经施治以通督调神针刺及通督整脊推拿，推拿在作用上不仅能起到镇痛消炎作用，也能通过中枢调控缓解压力、缓解焦虑情绪，临床疗效较好。

储浩然医案

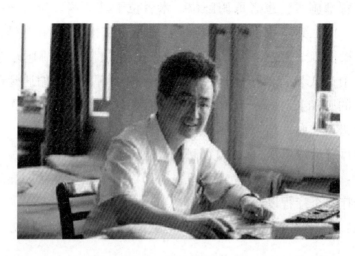

　　储浩然，男，1962年3月生。教授，主任医师，博士研究生导师。安徽省中医药科学院针灸临床研究所所长，安徽省名中医、江淮名医，全国第二批名老中医学术经验继承人，全国第六批老中医学术经验继承人导师，全国第三批优秀中医临床人才，安徽省中医药领军人才，中华中医药学会脾胃病分会常务理事，中国标准化协会中医药标准化分会常务理事，国家中医药管理局中医药标准化专家咨询委员会委员，中国针灸学会标准化工作委员会委员，安徽省中医药学会脾胃病专业委员会主任委员，安徽省针灸学会副理事长兼秘书长。主持国家自然科学基金、安徽省自然科学基金、安徽省中医药研究项目、安徽省教育厅自然基金20余项，发表论文60余篇，获得国家发明专利2项，先后获得中国针灸学会科学技术一等奖、安徽省科技进步二等奖等省部级以上科技奖励10项。擅长运用针灸、中药等治疗神经系统、消化代谢性疾病等，临床疗效显著。

刘某，女，51岁，2013年12月11日初诊。

主诉：反复失眠、心慌两年余。

病史：患者两年多前反复出现失眠、心慌，曾在多家医院就诊，诊断为焦虑症，予西药治疗，病情无明显改善。否认有高血压、糖尿病病史。

现症见：患者整日心中惕惕，多虑易恐，难以自制，且多梦早醒，心烦口干，面色少华，头晕乏力，纳差，二便尚调。舌体瘦薄、舌淡红少津、苔少，脉细弱结代。

西医诊断：焦虑症

中医诊断：郁证（气血两亏证）

治则：益气养血，通阳复脉，宁心安神。

处方：炙甘草汤加减，药物如下。

炙甘草12g，太子参20g，生地黄20g，桂枝8g，阿胶15g，麦冬20g，合欢皮15g，黄连6g，酸枣仁15g，生龙齿20g，生姜9g，大枣15枚。14剂，水煎服，每日1剂，早晚分服。

二诊：服药后诸症递减，喜形于色，诉夜间已能安然入睡5～6小时，心慌之症随之缓解。效不更方，再服药20剂。

结果：诸症消失，复查心电图偶见房性期前收缩。随访6个月未见复发。

按语：储教授认为，郁证是由于情志不舒、气机郁滞所致，以心情抑郁、情绪不宁、胸部满闷、胸胁胀痛，或易怒易哭，以及咽中如有异物梗阻、失眠为主要临床表现的病症。其病机为情志不遂导致肝失疏泄、肝气郁结，常兼化火、痰结、食滞、血瘀，多属实证。故《丹溪心法·六郁》曰："气血冲和，万病不生，一有怫郁，诸病生焉，故人身诸病，多生于郁。"并提出"六郁"之说，即气郁、血郁、痰郁、湿郁、热郁、食郁等六种，以气郁为先。郁证日久不愈，耗伤气血阴阳，而致心脾肝肾亏虚。该患者多思善虑，耗伤气血，心脾两虚。心血不足，心失所养，心神不安则见心中惕惕，多梦早醒，心烦口干，脉细弱结代，舌体瘦薄、舌淡红少津、苔少；脾胃为气血生化之源，脾虚失运，纳食减少，气血来源不足，则见面色少华，头晕乏力。治宜益气养血，通阳复脉，宁心安神。方中甘草、太子参、大枣补气；生地黄、阿胶、麦冬滋养阴血；桂枝、生姜温阳通脉；

黄连清心除烦；龙齿镇惊安神；合欢皮解郁安神；酸枣仁养心益肝安神。诸药合用，共奏益气养血、通阳复脉、宁心安神之功。

刘某，女，42 岁，2010 年 8 月 11 日初诊。

主诉：精神抑郁、乏力、易疲劳两年余，加重 1 个月。

病史：患者 2 年前因家庭琐事致心情不舒，精神抑郁，乏力，易疲劳。常感悲伤欲哭，觉生活无趣，各种检查无异常。西医诊断为抑郁症，服阿米替林效不显。后服用柴胡加龙骨牡蛎汤及甘麦大枣汤 50 余剂，症状稍有缓解。近 1 个月来上述症状加重。

现症见：乏力倦怠，精神萎靡，胸闷，干呕，纳呆，眠不实，噩梦纷纭。咽中如有物阻，吐之不出，咽之不下。月经延后，量少，经期自觉会阴部发凉。舌淡红、苔薄白，脉弦。

西医诊断：抑郁症

中医诊断：郁证（肝气郁结，痰气交阻证）

治则：疏肝理气，化痰开结。

处方：四逆散合半夏厚朴汤加减，药物如下。

柴胡 10g，炒白芍 10g，枳实 10g，姜半夏 9g，厚朴 12g，茯苓 15g，紫苏梗 10g，甘草 6g，生姜 3 片。5 剂，水煎服，每日 1 剂，早晚分服。

二诊：上药服用 5 剂后，干呕、胸闷症状消失，乏力倦怠及咽中物阻感减轻，心情较前舒畅，又续服 7 剂。

结果：续服 7 剂后，诸症缓解，随访 6 个月未见复发。

按语：《灵枢·本神》言："愁忧者，气闭塞而不行。"本例患者由于情志失遂，日久不得疏解，致肝郁气结，血行不畅，郁滞经脉，心神失于濡养，心神失守而致情绪低落，悲伤欲哭。气行则津行，气滞则津停，肝气不畅，津液输布失常，停而为痰，痰气交阻而致"梅核气"。《医林改错》云："瞀闷，即小事不能开展即是血瘀。"肝气郁结，使冲任气血郁阻而致月经延时、量少。行经期间阴血亏虚，会阴失养，故而有发凉感。治以疏肝理气，化痰散结，以四逆散调气疏肝，半夏厚朴汤化痰理气开结。方中白芍、甘草配伍为芍药甘草汤，滋阴养血，柔肝缓急，以缓会阴部不适感。总之，诸药合用使肝郁疏，气滞通，痰郁开，血行畅，故而病症向愈。

蔡圣朝医案

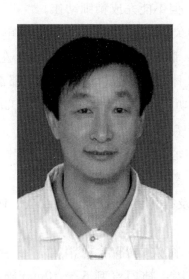

　　蔡圣朝，男，1957 年 10 月出生于中医世家。师承周楣声老先生学术经验，1991—1994 年作为全国首批名老中医学术传承人。全国灸法学会副主任委员、省针灸学会常务理事、省灸法学会副会长、省风湿病学会副主任委员、安徽省卫生厅学术评审专家委员会成员、国家中医药管理局重点专科老年病专科项目负责人。主编、出版著作《灸治疗法》《图解人体经络使用手册》《中华刺络放血图》等。擅长运用中医药特别是针灸防治老年性疾病，如脑卒中、中风后遗症（如中风后抑郁）、糖尿病、高血压病等。

张某，女，58 岁，2016 年 10 月 28 初诊。

主诉：左侧肢体活动不利 3 个月余，情绪低落 5 天。

病史：患者于 3 个月前无明显诱因突然晕倒，苏醒后遗留语言不利及左侧肢体麻木无力，外院诊断为脑梗死，接受治疗后症状减轻出院。现肢体功能恢复良好，但不能完成精细动作。

现症见：患者精神欠佳，喜怒无常，面部表情单一，失眠健忘，纳差便溏。舌淡嫩、苔薄白，脉细弱。神经系统检查：左侧病理征阳性，左侧上肢体肌力 3 级，下肢体肌力 4 级。汉密尔顿抑郁量（HAMD）量表（24 项）评分 26 分，神经功能缺损量表评分 20 分，Barthel 评分 45 分。

西医诊断：脑卒中后抑郁症

中医诊断：郁证（心脾两虚证）；中风后遗症

治则：益气健脾、养血安神、通督利窍。

（1）针灸取穴以及操作：百会五针（百会、四神聪）、神门（双）、内关（双）。

患者取仰卧位，腧穴局部常规消毒，百会、四神聪向后平刺 10～15mm 施平补平泻；神门直刺 5～10mm 施捻转泻法，内关直刺 15～25mm 施捻转泻法。其中，百会、四神聪均施快速捻转手法，频率 180～240 次/分，行针时间共约 2 分钟以加强刺激量。针刺得气后留针 30 分钟，每隔 15 分钟行针 1 次。每周 6 次。

（2）放血疗法取穴及操作：手部井穴（少商、中冲、少冲、商阳、关冲、少泽），背俞穴（心俞、肝俞、脾俞、肾俞）。

腧穴局部常规消毒，揉按所刺井穴，局部充血后，三棱针快速点刺，出血量以血液颜色变淡为度，左右手交替放血，隔日 1 次，每周 3 次。于各背俞穴位及周围 1cm 处，用三棱针快速点刺 3～5 针，每穴点刺后随即于各穴位上拔罐，留罐 15～20 分钟，各穴位出血量约 5～10mL。起罐后使用消毒纱布清除血液，消毒棉球擦净皮肤，嘱患者刺血处 6 小时内不要碰水。背俞穴刺络放血拔罐每周 1 次。

（3）通脉温阳灸及操作、定位：督脉、膀胱经循行区域，涵盖膀胱经第一侧线、督脉、夹脊穴，从"大椎"至"腰俞"穴。

①用 75% 的酒精在上述范围内常规消毒，并将灸液和灸药均匀撒于

所灸部位；②在将一层纱布与自制灸盒放置施灸处。把准备好的 1.5kg 的切好生姜粒铺在灸盒内；③在生姜上放置提前捏好的锥形艾柱自上而下点燃；④采用大纸盒扣住铺灸部位并连接排烟系统。灸完第 1 壮后，重复第 3、4 两步，共灸 3 壮，约 2 小时，每周 1 次。

二诊（2016 年 11 月 18 日）：患者肢体症状有所好转，精神状态明显改善，面部表情较前丰富。继续予以上述治疗方案，治疗 2 周。

结果：患者情绪基本正常，汉密尔顿抑郁量（HAMD）量表（24 项）评分 10 分，神经功能缺损量表评分 9 分，Barthel 评分 64 分。

按语：《杂病源流犀烛》记载："诸郁，脏气病也，其原本于思虑过深，更兼脏气弱，故六郁生焉。"《锦囊秘录》曰："脑为元神之府，主持五神，以调节脏腑阴阳、四肢百骸之用。"蔡老指出中风后患者易情绪低落，耗伤心血，导致心血耗伤，脾气亏虚。该病的病位在脑，与心、肝、脾、肾密切相关，脏腑论治是治疗郁证的根本，调气解郁，通督利窍是关键。故蔡老采用针灸结合放血疗法治疗本病起到调整脏腑、理气解郁，通督调神的作用。现代研究表明，针刺通过刺激骨骼肌中的小神经纤维，激活神经营养通路，有利于神经功能的恢复，释放更多 5-HT 在内的神经递质从而改善脑血流量，调节大脑皮质功能，促进卒中恢复，改善抑郁状态；背俞穴放血可通血脉、散郁结，调节脏腑，调养脑神，改善情志；艾灸督脉、膀胱经可振奋一身之阳，激发协调诸经，发挥经络内连脏腑，外络肢节，调整虚实之效，从而改善和调节气血在经络中的运行状态，能够升血中之气，通气中之滞，达到通督调神，温散寒邪，温通气血的作用。

蔡永亮医案

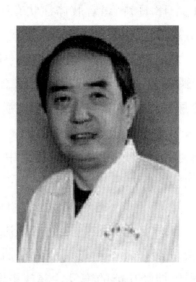

　　蔡永亮，男，主任医师。安徽省首届江淮名医、安徽省名中医、享受国务院特殊津贴。系安徽省中西医结合神经病学会副主任委员、中华中医药学会神志病分会常务委员、安徽省院士专家联谊会医学卫生专家副主任委员、中华医学会安徽省神经病学会委员、安徽省卫生厅有突出贡献的中青年专家。先后发表 70 余篇学术论文，出版专著 5 部。临床擅长运用中西医结合的方法治疗神经痛、颈椎病、失眠、抑郁性神经症、帕金森病、脑血管疾病、肝豆状核变性等疾病。尤其对肝豆状核变性疾病的诊治有较深的研究和造诣，荣获安徽省科技成果一等奖。

李某，女，55 岁，2014 年 6 月 11 日初诊。

主诉：情绪低落、头晕伴失眠 1 年。

病史：患者 1 年前因精神紧张出现情绪低落，伴有心烦易怒，对以往喜欢的事物丧失兴趣，善太息，口干，手脚心发热，疲倦，头晕时轻时重，伴有失眠，口服氯硝西泮等药物方可入睡，二便正常。

现症见：头晕时轻时重，耳朵发蒙，胆小怕事。舌红、苔薄黄腻，左脉沉细、右脉滑。

西医诊断：抑郁症

中医诊断：郁证（心肾阴虚证）

治则：滋养心肾，安神定志，疏肝解郁。

处方：解郁方加减，药物如下。

白芍 12g，柴胡 15g，石菖蒲 15g，当归 10g，川芎 12g，月季花 10g，合欢花 10g，玫瑰花 10g，麦冬 10g，黄连 6g，酸枣仁 20g，生地黄 12g，百合 10g，玄参 15g，知母 10g，淡竹叶 15g，大枣 5 枚。14 剂，上药水煎服，非花类药先煎 10 分钟，再将上述三种花（月季花、合欢花、玫瑰花）后下，煎 10 分钟，共煎 20 分钟，每日 1 剂，分 2 次早晚温服。14 天为 1 个疗程。

二诊（2014 年 6 月 25 日）：患者症状较前好转，但仍存在耳朵发蒙，善太息，舌黯红、苔薄白，脉弦。中医辨证属于肝郁气滞证，予以疏肝解郁、养心安神之品。方选四逆散合甘麦大枣汤加减。北柴胡 10g，炒枳实 10g，制香附 10g，当归 12g，赤白芍各 12g，厚朴 10g，五味子 6g，麦冬 15g，党参 12g，紫苏子 12g，延胡索 10g，川楝子 10g，天麻 10g，合欢花 12g，凌霄花 10g，炒酸枣仁 30g，首乌藤 30g，浮小麦 30g，炙甘草 10g。继服 14 剂，水煎 10 分钟，每日 1 剂，分 2 次早晚温服。

结果：经治疗 2 个疗程后，患者诸症消失。

按语：郁证的发病机理复杂，多由情志所伤致使五脏气机郁滞，包括五气之郁以及情志之郁，其中五气之郁由于多种因素导致脏腑功能失调，人体气血津液不通所致；情志之郁是由于情志导致患者躯体症状的显现。蔡永亮教授自拟解郁方治疗郁证，在临床上取得了良好的疗效。该方以生地黄、玄参、知母滋养心肾；以百合、月季花、玫瑰花以及合欢花等花类药为主要组成，具有疏肝解郁，行气散结，养心安神的功效。蔡永亮教授认为：花类的中药主"舒散"，凝本草之精华，轻灵清化，性味多平和，能够疏利气机，调理气血。药理学也研究证实，本品能够调节中枢神经系统，有助于促进睡眠。特别是合欢花对中枢神经系统具有明显的抑制作用，百合花能够显著提高戊巴比妥钠睡眠时间和阈下剂量的睡眠率，有明显的镇静作用。因此，解郁方能够显著提高抑郁性神经症的临床疗效，安全性高，可作为治疗抑郁性神经症的有效方剂。

鲁某，女，28 岁，2018 年 2 月 21 日初诊。

主诉：失眠伴情绪失常 1 周。

病史：患者 1 周前与丈夫争吵后出现彻夜不眠，情绪急躁易怒、焦虑惊恐交替发作，经帕罗西汀、舍曲林治疗勉强维持每晚入睡 1 小时左右。

现症见：面红目赤，满面痤疮，以脓疮为主，夜间烦躁不安，甚则通宵不眠，胸闷纳差，口干口苦，小便黄，大便干结。舌微红、苔薄黄，脉弦数。

西医诊断：抑郁症、睡眠障碍、痤疮

中医诊断：郁证（气郁化火证）

治则：疏肝泄热，养心安神。

处方：解郁 3 号加减，药物如下。

当归 15g，川芎 15g，百合 40g，炒酸枣仁 30g，石菖蒲 30g，生白芍 15g，柴胡 10g，炙甘草 10g，娑罗子 15g，黄连 6g，肉桂 8g，玄参 20g。7 剂，水煎服，每日 1 剂，早晚温服。并行卫生宣教，嘱畅情志，喜怒有节，养成规律睡眠习惯，并将西药逐渐减量至停药。

二诊（2018 年 2 月 28 日）：患者诉情绪较前改善，睡眠时间从 1 小时左右逐渐增加到 3～4 小时，面部痤疮好转，口干口苦、胸闷减轻，小便色转清，大便正常，食欲未见明显好转。原方加白术 25g，生龙骨 30g，再服 14 剂。

结果：患者情绪良好，睡眠时间稳定至 5～6 小时，面部痤疮痊愈，无口干口苦、胸闷，饮食尚可，大小便正常。

按语：蔡永亮教授重视"七情五志学说"对不寐病发生、发展的影响，故治法上常用调达肝气、调补肝血、养心宁神、重镇安神等。本案之失眠系肝气不疏，气郁化火，邪热扰心所致，故予疏肝泄热，养心安神之剂。方中重用酸枣仁为君，入心、肝之经，养血补肝，养心安神。百合味甘性寒，清心安神；石菖蒲味辛、苦，性微温，开窍醒神；柴胡味辛、苦，性微寒，疏肝解郁；白芍味苦、酸，性微寒，养血柔肝。上四药共为臣药。佐以当归、川芎调肝血而疏肝气；黄连、肉桂交通心肾；娑罗子疏肝理气，玄参滋阴泻火。炙甘草调和诸药，诸药合用，共奏疏肝泄热、养心安神之功。

李某，女，32岁，2018年12月21日初诊。

主诉：反复失眠2年，加重伴情绪低落2个月。

病史：患者2年前因家庭因素导致失眠，入睡难，睡后易醒，每晚睡3～5小时不等，且睡眠质量差，甚则昼夜不眠，在此期间失眠反复发作，每遇烦心事时症状加重，曾自服阿普唑仑1粒/晚，睡眠稍有改善后停药，但近2个月工作压力增大导致症状再次加重，予阿普唑仑1粒/晚症状未能改善，伴有情绪低落，兴趣减退，喜静恶动，善太息，月经周期不规律，乳房时有胀痛感，纳少，二便尚调，舌淡、苔白，脉弦。

西医诊断：抑郁症、睡眠障碍

中医诊断：郁证（肝气郁结证）

治则：疏肝理气，解郁安神。

处方：解郁方加减，药物如下。

柴胡15g，白芍15g，当归15g，石菖蒲20g，龙骨30g，酸枣仁20g，川芎15g，炙甘草6g，黄连6g，肉桂6g，娑罗子15g，木香15g。7剂，每日1剂，早晚分服。

二诊（2018年12月28日）：患者睡眠改善不明显，但情绪低落、善太息等症有所改善，原方改酸枣仁30g，加郁金15g，继服14剂。

结果：服药后，患者夜寐改善明显，情绪低落、善太息、乳房胀痛等基本消失。

按语：蔡永亮教授重视"七情五志学说"对不寐病发生、发展的影响。

本案患者为典型的肝郁气滞导致失眠，治疗应"从肝论治"。《素问·大奇论》篇载："肝壅，两胁满，卧则惊。"《普济本事方》曰："卧则魂归于肝，神静而得寐。"《症因脉治·内伤不得卧》云："肝火不得卧之因，或因恼怒伤肝，肝气怫郁，或尽力谋虑肝血所伤。"因此治疗上应注重调达肝气，疏肝兼顾养肝，使肝主疏泄和肝主藏血恢复正常而神魂自安。患者初次就诊有系列气机郁滞的表现，选方在解郁方的基础上加上娑罗子加强疏肝理气之功，肉桂则与黄连相伍，可达调和阴阳之功，全方共奏疏肝理气、解郁安神之效。患者二诊，郁证稍减轻，但失眠改善不显，再原方基础上改养心补肝之酸枣仁 30g，加郁金 15g，进一步疏肝解郁，调畅气机，肝得疏泄，诸证自愈。

谢道俊医案

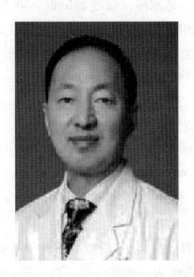

　　谢道俊，男，主任医师，教授，博士研究生导师。安徽省名中医，江淮名医，安徽省中医药科学院脑病研究所副所长，中国中药协会脑病药物研究专业委员会副主任委员，中国中药协会药物临床评价专业委员会常务委员兼脑病学组副组长，世界中医药学会联合会脑病专业委员会常务理事，世界中医药学会联合会睡眠医学专业委员会常务理事。曾获2013年安徽省科学技术二等奖、2014年中华中医药学会科学技术三等奖、2015年中华中医药学会科学技术三等奖、安徽省中医药学会科学技术一等奖一项、三等奖一项；《现代中医神经病学》副主编，《中国疾病信号通路》副主编，《神经系统疾病中医临床精要》副主编，在国内外学术刊物上发表专业论文30余篇，参编教材3部。擅长脑血管疾病、眩晕、痴呆及认知障碍、睡眠障碍、帕金森病、肝豆状核变性、癫痫、神经系统变性疾病、焦虑抑郁障碍、中枢神经系统脱髓鞘疾病等神经系统疾病积累了大量临床和科研工作经验。特别在治疗眩晕、痴呆及认知障碍及焦虑抑郁障碍等方面有较独到的经验。

王某，男，28 岁，2018 年 6 月 21 日初诊。

主诉：心境低落、忧思多虑 1 年余。

病史：患者 1 年前因与女友分手后出现情绪低落，郁郁寡欢，性格突变，不喜与外人沟通，仇视女性。HAMD：33 分，HAMA：17 分。病程中伴失眠，难入睡，易惊醒，每晚睡眠时间约 5 小时，不欲饮食，急躁易怒，反应迟钝，胸闷胁胀，口苦，二便尚调。舌红、苔黄，脉弦。

西医诊断：抑郁症

中医诊断：郁证（气郁化火证）

治则：疏肝解郁，清热安神。

处方：丹栀逍遥散加味，药物如下。

牡丹皮 15g，炒栀子 15g，春柴胡 10g，炒白芍 20g，茯神 15g，白术 30g，夏枯草 30g，佛手 15g，广郁金 15g，全瓜蒌 15g，合欢皮 15g，玫瑰花 15g，煅龙骨^{（先煎）}30g，煅磁石^{（先煎）}30g。14 剂，水煎服，日 1 剂，早晚分服。

二诊（2018 年 7 月 5 日）：心境低落好转，胸闷胁胀较前减轻，发脾气次数减少，夜间不再惊醒，纳寐尚可，口不苦，舌红、苔微黄，脉弦。原方去煅龙骨、煅磁石，加炒酸枣仁 30g。继服 14 剂。

三诊（2018 年 7 月 19 日）：心境低落明显好转，无胸闷胁胀，纳寐尚可，偶有脾气急躁，舌淡红、苔薄白，脉弦。原方去佛手，加淡豆豉 15g、薄荷 10g，继服 14 剂。

四诊（2018 年 8 月 2 日）：患者心情大好，纳寐正常。HAMD：10 分，HAMA：6 分。遂嘱停药，畅情志，多锻炼。随访 3 个月，一切如常。

结果：患者经过 3 次治疗后心境低落、胸闷胁胀、急躁易怒以及睡眠障碍等症状基本消失，嘱患者注意调节情绪，多休息。

按语：中医学治疗抑郁症多提倡从肝论治，早在《黄帝内经》中就指出肝主疏泄，调畅全身气机，故对于肝气郁滞，肝血失养而导致的抑郁症，以肝理气，滋养肝血之法多可见效。《丹溪心法·六郁》云："气血冲和，万病不生，一有怫郁，诸病生焉。故人身诸病，多生于郁。"书中亦认为情志疾病的重要原因是肝气郁滞，气血失和。谢主任指出丹栀逍遥散不仅有抗焦虑、抗抑郁作用，而且能镇静催眠。方中牡丹皮与焦栀子相须为用可清肝泻火、凉血除烦，佐以夏枯草、郁金能清肝火，共除肝经之郁热；柴胡疏肝理气、调畅肝经之气机。当归、白芍养血柔肝，行血活血。玫瑰花与佛手相伍增强了疏肝解郁、行气活血之效；患者失眠日久，故首诊加入加煅龙骨、煅磁石用以平肝潜阳、重镇安神；茯神、酸枣仁、合欢皮共用以增强安神之功。纵观全方，诸药相用，补中寓散，行中含收，共奏疏肝解郁、清肝养血、泻火除烦、宁心安神之效。后诊则随症而治，淡豆豉既可清心除烦又可以安神；薄荷则透达郁热。

徐某，女，20 岁，2017 年 8 月 15 日初诊。

主诉：心境低落、忧思多虑 5 年余。

病史：患者 5 年前高中时因学习压力大，逐渐出现情绪低落，怕与熟人及陌生人接触，喜欢独处，有自杀倾向，HAMD：42 分，HAMA：22 分。伴入睡困难，平均每晚睡眠 5～6 小时，胸胁胀满，纳差。舌苔白腻，脉弦滑。

西医诊断：抑郁症

中医诊断：郁证（肝气郁结，脾虚痰阻证）

治则：疏肝解郁，健脾化痰。

处方：半夏白术天麻汤合柴胡疏肝散加减，药物如下。

法半夏 9g，醋北柴胡 15g，麸炒白术 15g，天麻 15g，陈皮 15g，白芍 15g，枳壳 15g，郁金 15g，茯神 15g，制远志 10g，石菖蒲 15g，合欢皮 15g，玫瑰花 20g，绿萼梅 20g，生麦芽 30g。7 剂，水煎服，每日 1 剂，早晚分服。

二诊（2017 年 8 月 22 日）：患者忧思多虑、抑郁等情绪缓解，睡眠较前改善，原方继服 7 剂。

三诊（2017 年 8 月 29 日）：继服 7 剂以巩固疗效。

结果：诸症皆除，随访未再复发。

按语：肝的生理特性喜条达而恶抑郁，由于患者长期处于压力状态，情绪失常，肝失疏泄，不能随脾气而升，肝气郁结，继而木郁土虚；脾主运化，脾虚则水谷精微不化，气血生化无源而心失所养；肝失疏泄、脾失健运、心失所养是郁证的主要病因病机。治以疏肝理气解郁为主，使"木郁达之"，辅以健脾化痰药物。方用半夏白术天麻汤合柴胡疏肝散加减。方中柴胡醋制入肝经，增加柴胡疏肝解郁的功效，现代药理研究表明柴胡醋炙后其药理活性的改变主要是增强疏肝解郁、行气止痛、利胆的功效。谢教授认为玫瑰花、绿萼梅乃芳香之品，用量宜大，以达疏肝理气解郁之义，气顺则痰消。诸药合用使肝舒、脾健、心神安。

李某，女，47 岁，2020 年 5 月 12 日初诊。

主诉：情绪低落 5 年余，加重 1 个月伴心烦、多虑。

病史：患者 2015 年因家庭琐事与人争吵后，独自生闷气，郁郁寡欢，不爱与人交流，兴趣减少，1 个月前患者症状加重，并出现心烦，急躁易怒，自觉胸部满闷，生气后症状明显，纳谷不佳，难以入睡，小便正常，大便时干时稀。舌紫黯、苔白稍腻，脉弦细涩。

西医诊断：抑郁症

中医诊断：郁证（痰瘀互结，肝郁脾虚证）

治则：理气化痰，疏肝健脾。

处方：温胆汤合小柴胡汤加减，药物如下。

半夏 9g，竹茹 10g，枳实 12g，茯苓 15g，陈皮 15g，黄芩 12g，柴胡 12g，丹参 10g，香附 12g，远志 10g，合欢皮 15g，磁石 30g。14 剂，水煎服，每日 1 剂，早晚分服。

二诊：患者情绪改善明显，胸部满闷消失，自觉咽喉部痰多，饮食不佳，大便溏，舌淡、苔白微腻，脉滑，前方加用炒白术 15g，厚朴 10g，继续服用 14 剂，用法同前。

结果：随诊半年余症消失。

按语：本案系因情志不遂，郁怒伤肝，肝气上逆，及其怒后而逆气已去，惟中气受伤矣。脾气被损，一则水湿无以运化，以致生痰成饮；二则不能濡养肝气。脾胃虚弱，升降失常，则诸经之气皆不得升。赵羽皇曰："盖肝为木气，全赖土以滋培，水以灌溉。"若脾胃虚弱，肝木失于精微濡养，肝气不升而郁。痰浊壅滞，清阳不展则心胸憋闷；脾运不及，水谷难化，留于中焦，阻碍脾胃升降，则纳谷不香，大便溏。李东垣认为："脾胃不仅为生化之源，也是气机升降之中枢。"《素问·六微旨大论》云："出入废则神机化灭，升降息则气立孤危。"强调了气机正常运行的重要性。情志为病，直接影响脏腑气机，导致脏腑功能失调，当升不得升，当降不得降，当变化不得变化，传化失度，从而出现气滞、痰凝、血瘀。结合患者病症，谢教授选用温胆汤合小柴胡汤化裁。痰浊内蕴，肝郁脾虚，清气不升，一用温胆汤以化痰浊，燥脾土。肝气以升为健，二用小柴胡汤开郁结，舒肝气，与温胆汤共成疏肝健脾，升清化痰之效。久病血瘀，瘀血难祛，所以于行气药中加用活血药，丹参具有抗凝、抑制血小板，能改善脑部微循环，增加脑供血，改善失眠，故加用丹参一是活血祛瘀，二是促眠；香附气病之总司，气中之血药，既能与陈皮相伍疏肝解郁，又能与丹参相合，增强活血止痛之功效；现代药理研究发现，陈皮与枳实可增加海马中 BDNF 达到抗抑郁的效果，远志、合欢皮、磁石合用宁心安神。全方攻邪而不伤正，使痰瘀得祛，脏腑得安。

张闻东医案

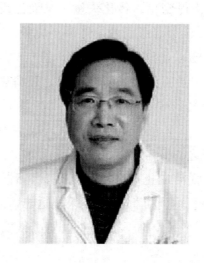

　　张闻东，男，主任医师，教授，硕士研究生导师。全国名老中医学术经验继承人导师，国家临床重点专科学科带头人，国家中医药管理局重点专科学科带头人，中国民族医药学会脑病专业委员会副会长，中国针灸学会临床分会理事，中国针灸学会脑病专业委员会常务委员，中华中医药学会脑病专业委员会委员，中华中医药学会科学技术奖评审专家库专家。安徽省第一届"江淮名医"，安徽省名中医，安徽省卫生厅跨世纪人才，安徽省中医药管理局重点专科学科带头人，安徽省中医药学会脑病专业委员会副主任委员，安徽省针灸学会常务理事，安徽省中医药学会理事，安徽省医院评审专家库专家，《中医药临床杂志》编委。发表学术论文80余篇，主参编专著5部。先后承担并主持国家"973"计划、国家自然基金、国家青年基金、卫生部（现卫健委）重点针灸学科开放基金、卫生厅课题、省教育厅课题、安徽中医药大学校级课题等科研项目23项。先后获得中国针灸学会科学技术进步奖、安徽省科技进步奖、安徽省中医药学会科学技术进步奖3项，省级科技成果12项。长期从事中风后遗症、抑郁症、眩晕、痴呆、病毒性脑炎、格林巴利综合征、周围神经疾病、神经性肌萎缩、多发性硬化、癫痫、帕金森病等神经系统疾病及颈肩腰腿痛的临床诊治工作，同时应用中西医结合的方法对中风前高危因素，如高血压病、高脂血症、糖尿病、高黏血症进行调控，具有丰富的临床经验。

严某，女，54 岁，2016 年 2 月 15 日初诊。

主诉：左侧肢体活动不能 6 个月，情绪不佳 3 个月。

病史：患者 2015 年 8 月诊断为"脑梗死"，西医对症治疗后病情平稳。现神志清楚，意识清醒，言语欠清，左侧肢体活动不利，无吞咽障碍及二便障碍。近 3 个月来患者脾气改变，常默默不言，拒绝沟通。叹气频频，精神欠佳。夜不能寐，饮食减少，二便调。

西医诊断：焦虑抑郁状态、脑梗死

中医诊断：郁证（心脾两虚证）

治则：醒脑，安神，解郁。

针灸取穴：百会、神庭、人中、风府、大椎、至阳、心俞（双）、足三里（双）。

穴位常规消毒后取 28 号 1.5 寸毫针，百会穴向前平刺，针刺得气后以 180 ～ 200 次 / 分的频率捻转 2 分钟；神庭向上星平刺 0.5 ～ 0.8 寸；人中针刺方向斜向鼻中隔，以针刺让患者流泪为度；风府向下颌方向缓慢刺入 0.5 ～ 1 寸；大椎、至阳均向上斜刺 0.5 ～ 1 寸。上述穴位均留针 40 分钟，每日 1 次，6 次 / 周，4 周为 1 个疗程。

二诊（2016 年 3 月 16 日）：患者默默不言等情况好转，精神可，饮食增加，夜寐好转。效不更方，继续治疗 1 个疗程。

结果：经过两个疗程的治疗，患者抑郁症状基本消失，医嘱家属保持情绪稳定，给予患者足够耐心。

按语：督脉是"阳脉之海"，可统率诸经之脉，具有调节周身阳气和统摄真阳之用。因阳主动，故人体一切外在活动皆由阳气所主。《难经·二十八难》云："督脉者，起于下极之俞，并于脊里，上至风府，入属于脑。"《素问·骨空论》记载督脉分支"上额交巅上，入络脑"。故督脉在循行分布上，与肾、髓、脑有密切关系。基于督脉与脑的密切联系，临床上凡病变定位于脑者多可从督脉调治，针刺督脉穴位可调理督脉之气，既能使阴阳诸经经气通畅，又可益肾之气（精），而元气充盛，则统血行血之功恢复，进一步促进瘀血的消散；肾精充必生髓，髓海充实，元神得养，其功能自然易于恢复；因此督脉能统领神经、精神方面的疾患。百会：穴居巅顶正中，为三阳五会之所，为手足六阳经、足厥阴、督脉八经交会之处，为百脉所会。《会元针灸学》云："百会者，五脏、六腑、奇经三阳，百脉之所会。"不但与全身各部有紧密的联系，而且尤与脑髓关系最为密切。其深部为大脑额叶所在，是调节大脑功能之要穴。《类经图翼》曰："百病皆治，故名百会。"具有一针多效之能，具有显著的调节情志、醒神开窍的功效。风府是督脉、足太阳、阳维脉三经之会穴，又名鬼穴，故皆主阳，与风邪密切相关，风府为哑门穴传来的天部阳气，至本穴之后，此气散热、祛湿并化为天部横行之风气，故为天部风气的重要生发之源，名曰风府。《灵枢·海论》云："脑为髓之海，其输上在于其盖，下在风府。"督脉之气在此祛湿化风，有化痰祛风之功。风府不但可以祛外风，而且还可用于肝风内动（内风）上扰神明之证，为醒脑要穴，以醒元神。刺激本穴能通督入脑，使脑髓得充。大椎又名白劳，"督脉之结，统乎三阳而助卫气"，又云"手足三阳督脉之会"为诸阳之会，刺激本穴能鼓舞阳气，调节全身脏腑功能，从而起到益髓填精、下气入脑之用。神庭位于督脉之额中线上，为督脉之气所发，意为脑内元神所藏之所，是足太阳经与督脉之交会穴，督脉位于足太阳经脉，均入络于脑，故"脑为元神之府"，针刺本穴具有醒脑安神之功。人中又名水沟，犹如天、地、人有三才之称，天气通于鼻，地气通于口，本穴恰居于口鼻之间，故针刺人中穴可连接天地之气；任督二脉本身具有开窍启闭之功，因此人中为调神之要穴，通督脉之痹。至阳又名金阳，《玉龙赋》云："至阳却疸，善治神疲。"《针灸甲乙经》曰："寒热懈懒，淫乐胫酸，四肢重痛，少气难言，至阳主之。"至阳是督脉气血在此吸热之后化为天部之气，有益气壮阳之功。百会、风府、大椎、神庭、人中、至阳六主穴共奏祛风醒神、益气化痰之功，可见六穴合用对卒中引起的抑郁有其独特的疗效。

胡国俊医案

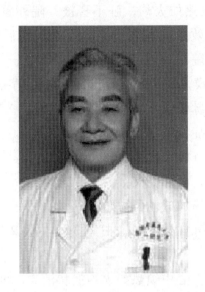

　　胡国俊，男，1946年9月生于皖南新安中医世家，尽得其父胡翘武先生之医学真传。主任医师，全国名中医，安徽省国医名师。国家中医药管理局首批名老中医学课题术经验疾病继承人，全国第四批老中医药专家学术经验继承工作指导老师，安徽省名老中医工作室指导老师，安徽中医学院新安医学教改试验班首届、二届指导导师，南京中医药大学师承博士研究生导师，安徽中医肺病专业委员会名誉主任委员。出版《中医临证三字诀》《老中医经验集·胡翘武专辑》《临证钩玄》等中医专著。擅长运用中医药治疗急慢性呼吸道感染、胃肠型感冒、流行性感冒、急慢性胃炎、胃十二指肠溃疡、喘息性支气管炎、肺气肿等，并擅长中医内科疑难杂症，疗效十分显著。

唐某，女，52 岁，2014 年 3 月 18 日初诊。

主诉：夜寐不安、情绪异常 1 年，加重 1 周。

病史：患者 1 年前突然出现夜寐不安、夜梦频繁，未正规治疗，后渐出现彻夜不能入睡，心情抑郁，胸脘满闷，不善言，终日唉声叹气，食无味，自觉心中烦热如火灼，卧不喜被，院外服用曲唑酮、黛力新、逍遥散等药物治疗罔效。1 周前患者与人发生口角后彻夜不能寐，现为求进一步诊治就诊于我院。

现症见：表情淡漠，面容憔悴，情绪低落，心情抑郁，胸脘满闷，不善言。舌红、苔薄白，脉弦数。

西医诊断：抑郁症、睡眠障碍

中医诊断：郁证（肝火扰心证）

治则：宣达华盖，散郁化火。

处方：麻杏石甘汤加减，药物如下。

麻黄 4g，石膏 15g，桔梗 6g，甘草 3g，生姜 2 片。5 剂，每日 1 剂，早晚分服。

二诊：胸脘满闷，心中烦热如火灼症状消失，可以入睡，食欲增加，虽烦躁不安改善，但其精神状态较前萎靡。考虑其为郁火久灼，气阴两伤。再拟方：生地黄 15g，玄参 15g，麦冬 10g，北沙参 15g，阿胶 10g，火麻仁 10g，合欢皮 20g，太子参 15g，甘草 6g，佛手 6g，茯苓 15g。7 剂，每日 1 剂，早晚分服。

三诊：服药后精神状态渐佳，面色红润，每晚可睡 5～6 小时，饮食正常。予以上方继服 10 剂。

结果：患者经治疗后夜寐不安、夜梦频繁以及心情抑郁，胸脘满闷等症状基本消失，嘱患者注意调节情绪，多休息。

按语：情志怫郁，气郁化火是郁证常见机因之一，也是引起不寐的病因。该患者气郁久而化火，失于宣散而内灼胸中，肺金定遭其戕害，太阴失宣发之令，则郁火无散撒之途，反扰心神而不寐。故首诊予麻杏石甘汤化裁以宣达华盖，发越玄府，疏散郁闭之气火。二诊时，患者虽可入睡，但精神萎靡不振，为气阴两伤之候，故予加减复脉汤调之。此案病机为肺气郁闭，华盖不宣，通过宣透华盖，郁闭之气火得以宣散，故胸脘满闷，心中烦热可消，郁而不寐亦解。

黄某，女，50 岁，2012 年 11 月 13 日初诊。

主诉：情绪不宁、烦躁不安 1 年余。

病史：患者 1 年前无明显诱因下出现情绪不宁、烦躁不安、易发脾气等症状，兼有胸胁满闷不舒，时有唉声叹气，口干苦，食无味，大便干燥，小便尚可，症状反复发作，渐进性加重，现为求治疗就诊于我院。

现症见：情绪不宁、烦躁不安、心情抑郁，胸脘满闷、口干苦。舌淡红、苔薄微黄，脉弦。

西医诊断：围绝经期综合征

中医诊断：郁证（肝郁气滞证）

治则：疏肝、理气、解郁。

处方：逍遥散加减，药物如下。

白芍 15g，佛手 15g，柴胡 10g，茯苓 10g，白术 10g，香附 10g，郁金 10g，知母 10g，泽泻 10g，黄芩 8g，当归 8g。7 剂，每日 1 剂，早晚分服。

二诊：上方服后，患者胸胁满闷不舒、口干苦、食无味均有改善，时有烦躁不安，舌淡红、苔薄，脉弦。考虑久用理气、清热之品，易耗伤阴津，故二诊将原方去知母、泽泻，加用天花粉 20g，麦冬 15g 顾护阴液，继续服用 10 剂。

三诊：患者情绪不宁、烦躁不安明显改善，其他症状也消散殆尽。

结果：患者经治疗后情绪不宁、烦躁不安、心情抑郁，胸脘满闷、口干苦等症状基本消失，嘱患者注意调节情绪，多休息。

按语：在此案例中，胡国俊认为，围绝经期综合征应以调气为主，然调气必先疏肝。肝为木脏主疏泄，喜条达，最恶抑郁。木郁则生机委顿，肝郁则疏泄失常。凡情志不遂者，肝木最易郁滞，疏泄不及，气逆厥阴经络。患者可表现为烦躁易怒，焦虑不安，可兼有胁肋支满，小腹胀痛，治当疏肝理气，解郁和中，方选逍遥散之类，加香附、郁金、佛手、橘叶等。香附为调气之圣药，郁金乃解郁之佳品，方中不可或缺。在治疗过程中应考虑理气、清热之品久用有耗伤津液之弊，故应加以养阴生津之品。

陈某，女，48 岁，2013 年 10 月 18 日初诊。

主诉：言语减少、时欲叹息半年余。

病史：半年前患者无明显诱因下出现沉默寡言、闭不出户、时有落泪、胸胁苦满、善太息、咽中炙脔等症状，后症状逐渐加重，曾于外院服用疏肝解郁之剂 1 个月，症状未见缓解，现为求治疗就诊于我院。

现症见：表情淡漠，呈无欲状，纳少，寐差，便少。舌淡红、苔薄白，脉弦细数。

西医诊断：抑郁症

中医诊断：郁证（肝气郁结证）

治则：开肺降气。

处方：清燥救肺汤加减，组方如下。

南沙参 30g，瓜蒌皮 20g，石膏 20g，桑叶 15g，百合 15g，枇杷叶 10g，杏仁 10g，麦冬 10g，川贝母 10g，生地黄 10g。7 剂，每日 1 剂，早晚分服。

二诊：患者服用 3 剂之后，其胸胁畅然，7 剂服尽，咽中清爽，二诊将原方加用解郁之品，郁金 10g，合欢花 15g，继续服用 10 剂。

三诊：患者神情自然，言语增多，纳食、大便可，夜寐安，拟二诊方药再服 10 剂。

结果：患者经治疗后沉默寡言、时有落泪、胸胁苦满、善太息、咽中炙脔等症状基本消失，嘱患者调节情绪，适当锻炼，注意休息。

按语：胡国俊认为该患者为典型的情绪怫郁，发生于围绝经期，属郁证无疑。气机郁滞为其病机，治当以调气疏肝为主，然疏肝不应时，应考虑到气机郁滞与太阴肺不无关系。"所谓郁者，清气不升，浊气不降也。然清浊升降皆出于肺，使太阴失治节之令，不唯生气不升，浊气也不降，上下不交而郁成矣"。考虑该患者就诊前久服芳香燥烈之理气之品，其阴气必耗，太阴肺也遭受其害，故投以清燥救肺汤化裁主之。

秦某，女，51 岁，2014 年 5 月 10 日初诊。

主诉：情绪多变伴夜寐欠安半年。

病史：患者绝经 1 年整，近半年来患者出现喜怒无常，易激惹，多埋怨，兼有沉默寡言，爱好、兴趣明显减退，时有落泪等症状，自诉胸胁苦满，气往上冲，食不下，寐不安，为求诊治就诊于我院。

现症见：喜怒无常，面红多汗，表情呆滞。舌红、苔黄微腻，脉细滑数。

西医诊断：围绝经期综合征

中医诊断：郁证（气郁化火证）

治则：疏肝理气，清宣肺热。

处方：泻白散加减，药物如下。

薏苡仁30g，冬瓜仁30g，葶苈子20g，地骨皮16g，柴胡10g，郁金10g，佛手10g，香附10g，桑白皮10g，黄芩10g，竹茹10g，枇杷叶10g。7剂，每日1剂，早晚分服。

二诊：患者服用7剂之后，自觉气上冲逆症状改善，神情渐悦，面红多汗好转，原方去葶苈子，恐药过病所。加瓜蒌皮20g，百合18g，清润被灼之肺，继续服用10剂。

三诊：患者神情安逸，诸症向愈，纳可，夜寐安，拟二诊方药再增滋养肺阴之品再服15剂。南沙参、薏苡仁、冬瓜仁各30g，瓜蒌皮20g，百合18g，地骨皮16g，柴胡、郁金、佛手、香附、桑白皮、黄芩、竹茹、枇杷叶、生地黄、麦冬各10g。

结果：经治疗后，患者诸症消失，嘱患者保持心情舒畅，多参加户外活动释放压力。

按语：胡国俊认为该患者为典型的情绪怫郁，发生于围绝经期。肝气郁结日久，可化火内灼，更可激怒肝气之冲逆。气火上犯，肺金被灼，太阴失清肃升降之职，"不唯生气不生，收气也不降"（《医述·郁》引楚季重语）。且郁结日久，肝郁之变越益转甚，然单一治肝而少验，肝肺并治，肺金清，肝木舒，则郁自解。

戴小华医案

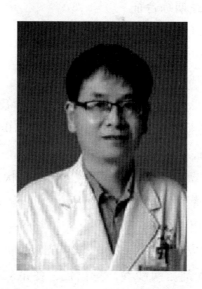

　　戴小华，男，教授，主任医师，博士研究生导师。第七批全国老中医药专家学术经验继承工作指导老师，安徽省中医药领军人才，安徽省首届名中医，江淮名医。安徽省中医药科学院心血管病研究所所长，安徽省保健委会诊专家。兼任国家中医心血管病临床医学研究中心学术委员会委员、中国中西医结合学会第八届理事会理事、世界中医药学会联合会高血压专业委员会副会长、中国中药协会心血管药物研究专业委员会副主任委员、中华中医药学会心血管病分会副主任委员/络病专业委员会常委、中国中西医结合学会心血管病专业委员会常委、安徽省中西医结合学会心血管病专业委员会主任委员、安徽省中医药学会心血管病专业委员会主任委员/络病专业委员会主任委员、安徽省医学会心血管病学分会副主任委员。担任《中西医结合心脑血管病杂志》《安徽中医药大学学报》等杂志的编委。擅长应用中医、中西医结合方法防治心血管疾病。重视"从脾论治""调补肝肾""益气活血"等学术思想在心血管疾病诊疗中的应用并取得显著的临床效果。

熊某，女，47 岁，2021 年 5 月 13 日初诊。

主诉：心慌、胸闷 3 个月。

病史：患者于 3 个月前无明显诱因出现心慌、胸闷，平卧时加重，活动后缓解。曾于外院行冠状动脉造影检查，提示冠状动脉轻度狭窄，未放置支架。心电图示窦性心律。曾口服黛力新、舍曲林、速效心痛滴丸等药物，但胸痛仍偶有发作。患者既往有慢性萎缩性胃炎病史，平素容易紧张，思虑较多。

现症见：患者感咽喉有异物感，喜嗳气，嗳气则舒，生气时候加重，胃脘部时有腹胀，伴嗳气反酸，容易出汗，失眠多梦，食欲较差，二便调。舌淡、苔薄，脉细弱。

西医诊断：心脏神经官能症

中医诊断：郁证（心脾两虚证）

治则：益气健脾、行气开胃。

处方：归脾汤加减，药物如下。

白术 10g，茯苓 15g，生地黄 10g，麦冬 10g，陈皮 10g，酸枣仁 20g，远志 20g，枳壳 10g，鸡内金 20g，浮小麦 30g，郁金 15g，合欢皮 10g，法半夏 10g，厚朴 10g。7 剂，每日 1 剂，早晚分服，嘱患者多运动，保证情志舒畅。

二诊（2021 年 5 月 20 日）：患者服药后心慌胸闷症状较前缓解，睡眠、食欲改善，偶有心慌，汗出，舌淡红、苔薄白，脉细。处方：白术 10g，茯苓 15g，生地黄 10g，麦冬 10g，陈皮 10g，远志 20g，枳壳 10g，浮小麦 30g，郁金 15g，合欢皮 10g，清半夏 10g，厚朴 10g，丹参 10g，五味子 15g。10 剂，嘱患者服药 5 天后，停 2 天，两周服用完毕。

三诊（2021 年 6 月 3 日）：患者症状较前明显改善，无心慌胸闷，纳寐可，二便调。遵二诊方，继服 5 剂，以巩固疗效。

结果：患者症状明显改善，基本痊愈。

按语：该患者中年女性，禀赋不足，体质虚弱，平素忧思不解，心气郁结，阴血暗耗。思虑过度，劳伤心脾，脾气亏虚则生化之源不足，气虚血少，心神失养，故而心慌胸闷。治疗时宜归脾汤加减，将健脾养心与补益气血相结合，再配伍郁金、合欢皮以加强疏肝解郁之功。因患者易出汗，故加浮小麦固表止汗兼清郁热。患者咽部不适，加清半夏、厚朴降逆和胃、行气除满，且能宣畅气机，患者胸胁满闷，腹部胀满，以枳壳行气消痞。方药治疗病、证、症兼顾，故疗效较佳。

刘怀珍医案

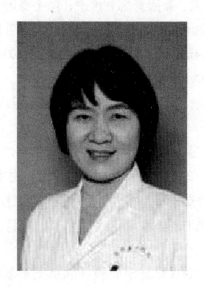

刘怀珍，女，主任医师，硕士生导师。国医大师徐经世弟子，第三批全国优秀中医临床人才，安徽省中医院消渴病专病建设负责人，安徽省中医药学会内分泌专业委员会常务委员、安徽老年学会医学分会常务理事，安徽省老年医学会常委，安徽省医疗事故鉴定评审专家。擅长中西医结合治疗糖尿病及其各种并发症、血脂异常、肥胖、甲亢、痛风、甲状腺疾病、痤疮、面部色斑、更年期综合征等内分泌代谢疾病。

患者，女，58 岁。2019 年 5 月 18 日初诊。

主诉：血糖升高 3 年余。

病史：患者 3 年前体检时发现血糖偏高，空腹血糖 8.2mmol/L，后多次监测血糖均超过正常值，确诊为 T2DM，未服用药物治疗。

现症见：口干口渴，烦躁易怒，焦虑，伴头身困重，胁肋胀满，眠差，大便溏，小便数。舌胖嫩、边有齿痕、苔白腻、舌底络脉呈黯红色，脉弦滑涩。空腹血糖 8.4mmol/L，餐后 2 小时血糖 10.0～14.0mmol/L。

西医诊断：2 型糖尿病合并焦虑

中医诊断：消渴、郁证（脾虚肝郁、痰瘀内阻证）

治则：健脾疏肝，化痰祛瘀。

处方：逍遥散合温胆汤加减，药物如下。

柴胡 15g，白芍 12g，当归 12g，茯苓 10g，白术 20g，半夏 12g，陈皮 12g，枳实 10g，竹茹 10g，荷叶 6g，桃仁 15g，红花 15g，地龙 9g，龙骨 30g，牡蛎 30g，炙甘草 6g。颗粒剂，7 剂，每日 1 剂，用 200mL 温水冲服。

西药予以盐酸二甲双胍肠溶胶囊（北京圣永制药有限公司，国药准字 H20058567，0.5g/ 粒）口服，每次 1 粒，每日 3 次。嘱其畅情志，糖尿病饮食，坚持锻炼。

二诊（2019 年 5 月 26 日）：患者自觉口干口渴，烦躁易怒，胁肋胀满，睡眠均较前好转，大便已成形，小便正常，空腹血糖 6.8～7.8mmol/L，餐后 2 小时血糖 9.2～11.0mmol/L。上方地龙减为 6g，加黄芪 15g，山药 12g，苍术 15g，玄参 12g，服法如前。西医治疗如前。

三诊（2019 年 6 月 12 日）：患者无明显不适，空腹血糖 5.8～6.6mmol/L，餐后 2 小时血糖 7.8～8.6mmol/L，监测肝肾功能无明显异常，嘱患者继服二诊方 14 剂以巩固疗效。西药盐酸二甲双胍肠溶胶囊口服改为每次 1 粒，每日 2 次。

结果：后未复诊，随访患者反馈空腹血糖 5.6～6.4mmol/L，餐后 2 小时血糖 7.0～8.2mmol/L，无明显不适症状。

按语：刘怀珍主任认为脾虚肝郁证是消渴合并郁证的主要证型。一诊时在逍遥散合温胆汤的基础上加桃仁、红花、地龙活血祛瘀；柴胡通行周身，与龙骨、牡蛎合用以疏肝气，潜肝阳，安心神。二诊时加黄芪补脾，山药益肾，苍术健脾，玄参滋肾。全方共奏健脾疏肝益肾、化痰祛瘀安神之功，临床效果显著。

肖伟医案

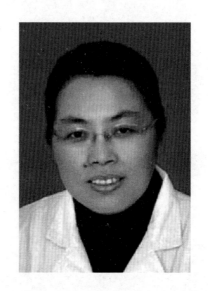

　　肖伟，女，1961 年 11 月生。主任医师，教授，硕士生导师。安徽省首届"江淮名医""安徽省名中医"，安徽省"双百优"优秀医生。国家中管局"十二五"重点学科建设项目中医"治未病"学科带头人，省中管局"十二五"重点专病"卒中后抑郁"学科学术带头人，安徽省卫生厅"十二五"中医学科学术带头人第一层次培养对象，安徽中医药大学第二附属医院优秀学科带头人，兼任世界中联中医"治未病"专业委员会常务理事，中华中医药学会亚健康分会常务委员，中华中医药学会脑病分会委员，中国医师协会中西医结合分会脑心同治专业委员会常务委员，安徽省中医药学会络病专业委员会副主任委员，安徽省针灸学会、灸法学会常务理事，安徽省中医药学会治未病专业委员会，康复专业委员会常务委员。主持和承担多项国家级、省、厅级科研课题，发表论文 30 余篇。长期致力于中医针灸防治心脑血管疾病的研究，临床中灵活运用多种中医防治手段，强调"辨证论治、针药并用"，提倡针灸"形神共治"，对针灸临床常见病，多发病，尤其是中风（脑血管疾病）、头痛、眩晕、面瘫、耳鸣、颈肩腰腿痛及部分疑难病（血管性痴呆、卒中后抑郁、顽固性失眠）的诊治，积累了丰富的临床经验，针灸手法轻巧独特。

钱某，男，64岁。2016年7月13日初诊。

主诉：右侧肢体活动不利伴情绪低落半个月。

病史：患者半个月前中风后逐渐出现情绪低落，兴趣减退，失眠健忘，心悸不安等症，对治疗有抵触，不愿与医护合作。既往有"高血压病"病史20余年，自服苯磺酸氨氯地平，每日1次。查体：神清，右侧咽反射减弱，颈软，无抵抗感，心率70次/分，律齐，右上肢肌力Ⅲ级，右下肢肌力Ⅲ级，右侧肌张力增高，左侧肌力、肌张力均正常，右侧瞳反射较左侧亢进，右侧巴氏征（+），余病理反射未引出。

现症见：情绪低落，失眠健忘，心悸不安，食少纳呆，右侧肢体活动不利，言语不清，吞咽障碍，二便尚调。舌紫黯、苔白腻，脉弦滑。

西医诊断：卒中后抑郁

中医诊断：郁证（痰瘀互结证）

治则：醒脑开窍，通督解郁，调畅气机。

针灸取穴：百会、神庭、印堂、人中、神门（双）、内关（双）、合谷（双）、太冲（双），采用平补平法；丰隆（双）、血海（双）、阴陵泉（双）、膈俞（双），采用泻法。

复诊：治疗7天后，患者右侧半身不利、言语不清及吞咽障碍症状改善，右上肢肌力Ⅳ级，右下肢肌力Ⅳ级，肌肤力稍降低，情绪低落、失眠健忘、心悸不安症状有所好转。继续予以上述治疗。

结果：1个月后，患者情绪低落好转，睡眠正常，并且积极配合医护人员进行治疗。

按语：卒中后抑郁属于继发性抑郁，对卒中后患者的身体康复有着极为不利的影响。患者情绪低落，失眠健忘，心悸不安，食少纳呆，右侧肢体活动不利，言语不清，吞咽障碍，二便尚调，舌紫黯、苔白腻，脉弦滑，辨证为郁证之痰瘀互结证。遂采用"通督治郁"针法，诸穴合用，共奏醒脑开窍、通督解郁、调畅气机之效，因患者伴言语不清及吞咽障碍，遂加刺金津、玉液、咽后壁对症治疗，针刺取穴治疗后疗效显著。

顾健霞医案

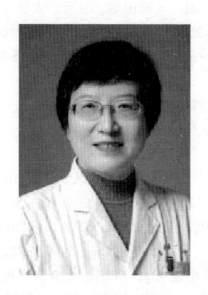

　　顾健霞，女，主任医师，硕士研究生导师，第三批全国优秀中医临床人才。安徽省中医药学会心血管病学分会委员；安徽省医学会中西医结合心血管分会常委；中国中西医结合学会心血管病专业委员会心身医学专业组委员；安徽省全科医学会慢病防治专业委员会委员；安徽省医学会医疗事故技术鉴定专家库成员；安徽省医学会心身医学分会委员；安徽省睡眠协会理事。在高血压病、冠心病、心力衰竭、血脂异常、心律失常等心血管疾病及心身疾病、睡眠障碍的中西结合治疗方面积累了丰富的临床经验，取得了较好的临床疗效。

李某，女，35 岁。2020 年 5 月 10 日初诊。

主诉：胸闷胸痛 1 个月余。

病史：患者 1 个月前无明显诱因下出现胸闷、胸痛症状。

现症见：情绪激动，容易焦虑、健忘，全身乏力，时有汗出，口干、口苦，不思饮食，失眠，入睡困难，易醒，大便每日 1 次，小便正常，舌淡红、苔白腻，脉弦细。辅检：心电图、心脏彩超、冠脉 CTA 均未见异常。SDS 抑郁自评量表 64 分，中度抑郁；SAS 焦虑自评量表 53 分，轻度焦虑。

西医诊断：焦虑抑郁状态

中医诊断：郁证（肝郁脾虚证）

治则：疏肝解郁，健脾和胃。

处方：参苓白术散合甘麦大枣汤加减，药物如下。

党参 12g，茯苓 12g，茯神 12g，白术 10g，陈皮 10g，醋香附 10g，清半夏 10g，远志 10g，薏苡仁 30g，柴胡 15g，山药 15g，柏子仁 15g，酸枣仁 15g，炒谷芽 15g，炒麦芽 15g，建神曲 15g，黄芪 20g，炙甘草 3g，合欢皮 20g，浮小麦 40g。14 剂，水煎服，每日 1 剂，早晚分服。并对患者进行心理疏导，了解自己的病情，寻找缓解情绪方法，积极配合治疗。

二诊（2020 年 5 月 24 日）：患者焦虑、失眠稍缓解，无明显乏力，余症同前。处方：原方去黄芪，合欢皮改为 30g。14 剂，水煎服，每日 1 剂，早晚分服。

三诊（2020 年 6 月 8 日）：患者服药后上述症状明显改善，现偶有汗出，饮食较前好转，夜间可以入睡。SDS 抑郁自评量表 57 分，轻度抑郁；SAS 焦虑自评量表 49 分，正常。处方：前方加浮小麦 20g。14 剂，水煎服，每日 1 剂，早晚分服。

结果：患者症状完全好转后，再巩固治疗 1 个月，未再复发，正常生活。

按语：患者初诊治疗以疏肝解郁，健脾和胃为主，遣方参苓白术散加减。方中党参甘温，益气健脾养胃，予以健脾燥湿之白术，可加强益气化运之功，佐以甘淡之茯苓，健脾渗湿，苓术相配，则健脾祛湿之功益著；

白芍、酸枣仁益肝血以柔肝体；山药补脾益气；黄芪补气固表，配合浮小麦止汗；半夏、陈皮燥湿健脾；谷芽、麦芽、神曲消食和中，健脾开胃；合欢皮、酸枣仁、远志共起清心安神之效；香附、柴胡疏肝解郁，故诸药合用以疏肝解郁，健脾和胃。

姚淮芳医案

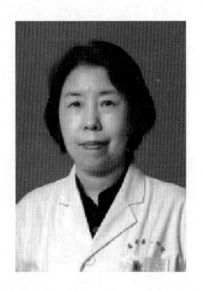

　　姚淮芳，女，1965年7月生。主任医师，中医内科学教授，硕士研究生导师，国家中医规培师承导师，国家第二批优秀中医临床人才。安徽省中医药学会心血管分会委员，安徽省康复帮助学会心血管分会委员，安徽省中医药学会仲景学说委员会委员。临床擅长中医药治疗心悸、胸痹、水肿、喘病、汗证、郁证及内科疑难杂症，疗效显著。

徐某，女，68岁，2019年1月23日初诊。

主诉：情绪不宁1年，加重1个月余。

病史：患者1年前因家庭不和睦开始出现心情抑郁、情绪不宁症状，未予重视，后症状持续，1个月余前开始出现胸部满闷不舒，延及胁肋，急躁易烦，口渴咽干，纳食差，大便干结难解，小便黄。查体：精神尚可，呼吸深长。舌红、苔略黄，脉弦数。

西医诊断：抑郁症

中医诊断：郁证（肝郁化火证）

治则：疏肝解郁，清肝泻火。

处方：越鞠丸合酸枣仁汤加减，药物如下。

建曲15g，炒苍术10g，川芎6g，炒栀子12g，香附10g，知母10g，茯神15g，炒酸枣仁20g，丹参15g，百合15g，生甘草6g，郁金10g。7剂，每日1剂，水煎服，两次分服。

二诊（2019年1月30日）：患者情志状况较前改善，胸胁部满闷不适感减轻，睡眠时间及深度较前有所增加，纳食仍欠佳，大便干，小便黄。舌红、苔略黄，脉弦略数。处方：原方加柏子仁10g，山药15g，白芍15g，用法同前，14剂。

三诊（2019年2月13日）：患者情志状况较前明显好转，胸胁部无明显不适，睡眠质量明显改善，饮食量增加，大便通调，舌略红、苔薄白，脉弦。处方：上方去丹皮、丹参，余药剂量稍做调整，用法同前，14剂。

结果：1个月后随访，患者诉心情畅达，情绪稳定，嘱患者保持乐观心态，加强与人交流。

按语：肝能通过疏导身体的气、血、津、液，使机体达到一种平衡状态，通而不滞，散而不郁。肝性喜调达而恶抑郁，长期精神压力大的患者愤怒得不到发泄会导致肝气郁结，肝气郁结又会影响气血津液的运行，从而产生病理产物，如瘀、火、痰等。患者情志不畅，致肝气壅滞，故见上述情志变化；气机升降失司，肝络失和，故见胸胁部满闷不适；肝郁日久化火，故见急躁易烦、口渴咽干；木旺乘土，致脾失健运，故饮食不佳；肝火犯胃，胃肠积热，故见大便干结、小便黄。予以越鞠丸合酸枣仁汤加减，在行气解郁的同时，不忘补养心血。心藏神，主通明，提高睡眠质量对于改善郁证大有裨益，否则相互影响，陷入恶性循环。舌脉显示火热之象明显，故加丹参、丹皮、百合清热凉血安神。二诊上述症状均有不同程度的改善，效不更方，故在上一方基础上加用柏子仁、白芍、山药，加强其健脾、和肝、润肠等功效。三诊原有症状均有明显好转，火热之象明显减弱，防其寒凉伤正，故在上一方基础上减去丹皮、丹参，余药剂量稍做调整，诊治取得了明显疗效。

殷某，女，47 岁，2019 年 3 月 6 日初诊。

主诉：情绪低落伴焦虑 1 个月余。

病史：患者 1 个月余前因长期工作压力开始心情低落，心绪不宁，不能静心，善悲易惊，忧思焦虑，不欲饮食，睡眠欠佳，神倦乏力。

现症见：患者神思恍惚，心不在焉，少动懒言，面色少华。舌淡、苔薄白，脉弦细弱。

西医诊断：焦虑症

中医诊断：郁证—脏躁（心神失养证）

治则：补益心脾，养心安神。

处方：甘麦大枣汤合归脾汤加减，药物如下。

浮小麦 30g，大枣 10g，炙甘草 9g，炒酸枣仁 30g，茯神 10g，百合 10g，白术 15g，黄芪 15g，木香 10g，当归 10g，远志 8g，香附 12g，生麦芽 25g。7 剂，每日 1 剂，水煎服，两次分服。

二诊（2019 年 3 月 13 日）：患者情志状况有所改善，饮食量增加，口微干，睡眠改善，面色少华，舌淡、苔薄白，脉弦细微弱。处方：原方加知母 6g，用法同前，7 剂。

三诊（2019 年 3 月 20 日）：患者情志状况较前好转，纳寐可，无口干，面色有华，精力较前充沛，舌淡红、苔薄白，脉弦细。效不更方，处方同前，服 14 剂。

四诊（2019 年 4 月 3 日）：患者情志状况较前明显改善，余无明显不适，舌淡红、苔薄白，脉略弦细。处方：上方加合欢皮 10g，余药剂量稍做调整，用法同前，服 7 剂。

结果：患者后期复诊，自诉情志调节较好，情绪稳定，嘱食疗补益心脾，畅调情志，不适随诊。

按语：患者"七七任脉虚，太冲脉衰少，天癸竭"，体虚易致气血失和。因情志不遂，致肝郁气结，暗耗阴血，心脾亏虚，心神失养，神不守舍，故出现情绪低落、心神不宁、善悲易惊、忧思焦虑、睡眠欠佳等情志变化；脾虚运化无力，气血生化不足，故出现饮食不振、神倦乏力、面色少华表现。患者虚象明显，故以补益心脾、调和气血为治疗大法，初诊予以甘麦大枣汤合归脾汤加减，全方偏于温补，健脾益气药较多，恐其"气有余便化火"，加用香附、生麦芽疏肝解郁，又兼理气之功，并用小量甘寒药百合佐制，使全方补而不滞。二诊上述症状有所好转，口微干，故于原方基础上加用少量知母清热润燥。三诊见上述症状均有所改善，效不更方，守方继服。四诊情志状况明显好转，余无明显不适，故仅加用合欢皮，余药稍做调整以巩固疗效。

高某，女，48岁，2018年3月3日初诊。

主诉：胁肋部胀痛2个月余。

病史：患者2个月前工作变动后出现胸胁部胀痛，位置不定，位于胸前及胁肋部，发作时间几十分钟到数小时不等，常于休息或转移注意力后缓解，行心电图及胸片检查均未见明显异常。

现症见：患者胸闷，夜寐多梦易醒，食欲不振、大便溏泻。舌体胖大、边有齿痕、舌苔白厚，脉弦细。

西医诊断：焦虑症

中医诊断：郁证（肝郁脾虚证）

治则：疏肝解郁，健脾和中。

选方：欣舒颗粒加减，药物如下。

柴胡10g，白术10g，茯神15g，当归10g，白芍15g，石菖蒲12g，丹参15g，五味子6g，酸枣仁10g，远志10g，煅龙骨24g，煅牡蛎24g，炙甘草6g。7剂，每日1剂，水煎服，两次温服，嘱患者畅情志。

二诊（2018年3月11日）：患者诉胸胁胀痛发作频次较前减少、夜寐多梦易醒等症较前减轻，仍不思饮食，食少腹胀、大便溏泻。舌淡、苔白，脉弦细。初诊方改白术15g，加炒麦芽10g，神曲10g，山楂10g。每日1剂，水煎服，两次温服，服 14 剂，嘱患者适当运动。

　　三诊（2018 年 3 月 25 日）：患者诉偶有胸胁胀痛，食欲见长，大便溏改善，夜寐安，舌淡、苔白，脉弦。上方加百合 12g，合欢花 10g。继服 14 剂，巩固疗效，嘱患者畅情志，适运动。

　　结果：2 个月后随访，诸症均消，夜寐安，二便正常，疗效满意。

　　按语：患者中年女性，因工作压力致情志失调，气机郁滞，不通则痛，表现为胸胁胀痛；肝气横逆犯脾，健运失调，则表现为食少腹胀、大便溏泻；脏腑气机不利、扰乱心神出现不寐症状。故当以疏肝健脾为治疗总方针，方选欣舒颗粒加减治疗。首诊时柴胡、石菖蒲疏肝解郁，白术、茯神健脾和中，当归、白芍养血敛阴，丹参、五味子疏肝调血、滋养心阴，酸枣仁、远志、煅龙骨、煅牡蛎重镇安神。二诊时患者胸胁胀痛、失眠症状较前好转，仍有纳差，食欲不振，大便溏泻症状，故改白术 15g 增强健脾渗湿，加炒麦芽、神曲、山楂健脾消食。三诊时患者纳差症状好转，偶有胸胁胀痛，夜寐安，大便调，故加百合、合欢花宁神解郁，巩固疗效。

朱庆军医案

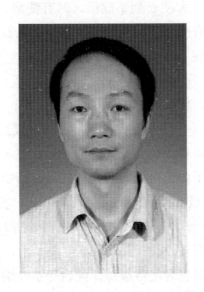

　　朱庆军，男，主任中医师，硕士研究生导师。中国中医药研究促进会全科与养生分会委员，中国民族医药学会疼痛分会理事，中国针灸学会皮内针分会委员，安徽省中医药养生学会理事，安徽省中医药学会推拿分会常委，安徽省中医药学会康复专业委员会常委，安徽省保健委员会会诊专家。精研各种针法，并能结合五运六气及伤寒钤法等，以增强疗效；擅长运用针灸、中药等治疗中风后遗症、偏头痛、骨关节炎、胃肠炎、急慢性支气管炎、前列腺炎及前列腺肥大、不孕不育症、月经不调、慢性盆腔炎、抑郁症、小儿脑瘫、小儿多动症等常见病、疑难病，并精通于推拿治疗颈肩腰腿痛等软组织损伤。

王某，女，38 岁，2019 年 8 月 12 日初诊。

主诉：情绪低落 2 年，加重 2 周。

病史：患者自诉近 2 年来情绪低落，悲忧善哭，多疑易惊，平素性格内向，近 2 周因工作压力过大，心烦易怒，情绪易激，不想工作，纳差，口干口苦，入睡困难，大便长期不成形，时有便溏，月经量多，色深红，常提前 3～4 天，伴有痛经。面色黯沉发青，舌黯红、苔白腻，脉弦细。

西医诊断：抑郁症

中医诊断：郁证（心神失养证）

治则：疏肝解郁，健脾安神。

针刺取穴：中白（右）、下白（右）、心门（双）、肾关（双）、印堂、百会，平补平泻法，每日 1 次。

处方：柴胡桂枝干姜汤合当归芍药散加减，药物如下。

柴胡根 12g，桂枝 8g，干姜 8g，黄芩 10g，天花粉 12g，炒当归 10g，川芎 15g，生牡蛎^{（先煎）}30g，茯苓 15g，泽泻 15g，白术 15g，白芍 20g，炙甘草 5g，牡丹皮 9g，茜草 9g，生姜 3 片，大枣 4 个。6 剂，每日 1 剂，早晚分服。嘱患者坚持晨练，配合导引吐纳，调畅情志。

二诊（2019 年 8 月 22 日）：患者诉症状缓解，大便已基本成形，经量正常，色红，时有口苦，入睡仍感困难，心烦，梦多。舌鲜红、少苔，脉弦细。疗效已显，效不更法，原方加淮小麦 30g，龙骨^{（先煎）}、牡蛎^{（先煎）}各 30g。6 剂，每日 1 剂。继行针刺取穴治疗并嘱坚持晨练，以微微汗出为宜。

三诊（2019 年 8 月 29 日）：患者面色红润，情绪基本能控制，纳寐可，二便调。舌淡红、苔薄白，脉沉。因症状基本消失，方随证变，予小柴胡汤加减方继续条畅肝胆之气，巩固治疗。处方：柴胡 25g，黄芩 9g，桂枝 9g，郁金 30g，炙甘草 9g，白芍 9g，生姜 3 片，大枣 4 个。6 剂，每日 1 剂。针刺选穴不变，嘱坚持运动，规律作息，后经 6 次针刺取穴治疗后情绪稳定。

结果：3 个月后随访，患者诉无明显不适，情绪稳定。告知其坚持锻炼，平素可多敲击大腿外侧胆经，规律作息，饮食清淡。

按语：朱庆军教授指出，患者中年女性，平素性格内向，以长期情绪低落为主症，可诊为郁证。其病机主要是情志不舒导致肝气郁滞，少阳枢机不利，加之工作压力过大，郁之更甚，郁而化热，胆火上炎而灼津，故有心烦口干口苦，相火妄动扰动心神，则见入睡困难，噩梦纷纭，长此以往，损伤脾气，脾失健运，故见便溏。患者初诊方由柴胡桂枝干姜汤合当归芍药散化裁，合称柴归汤。其柴胡桂枝干姜汤用以调动肝胆之气，清上温下，患者长期大便不成形，肝强脾弱，合以当归芍药散，养血调肝，健脾利湿，其中茜草、牡丹皮凉血止血，解决月经量多症状，加生姜3片，大枣4个，补脾健中，温运中阳。诸药合用，使相火归位，中阳得温，心神得养，同时结合针刺及运动疗法，加强疗效。二诊患者服药后症状改善，仍有心烦易惊多梦，入睡困难，舌鲜红、少苔，脉弦细。效不更方，守原方基础上加淮小麦30g养心安神，龙骨（先煎）、牡蛎（先煎）各30g，以和而镇惊，安神助眠。针刺选穴不变。三诊患者气色明显好转，抑郁情绪明显消减，予小柴胡加减方继续条畅肝胆之气巩固治疗，嘱坚持运动，规律作息，调畅情志。朱教授以精准的辨证施方结合针刺及运动疗法，内外并治，形神兼具而奏效收工。

参 考 文 献

[1] 清代段玉裁.说文解字注.北京：中华书局，2013:274.

[2] 佚名.黄帝内经素问.北京：人民卫生出版社，1963.

[3] 明代虞抟.医学正传.北京：人民卫生出版社，1965.

[4] 中医大辞典编辑委员会.中医大辞典.基础理论分册.北京：人民卫生出版社，
1982:180.

[5] 张伯臾.中医内科学.上海：上海科学技术出版社，1985:121.

[6] 汉代张仲景.伤寒论.南宁：广西科学技术出版社，2015.

[7] 黄雪莲，朱爱松，于一鸿，等.郁证源流考略.中华中医药杂志，2022，10:5699-
5703.

[8] 林艺如，王进义.中医治疗抑郁症研究现况.中国中医药现代远程教育，2022，
(03):197-199.

[9] 王萌，周永学.中医郁病理论的源流与发展.中华中医药杂志，2022，(04):1878-1881.

[10] 梁艳妮，吴远华，徐铭霞，等.朱广旗教授运用经方治疗郁证失眠经验总结.环球中
医药，2022，(09):1594-1597.

[11] 徐江雁，许振国.张子和医学全书.上海：上海科学技术出版社，1958.

[12] 元代朱震亨.丹溪心法.上海：上海科学技术出版社，1959:210-211.

[13] 潘美杰.仲景辨治郁证特色浅析.浙江中医杂志，2022，(06):448-449.

[14] 黄海彬，张桂荣，杨忠奇.郁证从少阴论治与临证发微.四川中医，2022，(09):34-36.

[15] 徐向青，曲淼."因郁致病"与"因病致郁"理论溯源及临证思考.北京中医药大
学学报，2022，(09):878-881.

[16] 徐春燕，田金洲，时晶，等.抑郁症的中医证候特征研究.中华中医药学刊，2013，
(04):810-813.

[17] 宋珂旭.从气血论抑郁症的病因病机及辨证论治.时珍国医国药，2012，(10):2650-
2651.

[18] 张腾，董梦久，聂志玲，等.涂晋文教授治疗抑郁症的经验.长春中医药大学学报，
2011，(03):386-387.

[19] 傅沈康，李丹，任路．再论"郁证"与阳虚的关系．中国中医基础医学杂志，2013，(12):1388-1389.

[20] 包祖晓，田青，高新彦．抑郁症与阳气亏虚的相关性探讨．江西中医药，2009，(06):9-10.

[21] 何贵平，包祖晓，张丽，等．基于动物模型探讨抑郁症与中医阳虚证的关系．中华中医药学刊，2012，(09):2052-2053.

[22] 赵锡艳，郭敬，赵天宇，等．仝小林运用扶阳法论治老年抑郁症的经验．江苏中医药，2014，(10):18-20.

[23] 赵磊磊，白波，陈京．抑郁症中医发病机制研究进展．亚太传统医药，2013，(11):63-64.

[24] 王宏利．抑郁症中医文献溯源．辽宁中医药大学学报，2012，(07):177-178.

[25] 鱼浚镛，田金洲．抑郁症中医文献相关认识．山东中医药大学学报，2012，(03):187-189.

[26] 王小青，胡永年．抑郁症的中医研究．湖北中医杂志，2012，(05):35-37.

[27] 李雅新，刘向哲．抑郁症中医治疗研究进展．中医研究，2017，(08):78-80.

[28] 黄庆嘉，吴林，陈炜，等．抑郁症中医病因病机研究概述．四川中医，2017，(11):212-214.

[29] 冯驰今，韩雪梅，麻春杰，等．抑郁症中医治疗综述．内蒙古中医药，2016，(01):155-156.

[30] 苏新惠，王颖．抑郁症的中医治疗近况．按摩与康复医学，2022，(12):58-61.

[31] 张伯礼，吴勉华．中医内科学．全国高等中医药院校规划教材．北京：中国中医药出版社，2017:289.

[32] SmithK.Mentalhealth:aworldofdepression.Nature.2014Nov13；515(7526):181.

[33] 陈泽奇，胡随瑜，张海男，等．抑郁症常见中医证候标准的研究．中医杂志，2005(01):47-49.DOI:10.13288/j.11-2166/r.2005.01.027.

[34] 朱文锋，朱正华．中医内科常见病类概况(2)．辽宁中医杂志，1995，02:57.

[35] 黄庆嘉，吴林，陈炜，等．抑郁症中医病因病机研究概述．四川中医，2017，35(11):212-214.

[36] 林艺如，王进义．中医治疗抑郁症研究现况．中国中医药现代远程教育，2022，20(03):197-199.

[37] 鲜慈英，凌志峰，黄斌，等．中医药治疗抑郁症研究现状．湖北民族大学学报（医学），2020，37(01):75-78.

[38] 许凝平，张永臣针灸治疗抑郁症的研究探讨．云南中医中药志，2013.34(02).

[39] 秦亚冰.头针配合体针治疗心脾两虚型抑郁症的临床观察.哈尔滨:黑龙江中医药大学,2013.

[40] 郑祖艳,刘天颖,朱久宇,等.头穴丛刺呼吸补泻法治疗广泛性焦虑症临床疗效观察.针灸临床杂志,2018,34(2):46-48.

[41] 付豪.耳针治疗中风后抑郁的临床疗效观察.黑龙江中医药大学,2017.

[42] 崔美娜.通督调神法电针对中风后抑郁障碍疗效及生存质量的影响.广州:广州中医药大学,2008.

[43] 陈真悟(Falota).腹针与体针治疗中风后抑郁症的疗效对比研究.广州中医药大学,2010.

[44] 白艳甫.腹针疗法治疗广泛性焦虑症疗效观察.上海针灸杂志,2014,33(01):29-30.DOI:10.13460/j.issn.1005-0957.2014.01.

[45] 佟阳.眼针结合心理干预疗法治疗中风后抑郁的临床观察.沈阳:辽宁中医药大学,2017.

[46] 沈钦荣.灸疗法.北京:中国中医药出版社,2002,1(1):10.

[47] 李蕾."以俞调枢"背俞艾灸疗法对中虚气逆型 GERD 伴焦虑、抑郁状态患者 5-HT、GAL 的影响.广西中医药大学,2018.

[48] 潘广喜,荣亮均,雷龙鸣.雷龙鸣教授运用推拿治疗郁证临床经验.亚太传统医药,2019,15(10):95-97.

[49] 黄琼荷.针刺壮医脐环穴合五行音乐疗法对肝气郁结型维持性血透患者焦虑抑郁状态的影响.广西中医药大学,2020.DOI:10.27879/d.cnki.ggxzy.2020.000373.

[50] 郝万山中医顾问,石峰作曲,中央音乐学院民团演奏.《中国传统五行音乐(正调式)》[CD].北京:中华医学电子音像出版社,1995.

[51] 林映仙,杨文静,肖学凤,等.逍遥散及其加减方的抗抑郁作用比较研究.中草药,2021,52(01):137-144.

[52] 于泽胜,路腾飞,周好波,等.柴胡白芍药对对慢性温和不可预知性应激抑郁模型大鼠脑内单胺类神经递质的影响.中草药,2016,47(16):2887-2892.

[53] 刘继刚,袁杨,臧蔚,等.柴胡疏肝散对抑郁大鼠海马微管相关蛋白-2 磷酸化的影响.贵阳医学院学报,2016,41(4):387-390.

[54] 张巍.张晓杰.孙玉荣,等.柴胡对抑郁症模型大鼠海马区 BDNF 的影响.齐齐哈尔医学院学报,2012,33(17):2303-2304.

[55] 张云.高博,许海军.柴胡皂苷 D 基于 PI3K/AKT/Fox01 调节神经炎症发挥抗抑郁作用.实用药物与临床,2021,24(05):395-399.

[56] 张峰,郑丽娜,张莉莉,等.氯胺酮对抑郁症患者艾司西酞普兰抗抑郁的增效作用

观察.国际精神病学杂志,2018, 45(02):275-277.

[57] 贺妮,侯宇,柏慧,等.白芍提取物抗抑郁及抗炎作用的研究.世界中西医结合杂志,2018, 13(03):348-352.

[58] 李添,李肖,田俊生,等.基于1H-NMR肝脏代谢组学的白芍抗抑郁作用研究.中医药学报,2021, 49(08):17-26.

[59] 张景霞,赵重博,李凡,等.基于网络药理学方法和分子对接技术的白芍治疗抑郁症作用机制探讨.中国现代中药,2021, 23(09):1582-1589.

[60] 宗阳,何书芬,孙冰婷,等.甘草抗抑郁作用机制研究及应用概况.中国实验方剂学杂志,2016, 22(10):194-198.

[61] 徐凤凤,徐达,朱含笑,等.甘草苷通过减少杏仁核细胞凋亡改善卒中后抑郁大鼠的抑郁行为.国际脑血管病杂志,2021, 29(4):277-284.

[62] 张晗,张磊,刘洋.龙骨、牡蛎化学成分、药理作用比较研究.中国中药杂志,2011, 36(13):1839-1840.

[63] 冯丽,赵文静,常惟智.牡蛎的药理作用及临床应用研究进展.中医药信息,2011, 28(1):114-116.

[64] 张雪,向瑞平,刘长河.茯神的化学成分和药理作用研究进展.郑州牧业工程高等专科学校学报,2009, 29(4):19-21.

[65] 朱华,秦丽,杜沛霖,等.桂枝药理活性及其临床应用研究进展.中国民族民间医药,2017, 26(22):61-65.

[66] 张晓娟,张燕丽,左冬冬.川芎的化学成分和药理作用研究进展.中医药信息,2020, 37(6):128-133.

[67] 张莹,王丽丽,李慧,等.川芎嗪抗抑郁作用研究.中药材,2015, 38(5):1037-1038.

[68] 王洁,邓长泉,石磊,等.党参的现代研究进展.中国医药指南,2011, 9(31):279-281.

[69] 张建军,胡春玲.中药党参研究的现代进展.甘肃高师学报,2017, 22(3):39-43.

[70] 龙亚秋,谢文源,李华,等.附子多糖对抑郁大鼠模型的影响.河北医学,2017, 23(6):1029-1031.

[71] 李哲,玄静,赵振华,等.半夏化学成分及其药理活性研究进展.辽宁中医药大学学报,2021, 23(11):154-158.

[72] 张好,倪海燕.半夏与厚朴醇提物对小鼠抑郁模型的缓解作用.中国现代药物应用,2013, 7(14):245-246.

[73] 李文飞.运用生物信息分析技术探讨柴胡疏肝散方证关联的现代生物学内涵.北京:北京中医药大学,2021.

[74] 黄玉萍，王家乐，魏爱生，等．柴胡疏肝散对代谢综合征大鼠血脂、胰岛素及葡萄糖转运蛋白4的影响．动物医学进展，2018,39(7):59-62.

[75] 张喆，赵静洁，王永志，等．柴胡疏肝散药理作用及机制研究进展．中国中医药信息杂志，2017,24(9):128-131.

[76] 张鹏翔，张振华，赵蕊，等．平衡针结合柴胡疏肝散治疗糖尿病痛性周围神经病变的疗效及部分机制．世界中医药，2019,14(7):1851-1860.

[77] 陈启亮，阮璐薇，梁文娜，等．肝郁证对肝脏糖脂代谢的影响．中国中医基础医学杂志，2020,26(10):1440-1441, 1465.

[78] 尚立芝，季书，王琦，等．柴胡疏肝散抗肝纤维化作用研究．中药药理与临床，2014,30(5):8-11.

[79] 严亨秀，任昉，顾健．柴胡疏肝散对实验性肝郁证大鼠的影响．中药药理与临床，2006,22(6):5-6.

[80] 王琦，季书，尚立芝，等．柴胡疏肝散对免疫损伤性肝纤维化的防治作用．中国实验方剂学杂志，2014,20(24):159-163.

[81] 雒明池，薛晓雪，程旭峰，等．柴胡疏肝散对非酒精性脂肪性肝炎炎症因子影响的临床研究．天津中医药，2020,37(2):187-192.

[82] 李浩铮，王永辉，许凯霞，等．柴胡疏肝散对肝郁大鼠血清NO和脑5-HT含量的影响．山西中医学院学报，2015,16(3):19-23.

[83] 王永志，杜仪，韩玉，等．柴胡疏肝散对抑郁症大鼠海马神经递质含量的影响．北京中医药，2014,33(1):50-53.

[84] 倪新强，曹美群，吴正治，等．柴胡疏肝散抗抑郁的临床应用、药理作用及化学成分研究进展．辽宁中医杂志，2017,44(11):2434-2438.

[85] 杨敏，康洪钧，戴晓畅．抑郁症的发病机制与治疗进展．四川生理科学杂志，2015,37(03):146-150.

[86] 奚耕思，张武会．抑郁症发生机制研究进展．陕西师范大学学报(自然科学版)，2011,39(06):64-71.

[87] 倪新强，曹美群，吴正治，等．柴胡疏肝散的化学成分和药理作用研究进展．上海中医药杂志，2017,51(9):109-113.

[88] 王永志，杜仪，韩玉，等．柴胡疏肝散对抑郁症大鼠海马神经递质含量的影响．北京中医药，2014,33(1):50-53.

[89] 高雪松．柴胡疏肝散精简方干预抑郁大鼠中缝核5-羟色胺的机制研究．北京：首都医科大学，2018.

[90] 马玉峰，王嘉麟，邢佳，等．柴胡疏肝散对肝气郁结证大鼠海马及下丘脑单胺类神

经递质的影响 . 中西医结合心脑血管病杂志 , 2016, 14(21):2494-2497.

[91] 邓颖 , 张春虎 , 张海男 , 等 . 柴胡疏肝散及其拆方对抑郁模型大鼠行为及海马、杏仁核、额叶 BDNF 及其受体 TrkB 的影响 . 中国中西医结合杂志 , 2011, 31(10):1373-1378.

[92] 范大华 , 孙宁宁 , 吴正治 , 等 . 柴胡疏肝散调控抑郁症肝郁证模型海马神经可塑性分子机制的研究 . 世界中西医结合杂志 , 2018, 13(9):1190-1193, 1206.

[93] YANL J, XU X, HEZ Y, et al. Antidepressant-Like Effects and cognitive enhancement of coadmistration of chaihu Shugan San and Fluoxetine:dependent on the BDNF-ERK-CREB signaling path-way in the hippocampus and frontal cortex. Biomed Res Int, 2020, 2020:2794263.

[94] 马书娟 , 姚建平 , 樊蔚虹 , 等 . 柴胡疏肝散对抑郁症模型大鼠 HPA 轴功能的影响 . 中国中医基础医学杂志 , 2014, 20(9):1210-1280.

[95] 杨振博 . 补肾疏肝方对老年抑郁症模型大鼠 HPA 轴功能调节作用的研究 . 郑州 : 河南中医药大学 , 2018.

[96] 周瑾 , 黄菲 , 吴晓俊 . 柴胡疏肝散抗抑郁化学成分和药理作用研究进展 . 中药药理与临床 , 2019, 35(2):174-179.

[97] 赵宾宾 , 龙清华 , 王平 , 等 . 柴胡疏肝散对 MSG- 大鼠—肝再生模型肝脏损伤和抑郁症脑区神经营养因子的保护作用 . 时珍国医国药 , 2018, 29(12):2833-2837.

[98] 胡丹 , 刘元月 , 盛蕾 . 柴胡疏肝散对卒中后抑郁模型大鼠 BD-NF/TrkB 信号通路和炎症指标的影响 . 江苏中医药 , 2020, 52(8):78-81.

[99] 于猛 , 贾红梅 , 张宏武 , 等 . 柴胡疏肝散对抑郁模型大鼠粪便代谢物组和肠道菌群的调控作用 . 国际药学研究杂志 , 2020, 47(3):229-235.

[100] 崔越 . 焦富英教授治疗郁证学术经验及柴桂虑安汤治疗郁证的临床观察 . 沈阳 : 辽宁中医药大学 , 2020.DOI:10.27213/d.cnki.glnzc. 2020.000116.

[101] 吴明阳 . 金杰教授从痰论治郁病经验总结 . 郑州 : 河南中医药大学 , 2018.

[102] 王小燕 . 王新志教授治疗郁证学术思想及用药规律探讨 [D]. 郑州 : 河南中医药大学 , 2018.

[103] 曹仕健 . 胡国俊教授诊治郁证学术思想与经验总结及临床研究 . 南京 : 南京中医药大学 , 2016.

[104] 马夔 , 袁智宇 . 袁海波教授辨治郁证经验 . 中医研究 , 2016, 29(05): 40-42.

[105] 王冬 . 张丁芳治疗郁证临床经验浅析 . 中国民间疗法 , 2017, 25(12):8.

[106] 罗祥一 , 杨东东 . 杨东东运用化痰解郁方治疗痰热上扰型抑郁症经验 . 湖南中医杂志 , 2018, 34(01):41-42+56.DOI:10.16808/j.cnki.issn1003-7705. 2018.01.017.

[107] 邓林林，陈锦锦，孟书德，等．针药并治疗法治疗郁证经验总结．中国民间疗法，2018, 26(09):48-49.DOI:10.19621/j.cnki.11-3555/r.2018. 0931.

[108] 吴晓霞，陈广，蔡虎志，等．陈新宇教授论治郁证经验举隅．湖南中医药大学学报，2018, 38(10):1146-1148.

[109] 刘超，董宁，刘江，等．从肺论治郁证经验探析．中国中医基础医学杂志，2021, 27(06):1026-1029.DOI:10.19945/j.cnki.issn.1006-3250. 2021.06.035.

[110] 荣晓婷，裘东，栗锦迁，等．栗锦迁治疗郁证经验．湖南中医杂志，2019, 35(02):12-14.DOI:10.16808/j.cnki.issn1003-7705. 2019.02. 005.

[111] 肖鹤松，刘玲．刘玲论治郁证失眠经验．湖北中医药大学学报，2020, 22(02):109-111.

[112] 陈丕昱，张彪．张彪论治郁证经验．中国民间疗法，2021, 29(11): 23-25. DOI: 10.19621/j.cnki.11-3555/r.2021.1109.

[113] 孙燕，张雯．蔡定芳以"病证辨治"治疗抑郁症经验．上海中医药杂志，2021, 55(03):8-11.DOI:10.16305/j.1007-1334.2021.2006185.

[114] 陈新宇，罗云涛．陈新宇教授从阴平阳秘论治失眠经验．湖南中医药大学学报，2019, 39(9):1094-1096.

[115] 邓旭，蔡虎志，陈青扬，等．基于"四时调阳"理念构建"治未病"新体系．中医杂志，2019, 60(10):895-897.

[116] 龚志婷，蔡虎志，陈新宇．陈新宇教授谨守阴阳以平为期论治郁证并发睡眠障碍经验采撷．光明中医，2022, 37(10):1743-1745.

[117] 闫丽娜，陈玉状，张红梅．陈雪功调神解郁治疗抑郁性焦虑症经验．中医药临床杂志，2022, 34(09):1664-1667.DOI:10.16448/j.cjtcm. 2022.0922.

[118] 易正珩，赖新生．从"神—元气"论治郁证经验．中华中医药志，2022, 37(06):3211-3215.

[119] 王冠良，张爱军．郁证的辨证论治．菏泽医学专科学校学报，2002, 14(4):40-43.

[120] 彭履祥．郁证浅谈．新中医，1981, 13(9):24-27.

[121] 赵绍琴，刘景源．谈火郁证的治疗及体会．中医杂志，1980, 30(10): 24-26.

[122] 何盈，高敏，李秋宇，等．高敏名中医基于浊毒理论以通论治抑郁症经验．陕西中医，2021, 42(04):514-516.

[123] 王琦．中医体质学．北京：人民卫生出版社，2005:2.

[124] 卢伟．从中医体质学说谈抑郁症的治疗；首届国际体质医学论坛—中华中医药学会第十次全国中医体质学术年会论文汇编．北京：医药卫生科技，2012:262-264.

[125] 王琦，倪诚．辨体用方论（一）．天津中医药，2009, 26(1):1-4.

[126] 严茜，鲁周汝，高宇飞.高宇飞从体质学说论治郁证临床经验.家庭中医药，2021，28(08):59-61.

[127] 景丽俊，王嘉锋，吴彦.郝建军治疗郁证思路及用药经验介绍.新中医，2021，53(18):211-214.DOI:10.13457/j.cnki.jncm.2021.18.056.

[128] 肖燕燕，刘凡，曾英坚，等.贺支支运用甘麦大枣汤加味论治情志病经验.中医药通报，2022,21(09): 4-6+37. DOI: 10.14046/j. cnki.zyytb2002. 2022.09.010.

[129] 刘春柳，胡玉英，高晓.胡玉英运用小柴胡汤加减治疗郁证经验.河南中医，2019，39(06):860-862.DOI:10.16367/j.issn.1003-5028. 2019. 06. 0214.

[130] 孙雪，周胜元.基于中医传承计算平台的田麒治疗郁证组方用药规律研究.国医论坛，2022,37(06): 24-26. DOI:10.13913/j.cnki.41- 1110/r.2022.06.028.

[131] 蒋健.郁证畏寒论（六）—隐性郁证论.上海中医药杂志，2016,50(1):11-14.

[132] 耿琦，蒋健.蒋健诊治郁证性畏寒学术经验.上海中医药杂志，2021,55(05):8-11+7.DOI:10.16305/j.1007-1334.2021.2005015.

[133] 马恰怡，李艳，曹莲瑛.试述失眠从督脉论治.江苏中医药，2014,46(5): 9 -10.

[134] 潘广喜，荣亮均，雷龙鸣.雷龙鸣教授运用推拿治疗郁证临床经验.亚太传统医药，2019, 15(10):95-97.

[135] 袁梦琪，张磊，张晨阳，等.李佩文教授从"肝郁肾虚"论治乳腺癌相关郁证经验.世界中西医结合杂志，2022,17(01):72-76.DOI: 10.13935/j.cnki.sjzx.220115.

[136] 刘钢敏，李燕梅.李燕梅教授治疗帕金森病抑郁经验介绍.中国中医药现代远程教育，2022,20(18):58-59.

[137] 崔鲁杰，徐菁敏，李雯雯，等.司国民基于肝肾同源理论治疗郁证经验.山东中医杂志，2022,41(11):1219-1222.DOI:10.16295/j.cnki. 0257-358x. 2022. 11.014.

[138] 李中梓.医宗必读.王卫，张艳军，徐立，等点校.天津：天津科学技术出版社，1999:13.

[139] 姜大珍，冯秋霞，高英堂，等.滋水清肝饮对围绝经期抑郁模型大鼠下丘脑雌激素α受体 mRNA 表达及 5- 羟色胺含量的影响.天津中医药，2008,25(2):170-173.

[140] 陈克莉.丹栀逍遥散抗抑郁代谢组学研究及对文拉法辛代谢的影响.洛阳：河南科技大学，2019.

[141] 徐海玉，司国民.司国民运用越鞠丸合百合知母汤治疗郁证经验.辽宁中医药大学学报，2022,24(10):143-146.DOI:10.13194/j.issn.1673-842x.2022.10.029.

[142] 沈梦菲，赵林华.仝小林运用制香附、佛手、香橼理气开郁治疗郁证经验.吉林中医药，2021,41(08):1013-1015.DOI:10.13463/j.cnki.jlzyy.2021.08.010.

[143] 孙永康，杨海燕，王新志.王新志分期论治郁证经验.中国中医基础医学杂志，

2020, 26(01):132-134.

[144] 李冬春，王亚丽，梁新，等.王亚丽从肝心论治抑郁症经验.中医药导报，2022，28(06):130-132.DOI:10.13862/j.cn43-1446/r.2022.06.029.

[145] 冯萍津，方炜，杨萍，等.朱庆军运用柴胡剂结合针刺治疗郁证经验浅析.中医药临床杂志，2021, 33(09):1680-1683.DOI:10.16448/j.cjtcm.2021.0912.

[146] 闫军堂，孙良明，刘晓倩，等.刘渡舟教授治疗肝炎胁痛十法.中华中医药学刊，2013, 31(5):1058.

[147] 罗健，邬志雄.谈："凡刺之真，必先治神".中国针灸，2016, 36(6):657-660.

[148] 王云菲，关奕，吴翠华.通督调神法治疗郁证的诊疗思路和临床体会.中华医学，2018, 10(33):23-25.

[149] 田径，刘朴霖，刘建民，等.张志远分型辨治郁证经验.中医杂志，2022，63(19):1820-1823.DOI:10.13288/j.11-2166/r.2022.19.005.

[150] 杨蒙蒙，李丹，张怀亮.张怀亮教授治疗郁证用药经验.亚太传统医药，2021，17(11):120-122.

[151] 林杰，吴强.魏仲南老师运用半夏泻心汤治疗郁证经验.福建中医药，2018，49(06):54-55.DOI:10.13260/j.cnki.jfjtcm.011739.

[152] 覃玉慧，姚淮芳.姚淮芳应用欣舒颗粒治疗郁证临床经验.中医药临床杂志，2019，31(01):77-79.DOI:10.16448/j.cjtcm.2019.0025.

[153] 袁书章，薛珂，王诗琦，等.张金生教授运用柴胡桂枝汤治疗抑郁症经验探析.浙江中医药大学学报，2021, 45(05):526-529.DOI: 10. 16466/j.issn1005-5509.2021.05.017.

[154] 谢荃，李艳青，张玉，等.张晓云从肝脾不和论治郁证的临床经验.中国民间疗法，2020, 28(14):22-23.DOI:10.19621/j.cnki.11-3555/ r.2020.1410.

[155] 李跃进，王日权，王志恒，等.赵杰运用平脉辨证治疗抑郁症经验浅析.中国民间疗法，2021, 29(20):23-25.DOI:10.19621/j.cnki.11- 3555/r.2021.2010.

[156] 李凌江，马辛.中国抑郁障碍防治指南.2 版.北京:中华医学电子音像出版社，2015.

[157] 徐新宇，吴静，应志康，等.重视情志引导，博施柴胡类方—崔云教授身心同调法治疗男性郁证经验探赜.成都中医药大学学报，2021, 44(03):15-19.DOI:10.13593/ j.cnki.51-1501/r.2021.03.015.

[158] 刘洋，张晓晖，祁江峡.周绍华教授活用调理冲任法治疗中老年女性抑郁症经验.中西医结合心脑血管病杂志，2021, 19(14):2478-2480.

[159] 杨颖，陈名道，李凤英，等.二仙汤及其拆方对 GT17 细胞株 GnRH 分泌的影响.中

国中西医结合急救杂志, 2001, 8(3):143-145.

[160] 梁艳妮, 吴远华, 徐铭霞, 等. 朱广旗教授运用经方治疗郁证失眠经验总结. 环球中医药, 2022, 15(09):1594-1597.

[161] 周胜利, 蔡永亮. 蔡永亮教授运用花类药治疗抑郁性疾病的经验总结. 中国中医药现代远程教育, 2016, 14(22):73-74.

[162] 徐程, 陈霞波. 陈霞波从肝脾论治抑郁症经验. 江西中医药大学学报, 2016, 28(2):21-23.

[163] 李琳, 赵美玲, 程立红. 程立红教授运用针灸治疗抑郁症之经验. 实用中西医结合临床 2016, 16(12):55-67.

[164] 范小会, 刘华, 庆慧. 范军铭运用针灸治疗抑郁症经验总结. 中国民间疗法, 2016, 24(8):1-15.

[165] 何盈, 高敏, 李秋宇, 等. 高敏名中医基于浊毒理论以通论治抑郁症经验. 陕西中医, 2021, 42(4):514-516.

[166] 郭翠萍, 王苏娜, 管遵惠. 管氏舌针治疗郁证 36 例疗效观察. 云南中医中药杂志, 2016, 37(12):81-82.

[167] 张潇尹, 张学文. 国医大师张学文从肝脾论治郁证经验探析. 山东中医杂志, 2019, 38(6):569-572.

[168] 林晓宇, 赵帅东, 何华. 何华教授从脾胃论治郁证. 中国中医药现代远程教育, 2015, 13(21):32-33.

[169] 房超群, 张伦忠, 赵曼丽. 基于中医传承辅助平台探讨张伦忠治疗中老年郁证经验及组方用药规律. 中西医结合心脑血管病杂志, 2021, 19(6):913-918.

[170] 周丹, 顾志坚, 朱蕾蕾, 等. 蒋健教授"郁证脾胃病论"诊疗经验介绍. 中国中医导报, 2018, 15(24):129-132.

[171] 宋研博, 王新志, 孙永康, 等. 久郁勿忘逐瘀——王新志教授从气血辨治郁证经验. 时珍国医国药, 2021, 32(7):1740-1741.

[172] 李书剑, 孔尧其. 孔尧其主任针灸从神论治郁证经验总结. 陕西中医药大学学报, 2016, 39(4):40-42.

[173] 郑嘉怡, 赖新生, 郑嘉乾, 等. 赖新生通元法治疗郁证经验. 辽宁中医杂志, 2017, 44(1):34-36.

[174] 吴明阳, 孙华好, 张国海. 李发枝运用归脾汤治疗抑郁症经验. 中华中医药杂志, 2016, 31(1):124-126.

[175] 姬文摇, 常学辉. 李鲤教授从脾胃论治郁证经验. 中医药通报, 2019, 18(5):14-16.

[176] 李俊珂, 李应存, 李鑫浩, 等. 李应存教授运用敦煌泻肝实调气血法治疗郁证经

验.亚太传统医药，2020, 16(3):98-99.

[177] 李婷，时旭平，李岩，等.李志道教授分步针刺法治疗郁证经验撷粹.四川名医，
2016, 34(6):3-5.

[178] 刘刚，刘怀珍.刘怀珍论治2型糖尿病合并抑郁症经验.名医传承，2021,
29(11):34-36.

[179] 晋好楠，卢朝晖.卢朝晖教授治疗抑郁症经验.光明中医，2017, 32(22):3229-
3231.

[180] 詹晨阳，黄秋霞，张婷，等.浅析胡跃强教授基于扶阳"三焦次第"理论治疗郁证
的临床经验.中华医学，2022, 14(3):30-33.

[181] 苏玉杰，钱润霞，秦竹.秦竹教授治疗女性更年期抑郁症经验.中国中医药现代远
程教育，2022, 20(7):67-69.

[182] 赵润杨.全国老中医药专家王立忠教授论郁证辨治的经验总结.时珍国医国药，
2015, 26(5):1230-1231.

[183] 李雯雯，刘存成，彭敏.司国民教授从气、痰、阴阳辨治郁证经验.河北中医，
2021, 43(9):1424-1426.

[184] 刘珊珊，孙西庆.孙西庆教授从肝阳虚论治郁证经验总结.亚太传统医药，2017,
13(18):103-104.

[185] 周梅.田玉美从豁痰养阴治疗郁证经验举隅.湖北中医杂志，2020, 42(2):17-19.

[186] 赵嗣程，王平.王平从培调元气论治郁证经验撷要.中华中医药杂志，2021,
36(1):227-229.

[187] 汪道静，杨帅，王小燕，王新志.王新志教授运用温阳解郁法治疗郁证经验.国医
论坛，2017, 32(5):18-19.

[188] 欧石清，王玥，范建民，等.王行宽治疗郁证经验.中医杂志，2021, 62(9):752-
754.

[189] 潘凯婷，王亚丽.王亚丽教授辨治郁证经验总结.亚太传统医药，2018, 14(1):131-
132.

[190] 顾成娟，赵林华，沈仕伟，等.温阳散郁法治疗郁证经验.中医杂志，2017,
58(8):702-703.

[191] 叶影，王德龙，夏永良.夏永良运用血府逐瘀汤治疗郁证经验.浙江中西医结合杂
志，2018, 28(2):157-159.

[192] 王鑫浩.逍遥散加味治疗郁证经验总结.科技创新 .26-27.

[193] 周姿余，宋春玲，范铁兵.杨志旭治疗郁证之临证经验.江苏中医药，2016,
48(2):29-31.

[194] 陈鹏，姚淮芳．姚淮芳教授治疗郁证经验．亚太传统医药，2021,17(2):122-123.

[195] 李晶晶，王培．郁宁汤治疗抑郁症的临证经验．中国民族民间医药，2015,24(16):44-45.

[196] 何玉梅，杨东东．郁证的近代各家经验概述．中医药临床杂志，2016,28(2):256-258.

[197] 甘霞，杨军用，邹楠，等．袁今奇治疗抑郁症经验．中医杂志，2020,61(10):858-861.

[198] 谷雨，郦心瑶，战丽彬（指导）．战丽彬辨治肿瘤相关性抑郁经验．中国中医药信息杂志，2022,29(2):141-143.

[199] 陈佳飞，邵琼琰，陈丽琼，等．张永华治疗郁证经验．浙江中西医结合杂志，2018,28(12):990-991.

[200] 石昆，郑婧，王群，等．张志远论治郁证经验．山东中医杂志，2016,35(9):815-816.

[201] 廖洪通，朱吉祥．朱吉祥教授治疗郁证经验撷英．西部中医药，2017,30(10):42-44.

[202] 李先晓，朱青霞．朱青霞教授从肝脑论治缺血性卒中后抑郁临床经验．光明中医，2021,36(17):2870-2872.

[203] 汪兴，张念志．张念志教授治疗郁证经验撷萃．中国民族民间医药，2017,26(13):74-76.

[204] 崔鲁杰，徐菁敏，李雯雯，等．司国民基于肝肾同源理论治疗郁证经验．山东中医杂志，2022,41(11):1219-1222.

[205] 林杰，吴强．魏仲南老师运用半夏泻心汤治疗郁证经验．福建中医药，2018,39(6):54-55.

[206] 袁梦琪，张磊，张晨阳，等．李佩文教授从郁证经验．世界中西医结合杂志，2022,17(1):72-75.

[207] 钟柳娜，栗德林（指导）．栗德林辨证治疗郁证经验．中医杂志，2014,55(19):1638-1640.

[208] 李怀阔，曲艳津．曲艳津运用柴胡桂枝汤治疗郁证经验．长春中医药大学学报，2013,29(2):221-222.

[209] 张莉，郑勇飞，徐升，等．徐经世教授治疗郁证经验．新中医，2014,46(9):18-19.

[210] 许海林，王根民．李士懋教授治疗火郁证经验．现代中医药，2014,34(3):5-6.

[211] 李敬华，周宇，高宏杰，等．刘家瑛教授针灸治疗郁证经验．中国医学创新，2014,11(6):70-71.

[212] 付书瑶，孙宇洁，李慧，等．徐经世运用桂枝芍药治疗杂病经验．中国民族民间医药，2020，29(15):79-81.

[213] 李丹丹，王艳昕，徐经世，等．国医大师徐经世肝脾同治巧解情志病．中国民族民间医药，2020，29(04):83-85.

[214] 王震．马骏从脏腑论治郁病经验．山东中医杂志，2022，41(04):424-427+437.

[215] 王震．马骏从脏腑论治郁病经验．山东中医杂志，2022，41(04):424-427+437.

[216] 王震．马骏从脏腑论治郁病经验．山东中医杂志，2022，41(04):424-427+437.

[217] 季荣，杨骏，张庆萍，等．杨骏教授调神针法治疗失眠伴情感障碍的临床经验．时珍国医国药，2022，33(03):719-721.

[218] 季荣，张庆萍，查必祥，等．杨骏运用针灸治疗抑郁症经验．安徽中医药大学学报，2021，40(06):36-38.

[219] 查必祥，袁爱红．杨骏运用针灸治疗神志病经验．安徽中医药大学学报，2014，33(06):31-32.

[220] 王明明，费爱华，傅裕，等．蔡圣朝治疗中风后抑郁经验．江西中医药，2018，49(11):22-24.

[221] 周胜利，蔡永亮．蔡永亮教授运用花类药治疗抑郁性疾病的经验总结．中国中医药现代远程教育，2016，14(22):73-74.

[222] 王苏悦，蔡永亮．蔡永亮治疗失眠常用药对经验总结．中医药临床杂志，2018，30(09):1605-1607.

[223] 张思兰，蔡永亮．蔡永亮从肝论治失眠经验．中医药临床杂志，2020，32(02):222-224.

[224] 王思路，王谢，刘雪，等．谢道俊运用丹栀逍遥散加减治疗脑病经验．中医药临床杂志，2019，31(09):1618-1620.

[225] 马晓婷，谢道俊．谢道俊运用半夏白术天麻汤加减经验撷菁．中医药临床杂志，2019，31(02):230-233.

[226] 程掌，王丹，何钰珺，等．谢道俊运用温胆汤加减治疗脑病的经验．中医药临床杂志，2021，33(11):2120-2123.

[227] 曹仕健．胡国俊郁而失眠从肺论治浅谈．成都中医药大学学报，2015，38(04):69-71.

[228] 曹仕健．胡国俊从肝肺论治围绝经期抑郁经验．安徽中医药大学学报，2015，34(03):46-47.

[229] 曹仕健．胡国俊从肝肺论治围绝经期抑郁经验．安徽中医药大学学报，2015，34(03):46-47.

[230] 曹仕健.胡国俊从肝肺论治围绝经期抑郁经验.安徽中医药大学学报,2015,
34(03):46-47.

[231] 任超,戴小华.戴小华教授治疗心脏神经官能症临证经验.光明中医,2022,
37(09):1549-1551.

[232] 刘刚,刘怀珍.刘怀珍论治2型糖尿病合并抑郁症经验.中国民间疗法,2021,
29(11):34-36.

[233] 孙梦珠,肖伟,章显宝,等.肖伟通督治郁针法治疗卒中后抑郁.中医药临床杂志,
2018,30(03):418-420.

[234] 金衡,顾健霞.运用中医理论浅析治疗"双心疾病"的经验总结.中外医学研究,
2022,20(07):140-143.

[235] 陈鹏,姚淮芳.姚淮芳教授治疗郁证经验.亚太传统医药,2021,17(02):122-123.

[236] 陈鹏,姚淮芳.姚淮芳教授治疗郁证经验.亚太传统医药,2021,17(02):122-123.

[237] 覃玉慧,姚淮芳.姚淮芳应用欣舒颗粒治疗郁证临床经验.中医药临床杂志,2019,
31(01):77-79.

[238] 冯萍津,方炜,杨萍,等.朱庆军运用柴胡剂结合针刺取穴治疗郁证经验浅析.中
医药临床杂志,2021,33(09):1680-1683.